新编儿科诊疗进展

袁淑华　仪凤菊　张伟丽　罗震　王铃琰　仇付丽◎主编

吉林科学技术出版社

图书在版编目（CIP）数据

新编儿科诊疗进展 / 袁淑华等主编. -- 长春：吉林科学技术出版社，2022.4
ISBN 978-7-5578-9250-0

Ⅰ. ①新… Ⅱ. ①袁… Ⅲ. ①小儿疾病－诊疗 Ⅳ. ①R72

中国版本图书馆 CIP 数据核字(2022)第 091570 号

新编儿科诊疗进展

主　　编	袁淑华等
出 版 人	宛　霞
责任编辑	李　征
封面设计	济南皓麒信息技术有限公司
制　　版	济南皓麒信息技术有限公司
幅面尺寸	185mm×260mm
字　　数	290 千字
印　　张	12.5
印　　数	1-1500 册
版　　次	2022年4月第1版
印　　次	2023年3月第1次印刷

出　　版	吉林科学技术出版社
发　　行	吉林科学技术出版社
地　　址	长春市福祉大路5788号
邮　　编	130118
发行部电话/传真	0431-81629529 81629530 81629531
	81629532 81629533 81629534
储运部电话	0431-86059116
编辑部电话	0431-81629518
印　　刷	三河市嵩川印刷有限公司

书　　号	ISBN 978-7-5578-9250-0
定　　价	98.00元

编 委 会

主　编　袁淑华（临沂市人民医院）

仪凤菊（鄄城县人民医院）

张伟丽（鄄城县富春乡卫生院）

罗　震（山东省菏泽市牡丹人民医院）

王铃琰（昌乐县人民医院）

仇付丽（山东平邑县中医院）

目　　录

第一章　新生儿疾病

第一节　早产儿的营养需求

尽管早产儿获取最合适营养供应非常关键,但目前针对其明确的营养需求标准尚未建立。目前的肠外和肠内营养指南旨在为相同孕龄的健康婴儿提供营养素来保证生长速率和体重增长,并维持正常的血液和组织营养素浓度。几乎所有在新生儿重症监护(NICU)接受治疗的超低出生体重儿(出生体重＜1000g)都会经历生长受限。从出生后到达足月胎龄之前,早产儿往往无法获得正常胎儿在宫内应有的生长速率。严重的新生儿疾病,不恰当的肠外和肠内营养支持导致能量、蛋白质和矿物质的缺乏加重,造成了早产儿的生长受限。不过,出生后几小时内启动肠外营养支持、几天内启动肠内营养支持的临床实践方案已经开始在降低宫外生长受限中发挥作用。

一、肠外营养

对于早产儿,特别是那些出生体重＜1500g 的婴儿,肠外摄入葡萄糖、脂肪和氨基酸是营养支持的重要组成部分。在低体重早产儿中,喂养不耐受是一个常见的问题,其主要原因是胃容量有限、小肠运动减弱以及其他复杂疾病,而这些因素会导致肠内喂养量增长缓慢,延长达到完全肠道喂养的时间。

因此,肠外营养是对肠内营养的必要补充,通过这两种营养途径使得每日摄入量能够满足婴儿的营养需求。必要时,也可以单独通过静脉营养通路长时间维持基本的营养需求。

对于出生体重＞1500g 的早产儿和近足月儿(胎龄＞34 周),与足月儿相比,这些婴儿需要更多的营养支持,但目前肠外营养方案的相关研究仍然不足。这些早产儿的肠外营养支持应该依据个体情况进行具体分析。另外,任何胎龄的 IUGR 婴儿均需要特殊的营养支持方案。

液体疗法的目的是为了避免脱水和液体潴留,提供稳定的电解质和葡萄糖浓度,维持正常的酸碱平衡。由于经皮肤不显性失水在不同胎龄和体重的婴儿上变化很大,所以个体化的液体疗法十分重要。对于出生体重＞1000g 的早产儿,第 1 天的液体需求量接近 60～80mL/kg,接下来每天增加 20mL/kg,直至出生后第 4 天总量达到每天 120～140mL/kg。在生理性的出生后细胞外液丢失前应当限制静脉补钠。当血清钠浓度低于 140mg/dL 时,应该补充钠[3～4mEq/(kg·d)]与氯化物、醋酸盐的混合物,以纠正钠丢失和代谢性酸中毒。

对于出生体重＜1000g 的新生儿,出生后前 5 天必须给予较高的液体摄入量,液体量的多少取决于尿量和不显性失水量,严重情况下甚至可以达到 5~7mL/(kg·h)。最后,如果以全静脉营养作为唯一的营养来源,补液速率需要达到 140~160mL/kg 来确保婴儿每天 15~20g/kg 的体重增长。同时,这个时期还需要添加 2~4mEq/(kg·d) 的钠和氯化物以及 1.5~2mEq/(kg·d) 的钾来保证积极生长。对于极早产儿,由于其保钠能力的减弱以及尿液中电解质的高排泄量,需要摄入更多的钠和氯化物。

(一)蛋白质

早产儿需要摄入最低 1.2g/(kg·d) 的氨基酸来补充蛋白质的分解和尿液中的丢失,因此仅给予葡萄糖而不含氨基酸将会导致早产儿蛋白质丢失增多。极低出生体重儿(VLBW)出生后几小时内必须给予最低 2~3g/(kg·d) 的氨基酸,以保证体内蛋白质储存和最大血浆蛋白浓度,可以在全静脉营养建立前通过静脉给予 2%~4% 的氨基酸储备溶液来实现。研究表明,早期的氨基酸干预不会显著增加代谢性酸中毒的发生率,也不会提高血尿素氮及血氨浓度。

当肠外脂质和葡萄糖能量摄入为 60kcal/(kg·d),氨基酸摄入 2.5~3.0g/(kg·d) 时,机体可达到正氮平衡,处于合成代谢阶段。当非蛋白能量摄入为 80~85kcal/(kg·d),氨基酸摄入量 2.7~4g/(kg·d) 时会引起氮潴留。为了维持生长,必须给予最少 70kCal/(kg·d) 的肠外非蛋白能量摄入。

(二)葡萄糖

使用葡萄糖作为唯一的非蛋白能量来源会产生各种问题,葡萄糖浓度高于 12.5g/dL 时会对外周静脉造成局部刺激。此外,当 VLBW 早产儿葡萄糖输注速率>6mg/(kg·min) 时,持续的糖异生与葡萄糖摄入会造成高血糖(血糖浓度>150mg/dL)。为了避免由于血清渗透压变化过大引起的潜在不良反应及尿糖增加导致的渗透性利尿,葡萄糖输注的速率应当从<8.6g/(kg·d) 开始。通常情况下,平稳增加的葡萄糖输注速率会刺激内源性胰岛素的分泌,在给予 5~7 天的肠外营养后,机体能够耐受 11~12mg/(kg·min) 溶液,130~140mL/(kg·d) 的输注速率。此外,早期供给蛋白质会使高血糖和高钾血症的发生减少。过去通常使用静脉注射胰岛素来增加糖耐量和提高能量摄取,然而,由于静脉输液管会黏附胰岛素和血糖,导致其浓度波动增大,带来更多的并发症和更高的病死率,所以应该尽量避免这种做法。

(三)静脉脂质输注

静脉脂质制剂的运用,使得通过外周静脉就能提供生长所需的高密度能量来源,这些脂质不仅具有高热量(20%磷脂浓度的脂肪乳的能量密度为 2kcal/mL),并且与血浆有着同样的渗透压,由此避免了对静脉的刺激。新生儿对于 20%磷脂的脂肪乳具有最佳的脂质耐受性。最低 0.5g/(kg·d) 脂肪乳的输注可以防止必须脂肪酸的缺乏。新生儿对于静脉脂质输注的耐受性较年长儿差,极早产儿则更差。此外,宫内生长受限的婴儿对脂肪乳输注的耐受性小于相同胎龄的婴儿。与氨基酸供给不同,生后早期脂质给予并未显示出更多优势,但是 24 小时持续静脉输注脂肪乳仍是必需的,剂量可从 1.0~2.0g/(kg·d) 增加至 3.0g/(kg·d)。脂肪耐量可以通过检测血清三酰甘油的浓度来间接判断,一般需<200mg/dL。全静脉营养的患者摄入的脂肪应当提供非蛋白热量的 25%~40%。

肉碱是参与脂肪代谢的一种重要的氨基酸,早产儿血液和组织中的肉碱浓度较足月儿低。

尽管临床研究并未表明向静脉营养溶液中添加肉碱能带来代谢或生理上的益处,但普遍认为静脉给予肉碱能提高早产儿利用外源性脂肪产能的能力。若需要向肠外营养液中添加肉碱,其浓度最好达到 10mg/(kg·d)。

静脉输注脂肪乳能提高血清游离脂肪酸浓度,后者能将胆红素从清蛋白结合位点上游离出来。然而,研究表明即使 24 小时持续静脉给予脂肪的速率达到 3~3.5g/(kg·d)时,血清中游离胆红素的含量也不受影响,并且黄疸患儿也无须停用。

目前已被美国批准的主要来源于大豆的静脉脂肪乳剂(MO 或 IL),因其存在加速胆汁游积和肝功能损伤的可能性而被认为不适用于长期(>2 周)的肠外营养支持方案。然而北美地区还不存在可供选择的其他脂肪乳制剂。尽管对于已存在胆汁淤积的患儿,降低脂肪输注速率至 1mg/(kg·d)能够减缓胆汁淤积的进程,但是单独的脂质循环并不见得可以降低肠外营养相关的肝疾病。另外还有看法认为,脂肪作为氧化剂的来源,会刺激炎症反应的发生。但脂质或多种维生素受到光照生成氧化产物的临床意义仍不明确。包含所有营养成分的全肠外营养液作为单一液体来源时,维生素及微量元素在光照下可能会加强氧化作用。因此,铁元素尤其不应当被添加进去。目前并没有正式推荐肠外营养液避光保护,但一些研究者已经开始推广。

(四)钙、磷及微量元素

虽然肠外营养通常不能满足胎儿钙和磷的需求,但对于患有严重的代谢性骨病的早产儿,通过每天摄入 120~150mL/kg 的添加了钙和磷的肠外氨基酸溶液(氨基酸浓度至少 2.5g/dL),能够使疾病的损伤降到最低。每一个机构都必须为其肠外营养液建立钙磷溶解曲线。向氨基酸溶液中添加半胱氨酸能够降低溶液的 pH,使得钙磷的溶解达到最大化,其他增加矿物质运输的方法还包括使用甘油磷酸钙,但这种方法在北美地区尚不可用。钙的目标摄入量为 60~80mg/(kg·d),磷为 39~67mg/(kg·d)。

当肠外营养作为肠内营养的补充或者仅维持 1~2 周时,锌是唯一需要额外添加的微量元素。倘若需要进行长期的全肠外营养,其他的微量元素也需要被添加,然而,对胆汁淤积性黄疸的患儿不需要补充锰,肾功能不全的患儿不可添加硒和铬。铜对于抗氧化物的合成是必需的,继发于长期肠外营养支持的胆汁淤积会导致铜的积累,因此,是否需要添加铜应根据血铜的浓度来确定。

(五)多种维生素

美国地区有多种早产儿可用的肠外维生素制剂。早产儿肠外维生素每日推荐量为市面上复合维生素包装(5mL)的 40%(2mL)。这种剂量的维生素混合物能够提供推荐剂量的维生素 E 与维生素 K,而维生素 A 与维生素 D 水平偏低,大部分 B 族维生素水平偏高。但是,目前还是没有更适合的维生素混合制剂可替代,个体化的肠外维生素治疗也尚不可用。对于静脉给予脂溶性维生素存在的困难是,它们容易黏附在静脉输液管上,尤其是维生素 A。这个问题可以通过将多种维生素加入到静脉脂肪乳中加以解决。然而,此种方法特别是在环境光线下可能会引起脂质过氧化反应。

二、肠外营养向肠内营养的过渡

从肠外营养向完全肠内营养的过渡是一个关键时期,此时肠外营养的减弱及肠内摄入的不足会导致总营养需求量波动过大。此时需要通过计算各营养素在肠外营养中的浓度,来将这个时期可避免的营养损失量减少到最低。这对蛋白质而言尤为重要。对于大部分婴儿,当肠内喂养量达到至少 120mL/(kg·d),肠内营养已经可以满足基本的液体需要量时,就可以停止肠外营养。

三、肠内营养

出生后生长的质量取决于所喂养食物的种类、数量和质量。喂养标准婴儿配方奶的早产儿比同期的成熟胎儿脂肪/体重百分比更高。与喂养标准配方奶或非强化母乳相比,独特的早产儿配方奶和早产儿母乳强化剂的使用可使早产儿体重构成比增加以及骨盐沉积接近于正常胎儿。

一项关于特殊配方的早产儿配方奶的前瞻性随机试验显示,与足月儿标准配方奶相比,早产儿配方奶能显著改善生长和认知发育。这些发现强调健康保健专家需要精心计划与监控早产儿住院期间和出院后的营养护理,尤其是出院后由非强化母乳喂养的早产儿。针对早产儿特定的营养需求,营养专家达成共识后总结了相关可用的数据和指南,但仍需要进一步参考更详细的信息。

(一)总能量需求

能量是维持身体功能和生长所必需的。由于 VLBW 婴儿极高的生长要求,他们对能量波动尤为敏感。早产儿静息代谢率(最少身体活动情况下)在出生后第 1 周内较低。在中性温度环境下,全肠外营养时的静息代谢率约为 40kcal/(kg·d),2～3 周经口喂养的婴儿的静息代谢率为 50kcal/(kg·d)。到 6 周时,大多早产儿可有 80kcal/(kg·d)的基础能量消耗。每增加 1g 体重需要消耗 3～4.5kcal 能量(包括储存和合成所需)。因此,若要达到每天 15g/kg 的体重增加则需要比静息代谢率 50kcal/kg 再额外增加 45～67kcal/kg 的热量。必须注意的是,这些能量需求量主要由健康生长的早产儿在 3～4 周的生长数据所得出。

活动消耗、中性温度下的基础代谢、营养吸收以及组织合成(生长)所需能量在婴儿之间是不同的。这些差异可能在生长受限或者小于胎龄儿中更加显著。实际上,105～130kcal/(kg·d)的肠内喂养量能使大多数早产儿达到良好的生长速率。如果在这个摄入量时,特别是伴有能量需求增加的慢性肺疾病时,生长状况不令人满意,那么就需要给予更多的热量。

(二)蛋白质

3.0～4.0g/(kg·d)的肠内蛋白质摄入量是合适无害的。根据胎儿蛋白积累速率预计的蛋白需要量为 3.5～4g/(kg·d),并且孕周越小需要量越高。一项研究显示在极低出生体重儿中,更高的蛋白质含量(3.6g/100kcal)的配方奶相比标准配方奶(蛋白含量为 3.0g/100kcal)会增强蛋白质合成和体重增长,并且没有证据表明会引起代谢性应激。这一发现由 COchrane 循证医学数据库的相关综述支持。

关于最适用于早产儿的婴儿配方奶中蛋白质的种类和数量已经进行了多项研究。一般而言,喂养以乳清为主的配方奶的足月儿代谢指标和血浆氨基酸浓度接近于那些喂养混合母乳的婴儿。部分水解配方奶已被证实比足月儿全牛乳配方奶更能降低特应性皮炎的发病率。不过尚无早产儿的相关数据。由于目前缺乏大豆来源的配方奶最佳的糖类、蛋白质及矿物质的吸收和利用的详细记录,所以目前不推荐用于早产儿。

(三)脂肪

脂肪为正在生长的早产儿提供了主要的能源。在母乳中,约50%的能量来源于脂肪;在商品化的配方奶中,脂肪提供了40%~50%的能量。两者均提供5~7g/(kg·d)的脂肪。母乳中的饱和脂肪能很好地被早产儿吸收。部分原因是因为脂肪酸分布在三酰甘油上的位点不同。母乳脂肪中的棕榈酸位于β位,牛乳、其他大部分动物脂肪以及植物油中的棕榈酸位于α位,前者更容易被吸收。胃脂肪酶、胰脂肪酶相关蛋白和胆盐刺激脂酶能促进三酰甘油分解为脂肪酸和甘油在胃肠道中的消化。这些脂肪酶活性补偿了早产儿的胰脂肪酶和管腔内胆汁盐浓度偏低的现象。在配方奶喂养的早产儿中,当配方奶混合母乳喂养时,脂肪的吸收增加,很可能是母乳中脂肪酶的作用。因此,母乳在脂肪的消化吸收上有明显优势。

早产儿配方奶含有中链三酰甘油(MCTs)和富含长链多不饱和三酰甘油的植物油的混合物,两者都能被早产儿良好吸收。这种脂肪混合物满足了必须脂肪酸的预计需要量。其中至少3%的能量来自亚油酸及额外少量α-亚麻酸。专为早产儿设计的配方奶含有比母乳更多的MCTs,但对体重增长或脂肪堆积的作用并无明显差别。

母乳中含有少量的二十二碳六烯酸(DHA)和花生四烯酸(ARA)。尽管在稳定同位素研究中发现足月儿和早产儿都可以通过内源性途径合成这些脂肪酸,说明他们都具有合成DHA和ARA的能力,但在早产儿中这种能力是不足的。喂养不含DHA或ARA配方奶的早产儿与那些母乳补充或喂养者相比组织中的脂质浓度有所下降。在配方奶中添加DHA和ARA至与母乳相似浓度,可以观察到相对短期内的视力和认知改善。由于母亲饮食结构不同,母乳中的DHA浓度差异非常大,通过鱼油补充额外的DHA可能为母乳喂养的早产儿带来进一步神经发育的长期益处。但是由于缺乏长期的随访研究,这种方法目前尚不被推荐。

(四)糖类

糖类可随时供能并能防止组织分解代谢。在婴儿情况稳定后,预计其需要量为能量的40%~50%或10~14g/(kg·d),孕34周的早产儿的小肠乳糖酶活性只有足月儿的30%。然而,在临床上,乳糖不耐受很少是配方奶和母乳的问题。这可能是因为早产儿在早期发育阶段小肠水解乳糖的能力相对较高。葡萄糖聚合物的糖苷酶在小早产儿中是活化的,并且早产儿对这些聚合物耐受性良好。与乳糖相比,单位重量的葡萄糖聚合物仅略微升高配方奶的渗透压,所以使用葡萄糖聚合物可以将高糖配方奶的渗透压控制在300mmol/L以下。乳糖能够促进钙的吸收,专为早产儿设计的配方奶含有40%~50%的乳糖和50%~60%葡萄糖聚合物,这一比例并不会减少矿物质的吸收。

(五)低聚糖(益生元)

母乳低聚糖通过刺激结肠内有益的微生物菌群生长(如双歧杆菌和乳酸菌)来保护婴儿。低聚糖是一种由3~10个单糖组成的糖类。母乳中低聚糖的浓度从初乳时的20g/L逐渐减少到成熟乳中的 5～14g/L。低聚糖是母乳中第三丰富的成分,仅次于乳糖和脂质。低聚糖只有部分会在小肠中消化,未消化部分到达结肠后,可在结肠选择性地促进益生菌菌群的生长与发育。约 90％的低聚糖作为膳食纤维在婴儿的排泄物中被发现。低聚糖由遗传因素影响,对其生化过程仍知之甚少。已经证实母乳中含有超过 200 种不同的低聚糖,而成熟牛乳中仅含有微量,母乳中低聚糖结构的多样性和丰富性使其能区别于以牛乳为主的婴儿配方奶。虽然还没有发现母乳低聚糖的天然替代品,但也没有足够的证据支持在早产儿配方奶中添加低聚糖。研究者为人工合成母乳中的低聚糖作出的努力给将来这个领域的后续研究奠定了基础。一些足月儿配方奶添加了母乳中不常见的低聚糖,包括低聚半乳糖和低聚果糖。

(六)矿物质

1.钠、钾和氯

早产儿,尤其是 VLBW 婴儿,钠的高排泄率至少持续到出生后的第 10～14 天。母乳、足月儿配方奶或专为早产儿设计的母乳强化剂中钠的浓度较低,可能都会导致低钠血症。特殊早产儿配方奶在完全喂养水平能提供每天 1.7～2.2mEq/kg 的钠。在稳定增长时期,通常每天 2～3mEq/kg 的日摄入量能满足早产儿钠的需要量。早产儿的钾需要量与足月儿的相同,每天为 2～3mEq/kg。

2.钙、磷和镁

在怀孕的最后 3 个月,足月胎儿会积累约 80％的钙、磷和镁。小早产儿为达到与足月儿相似的生长和骨盐沉积速率,其每千克体重需要摄入的矿物质也要比足月儿高。目前的推荐量反映了这些矿物质的较高的每日摄入需要量。然而,并不总能在生命最初几周内给 VLBW 婴儿提供足量的营养素,特别是钙和磷。因此,骨质缺乏在这些婴儿中很常见,其中部分还会发生骨折。美国儿科学会(AAP)近期建议肠道喂养的早产儿应当最大限度地增加钙、磷和维生素 D 摄入量以防止骨质缺乏。

牛乳来源的足月儿配方奶含有 53～76mg/100kcal 的钙和 42～57mg/100kcal 的磷,使用这些配方奶的早产儿,其骨矿物质含量(BMC)由光子吸收测定法测定后发现低于正常胎儿值。然而,专为早产儿设计的配方奶含有 165～180mg/100kcal 的钙和 82～100mg/100kcal 的磷,这能改善矿物质均衡和提高 BMC 至原宫内水平。早产儿母乳含有约 40mg/100kcal 的钙和 20mg/100kcal 的磷。现已经发现骨盐沉积的减少与佝偻病的发生有关,粉状或液状的母乳强化剂能改善矿物质均衡,增加骨盐沉积。

3.铁

大部分人类胎儿的铁积累发生在怀孕的最后 3 个月内。按每千克体重来算,出生时早产儿的铁含量低于足月儿的铁含量(75mg/kg)。由于大部分的铁存在于循环血红蛋白中,一些早产儿中频繁的静脉采血进一步消耗了可用于红细胞生成的铁。但 VLBW 婴儿可能会频繁输注浓缩红细胞,这其中又可提供 1mg/mL 的元素铁。

在生命最初 2 周,无铁补充的明显指标存在,因为早期的铁剂治疗无法改善早产儿生理性贫血。但是在 2 周龄后,应该提供每日 2～4mg/kg 的铁剂给生长中的早产儿。铁强化的早产儿配方奶喂养的早产儿不需要额外添加铁。然而,所有的早产儿(甚至是那些母乳喂养的)都应该补充至少 2mg/(kg·d)的铁直到 12 个月龄。铁强化的配方奶可以从配方奶喂养的早产儿第一次喂养就开始。

在治疗早产儿贫血方面,新生儿红细胞输注和使用重组人红细胞生成素这两种方法仍然存在很大争议。大量的临床试验和基于这些试验的 meta 分析发现,目前还不能明确推荐用其中一种治疗方法来替代另一种。重组人红细胞生成素有刺激早产儿红细胞生成的功能,但还没有明确证实重组人红细胞生成素可以成功替代或显著减少红细胞输血需求,尤其是在静脉抽血化验的次数尽量减少的情况下。因此,在大多数早产儿身上,包括极小的早产儿(出生体重<1000g),使用重组人红细胞生成素预防或者治疗早产儿贫血的效果可能无法体现。如果使用红细胞生成素,铁剂补充量需要增加到 6mg/(kg·d),因为活跃的红细胞生成素需要额外的铁作为底物。

(七)微量元素

1.锌(Zn)

在怀孕的最后 3 个月内,胎儿对锌的预计代谢速率为 $850\mu g/d$。虽然初乳中锌的浓度很高,但母乳中的锌浓度会在产后 1 个月迅速下降到 2.5mg/L,在产后 3 个月下降到 1.1mg/L。此时锌浓度已足以满足早产儿稳定增长的需求,已有临床报道证实母乳喂养的早产儿会出现锌缺乏。目前锌的肠内营养推荐量为 $1\sim3mg/(kg·d)$。当前市售的早产儿和足月儿配方奶及母乳强化剂均提供了足够的锌来满足这些推荐量。

2.铜(Cu)

据估计胎儿每天的铜消耗量为 $56\mu g/kg$。早产儿母亲的母乳在出生后第 1 个月内的铜含量为 $58\sim72\mu g/dL$。早产儿最多可从强化母乳中吸收 57% 的铜,最少从牛乳为主的标准配方奶中吸收 27% 的铜。铜的吸收受饮食中锌浓度的影响。主要喂养牛乳或长期给予不含铜的肠外营养的婴儿常发生铜缺乏。通过喂养母乳或早产儿配方奶能满足推荐的每日摄入量。

3.碘(I)

母乳中的碘含量随母体摄入量而变化,这与其食物来源的地理位置有关。尽管推荐的碘摄取量是 $10\sim60\mu g/(kg·d)$,但还是有报道发现早产儿碘摄入量为 $10\sim30\mu g/(kg·d)$ 出现了暂时性甲状腺功能减退的现象。所有的早产儿配方奶均能满足这个需求量。市售的粉状母乳强化剂不含有额外的碘。

4.其他的微量元素

硒、铬、钼或锰的缺乏在母乳喂养的健康早产儿中还没有报道。当前这些微量元素的最小推荐量以母乳中的浓度为准。

(八)水溶性维生素

水溶性维生素的推荐摄入量基于母乳和当前喂养方案所提供的估计量,包括对其生理功能及排泄的认识,储存期间的稳定性,以及早产儿对水溶性维生素需求的极少量研究数据来确定的。总体来讲,体内水溶性维生素的储存量是很有限的,持续补充这些营养素对正常代谢十分必要。由于早产儿较高的蛋白质需求和随孕期缩短而降低的维生素储存量,早产儿的推荐摄入量比足月儿要高。母乳喂养的早产儿肠内水溶性维生素的推荐摄入量可以通过用含有维生素的母乳强化剂获得。标准口服复合维生素补充剂提供的水溶性维生素就相对较少。配方奶喂养早产儿的维生素推荐量可以通过喂养专为早产儿设计的含有更多水溶性维生素的配方奶来获取。至今仍没有早产儿出院后补充水溶性维生素的指南,也没有已发表的研究可参考。

1.维生素 C

母乳中的维生素 C 含量约为 8mg/100kcal,早产儿配方奶中维生素 C 在 20～40mg/100kcal 范围内变化。尽管通过喂养早产儿配方奶的早产儿中没有出现维生素 C 缺乏的报道,也没有已发表的研究对肠内喂养的早产儿维生素 C 状态进行评估。因为维生素 C 在一些氨基酸代谢中是必需的,其需要量会因早产儿高水平的蛋白质代谢而增加。肠道补充维生素 C 对任何新生儿疾病发病率都没有显示出净效益,其中也包括了支气管肺发育不良。在母乳的处理和储存期间会丢失抗维生素 C,可通过补充母乳强化剂或复合维生素来补偿。现行指南中维生素 C 摄入量为 18～24mg/(kg·d)。

2.维生素 B_1

它是糖代谢和支链氨基酸脱羧作用必须酶的一种辅因子。母乳中维生素 B_1 的含量为 20μg/100kcal,早产儿配方奶中维生素 B_1 的含量为 200～250μg/100kcal。用市售的母乳强化剂强化母乳至 24kcal/Oz 时能提供等量的维生素 B_1。维生素 B_1 的推荐摄入量范围为 180～240μg/(kg·d)。

3.维生素 B_2

它是黄素蛋白的主要成分,也是很多氧化还原反应的递氢体。处于负氮平衡的婴儿尿维生素的丢失可能增加,光疗的婴儿体内胆红素会遇光分解,也可能会消耗储存的维生素 B_2。维生素 B_2 在母乳中的含量为 49μg/100kcal,在早产儿配方奶中为 150～620μg/100kcal。市售的母乳强化剂强化母乳至 24kcal/Oz 时能提供 250～500μg/100kcal 的维生素 B_2。由于维生素 B_2 的光敏性,在储存和处理期间,它在母乳中的含量会下降。指南上维生素 B_2 摄入量范围在 250～360μg/(kg·d)。当早产儿因疾病导致维生素 B_2 丢失增加时,允许使用更高的摄入量。

4.维生素 B_6

它是一种参与许多涉及氨基酸合成和代谢反应的辅因子。维生素 B_6 的需要量与蛋白质的摄入量直接相关。母乳中的维生素 B_6 含量为 28μg/100kcal,而早产儿配方奶中为 150～250pg/100kcal。母乳强化剂在指导下使用时含有等量值。通用的维生素 B_6 推荐摄入量为 150～210μg/(kg·d)。

5.烟酸(维生素 B_3)

它是一种在许多氧化还原反应(包括糖酵解、电子传递以及脂肪酸合成)中起作用的辅因子的主要成分。母乳中烟酸的含量为 210μg/100kcal,早产儿配方奶中为 3900～5000μg 烟酸/100kcal。母乳强化剂在指导下使用时可提供相同量。在使用目前的喂养方案的健康早产儿中无烟酸缺乏的病例报道;然而,也无肠道喂养的婴儿烟酸状态的相关研究。推荐摄入量为 3.6～4.8pg/(kg·d)。

6.生物素

它是一种羧化反应的辅因子,参与叶酸代谢。生物素缺乏的唯一一篇报道发生在几周仅靠不含生物素的肠外营养支持的婴儿中。母乳中的生物素含量为 0.56μg/100kcal,早产儿配方奶中的含量为 3.9～37μg/100kcal。粉状的母乳强化剂在指导下使用时含有等量值。推荐

摄入量为 $3.6\sim6\mu g/(kg\cdot d)$。

7.泛酸(维生素 B_5)

它是两种脂肪、糖类以及蛋白质代谢所必需的酰基转移酶 A 的组成成分。母乳含量为 $250\mu g/100kcal$,早产儿配方奶为 $1200\sim1900\mu g/100kcal$,均易满足推荐的 $1.2\sim1.7mg/(kg\cdot d)$ 的每日摄入量。粉状的母乳强化剂在指导下使用也包含相等量的泛酸。

8.叶酸(维生素 B_9)

它是氨基酸和核酸代谢中一碳单位的受体和供体。其缺乏会影响细胞分裂,特别在肠和骨髓等细胞更新迅速的组织中。由于有限的肝储备及迅速的出生后生长,早产儿叶酸缺乏的风险增高。研究显示,补充叶酸的早产儿,经对红细胞叶酸浓度进行评估后发现叶酸浓度升高。根据这些研究得出叶酸推荐摄入量范围为 $25\sim50\mu g/kg$。母乳可提供约 $7\mu g/100kcal$ 的叶酸,早产儿配方奶则含有 $20\sim37\mu g/100kcal$。粉状的母乳强化剂在指导下使用时提供高达 $30\mu g$ 叶酸 $/100kcal$。

9.维生素 B_{12}(钴胺素)

它是一种参与 DNA 合成和甲基转移的辅因子。其缺乏的临床症状已在素食母亲、单一母乳喂养的婴儿中有所报道。尚无母亲营养良好而婴儿(包括足月儿和早产儿)缺乏维生素 B_{12} 的报道。母乳和婴儿配方奶中的维生素 B_{12} 能被婴儿很好地吸收。母乳能够提供 $0.7\mu g/100kcal$ 维生素 B_{12},而早产儿配方奶为 $0.25\sim0.55\mu g/100kcal$。粉状的母乳强化剂在指导下使用时将提供 $0.22\sim0.79\mu g/100kcal$ 维生素 B_{12}。维生素 B_{12} 推荐摄入量为 $0.3\mu g/(kg\cdot d)$。

(九)脂溶性维生素

早产儿的肠外和肠内营养均需要提供脂溶性维生素。关于出院后脂溶性维生素如何补充的相关信息还很少。对于母乳喂养的婴儿,可通过口服溶液补充维生素 A 及维生素 D 和维生素 E,但其中并不包含维生素对于配方奶喂养的婴儿,维生素的补充则复杂许多。如上所述,如果早产儿以足月儿的标准喂养配方奶,他们的维生素的摄入量在体重达到 3kg 前都将达不到推荐量。因此,对于"健康"的早产儿,在他们体重达到 3kg 后可能不需要额外补充除维生素 D 以外的脂溶性维生素。另外,为曾在 NICU 治疗的早产儿所设计的配方中应包含足够量的脂溶性维生素。

1.维生素 A

它是一种能够促进上皮组织正常生长和分化的脂溶性维生素,主要储存在肝。早产儿出生时肝中维生素 A 的含量很低,浓度检测表明其储存量少,甚至处于消耗状态。除此之外,早产儿血浆视黄醇和视黄醇结合蛋白(RBP)的含量、视黄醇与 RBP 的比例均低于足月儿一维生素 A 的低储备量常伴有吸收障碍,后者主要与脂质水解和小肠视黄醇运载蛋白的减少有关。这使得早产儿处在维生素 A 缺乏的风险中,从而影响肺上皮组织的维持和发育。推荐的维生素 A 摄入量为 $700\sim1500U/(kg\cdot d)$。早产儿每日补充 $1500U/kg$ 就能维持正常的血清视黄醇和 RBP 浓度。特殊的早产儿配方奶中维生素 A 的含量很高[$10150U/L(1250U/100kcal)$],足以满足早产儿的需求,而母乳中维生素 A 的含量仅为 $2230U/L(338U/100kcal)$,达不到推荐摄入量。直接使用的母乳强化剂能够提供额外 $6200\sim9500U/L$ 的维生素 A。有研究结果表明,正常水平的维生素 A 能够降低早产儿肺疾病的发生率和严重程度。

大规模研究证实,维生素 A 降低了 36 周时的支气管肺发育不良患儿氧疗比例。尽管额外补充维生素 A 有利于降低早产儿患肺疾病的风险,但是临床医生必须考虑到这种益处与反复肌内注射之间的利弊。出院后早产儿的血液维生素 A 含量很难达到足月儿的水平,使用已有的维生素补充制剂可能也无法满足婴儿的需求。

2.维生素 E

它是一种抗氧化剂,能够阻止细胞膜上脂质的过氧化反应,机体对维生素 E 的需求量随着饮食中多不饱和脂肪酸(PUFAs)含量的增加而增加。有报道发现早产儿维生素 E 缺乏会引起溶血性贫血,这种疾病与喂养 PUFAs 含量高、维生素 E 不足的强化铁奶粉密切相关,其中铁作为反应的氧化剂。现有的配方奶调整了维生素 E 与 PUFAs 的比例,以避免上述问题的发生。肠内喂养必须提供最低 0.7U/100kcal 的维生素 E 和最少 1U/g 的亚油酸。对早产儿视网膜病变、支气管肺发育不良和脑室内出血等疾病的预防和治疗上并无推荐的维生素 E 治疗剂量。但在美国,VLBW 婴儿接受 6～12U/(kg・d)的肠内维生素 E 已成为各方共识。每 100kcal 热量的早产儿配方奶粉能提供 4～6U/kg 的维生素 E,母乳中维生素 E 的含量变化大且通常较低,使用粉末状的母乳强化剂能提供与配方奶粉相同量的维生素 E。

3.维生素 D

它是一种多能类固醇激素,除了在维持骨质健康方面起着关键的作用外,在其他许多方面也发挥重要功效,人体的许多组织和细胞都有维生素 D 受体。维生素 D 与提高心血管健康、刺激免疫系统、预防癌症以及其他慢性疾病等相关。维生素 D 缺乏会导致生长受限、骨骼发育不良,增加后期患髋骨骨折的风险。母体的维生素 D 水平波动较大,其中一些母亲可能存在维生素 D 储备不足或缺乏,并因此导致胎儿处在低维生素 D 水平的风险中。

早产儿的骨质减少主要由钙、磷摄入不足引起,但维生素 D 缺乏也在其中起一定作用。锻炼对于提升早产儿骨矿物密度的作用仍然存在争议。推荐的维生素 D 肠内摄入量为 150～400U/(kg・d)。对于出生体重＜1250g 和胎龄＜32 周的早产儿,用高矿物含量的牛奶来源的配方奶粉喂养。每日的维生素 D 摄入约 400U 就能够维持正常的血清 25-羟化维生素 D 浓度,同时可以提升数月内 1,25-二羟维生素 D 的浓度,每天 200U 也是可行的。没有证据表明需要给予早产儿＞400U/d 的维生素 D,美国儿科学会的推荐量为每日 200～400U。美国儿科学会和美国医学研究所均认为每天 400U 的维生素 D 可以满足 0～6 个月的健康足月儿的需求摄入量,当给予正常喂养量时,现有的液体和粉末状母乳强化剂以及早产儿特殊配方奶粉能够提供 200～400L/d 维生素 D,因此,有必要对早产儿进行额外的维生素 D 补充。

4.维生素 K

几乎不在体内储存,因此,它的每日摄入十分重要。新生儿出血性疾病常见于单一母乳喂养的婴儿,这正是由于维生素 K 缺乏而导致的。生后肌内注射维生素 K 是一项常规的预防措施,对于出生体重＞1kg 的早产儿,可以给予 1mg 的维生素 K,而对于出生体重＜1kg 的婴儿,推荐剂量为 0.3mg/kg。早产儿配方奶粉提供了充足的维生素 K,能够满足早产儿的每日需要量。母乳中维生素 K 的含量较低,使用含有维生素的母乳强化剂可以提供额外的维生素 K,由此达到 8～10μg/kg 的每日推荐摄入量。

（十）能量密度和需水量

早产儿母乳和足月儿母乳在第 21 天哺乳期的能量密度接近 67kcal/dL（20kcal/Oz）。不同母亲乳汁的能量密度差别较大，不同时间、不同阶段的乳汁均不相同（前乳与后乳相比，后者脂肪含量更高）。能量密度为 67kcal/dL 的配方奶粉可以用来喂养早产儿，但高浓缩的配方奶如 81kcal/dL 是更好的选择，它能以更小的喂养量提供更多的热量，这样在胃容量有限或需要限制液体量时更有优势，高浓缩的配方奶提供的水分足够让大部分早产儿排出蛋白代谢产物和电解质。

四、母乳

早产儿母亲的母乳是肠内营养的一大选择。母乳通常能很好地被早产儿耐受，并有研究报道母乳比婴儿配方奶能更早达到完全肠内喂养。除了其营养价值外，母乳还提供了婴儿健康和发育相关的免疫抗菌成分、激素和酶。母乳中的酶如胆盐刺激酯酶和脂蛋白脂肪酶可以提高营养素的生物利用度。然而，在开始生长以后，早产儿的营养需求诸如蛋白、钙、磷、镁、钠、铜、锌、叶酸、维生素（B_2，B_6，C，D，E，K）都会超过母乳所能提供的量。

跟配方奶不同，在每一次喂养（或挤奶）、每天及整个哺乳过程中，母乳的成分都有所不同。早产儿母亲的母乳，特别是生后前 2 周，含有比足月母乳更高的能量，更高浓度的脂肪、蛋白、钠盐和少量减少的乳糖、钙、磷。因为早产乳的脂肪含量较高，所以其能量密度也较高。在哺乳期的前 2~3 周喂养量很高[180~200mL/（kg·d）]，早产乳中丰富的蛋白含量可以满足婴儿生长的氮需求量。但是，在哺乳期第 1 个月末，早产乳中蛋白含量已经不能满足大多数早产儿的需求。由早产儿长期应用无补充剂的母乳引发的相关代谢并发症包括：低钠血症（第 4~5 周）、低蛋白血症（第 8~12 周）、骨质减少（第 4~5 个月）和锌缺乏（第 2~6 个月）。

为了纠正早产乳中的营养素缺乏，应用母乳强化剂可以提供额外的蛋白、矿物质和维生素。当这些补充剂在产后第一个月加入到母乳后，最终的营养素、矿物质和维生素浓度与早产儿配方奶相似。相关临床研究显示，添加了商业化粉状强化剂的母乳，对婴儿代谢和生长的作用接近于适用低出生体重儿的配方奶。

母乳摄入与降低坏死性小肠结肠炎（NEC）发生相关，这似乎与母乳中含有免疫和抗菌成分有关。一项国际新生儿数据库的回顾性分析显示了母乳与降低 NEC 病死率呈剂量相关效应。独有的母乳喂养方案（包括母乳和母乳来源的强化剂）的应用降低了出生体重<1250g 婴儿 NEC 和术后 NEC 的发病率，其中对照组喂养添加牛来源的母乳强化剂的母乳或早产儿配方奶（母亲无法母乳喂养情况）。VLBW 婴儿在 NEC 最常发病时段（34 周孕龄之前）应鼓励尽可能多的进食母乳（母亲自身或捐赠母乳）。另外，在母亲无法母乳喂养的情况下，巴氏消毒的含母乳强化剂的捐赠母乳似乎对预防 NEC 也起到一定作用。

早产儿母亲自身的母乳喂养可能促进神经系统的发育。一个非随机的研究报道表明，喂养其母亲母乳的早产儿比喂养足月儿配方奶的早产儿在 18 个月和 7.5~8 岁时具有更高的发育相关指数。但上述研究包含很多混淆因素。30 个月时的神经发育结局与自身母亲母乳摄入量呈现剂量相关效应，具体为每 10mL/（kg·d）的母乳摄入量可以增长 0.59 的智力发育指数（MDI）。

五、促进泌乳及母乳的处理

早产儿的母亲应尽可能鼓励其进行母乳喂养,甚至那些在出院时打算配方奶喂养的母亲也常常愿意在出生后最初几周挤出她们的母乳进行喂养。在婴儿身体状况没有那么平稳的最初关键性几周,这些母乳可以用来建立肠内喂养。

母亲应该在出生后 24 小时内立即开始挤奶,并且有相关的口头及书面指导帮助她们使用正确的方法收集、存储和处理母乳并协助放置吸奶泵以建立和维持母乳供应。哺乳期咨询的相关问题如挤奶频率、促进母乳流出的方法以及乳房和乳头的护理也应给予告知。

新鲜母乳可以立即喂养或储存于 4℃冰箱。冷藏母乳可以在挤奶后 96 小时内安全使用。48~96 小时不使用的母乳应在挤出后迅速冻存于 -20℃冰箱。母乳冰冻和加热处理会使一些不稳定的因子发生改变,如细胞组分、IgA 及 IgM 和乳铁蛋白、溶菌酶、C3 补体。但通常情况下冰冻比加热更益于保存这些因子。经过冻存的母乳在挤出后 3 个月内基本保留了大多免疫成分(除了细胞组分)和维生素。这些母乳在用来喂养母亲自己的婴儿时并不一定需要进行常规细菌检查和巴氏消毒。

冻存的母乳应该在冰箱里或温水中(水龙头的流水)逐渐解冻。商用的母乳加热器同样可以用来解冻母乳并且平稳加热至体温。在加热或与水接触之前应该将母乳容器的盖子收于塑料袋中避免污染。不建议使用微波炉解冻,因为这样会减少免疫球蛋白 A 和溶菌酶的活性,并可能生成热点。解冻的母乳应该存放在冰箱并且在 24 小时内使用。

(一)捐赠母乳

在过去一个世纪,捐赠母乳已经在北美正式实行。捐赠的母乳常用于喂养足月儿和早产儿,直到 20 世纪 80 年代,出于对 HIV 传播的担忧,用于医疗的母乳库的数量开始下降。近十年来,有了合适的筛查和准备标准后,捐赠母乳的使用又出现了明显的上升,而这些母乳特别适用于早产儿。北美母乳库协会(HMBANA)拥有很多北美的非盈利母乳库,并制订了操作和安全指南。每一个母乳库都要严格遵守由 HMBANA 制订的流程来筛查,对捐赠者可能影响母乳质量的传染性疾病、病史和生活习惯进行筛查。在美国同样也有商业性的母乳库。集中起来的捐赠母乳可以在医院通过处方获取。尽管仍没有母乳库相关的联邦法规或指南,FDA 也支持建立正规的母乳库并认为那些非正规途径的母乳共享是不安全的。捐赠的母乳集中起来后进行巴氏消毒,检查细菌和 HIV,最后冻存。捐赠母乳主要由足月儿母亲的母乳和少量来自早产儿母亲的母乳组成。与母亲的母乳一样,捐赠母乳在喂养早产儿时也需要加入强化剂(美国和加拿大关于捐赠母乳库的相关信息可在 HMBANA 官网查询)。

(二)母乳强化剂

适用于早产儿的粉状和液状母乳强化剂参阅附录 D。这些强化剂配方均包含了合适比例的蛋白质、矿物质和维生素,它们可用来补充早产儿母乳,最高可达 24kcal/Oz。液状的母乳强化剂需要补充维生素,特别是维生素 D,哺乳前将它们与母乳混合后使用。

六、早产儿商业配方奶

早产儿商业配方奶可用来满足早产儿生长的特殊营养需求。这一类配方的特征有:比足月儿标准配方含有更多的蛋白质和矿物质;包含乳糖和葡萄糖聚合物的糖类;混合一部分中链三酰甘油(MCTs)的脂肪。这些配方的维生素含量充足,通常不需要再额外添加。早产儿的配方奶主要来源于牛奶,主要成分为乳清蛋白,其中部分水解的乳清蛋白是它主要的蛋白来源。早产儿配方奶提供 2.7~3.5g/100kcal 的蛋白质,使早产儿的体重增长速率和身体组分更接近正常出生婴儿。

相比于足月儿标准配方奶,早产儿配方奶中更高含量的钙和磷增加了矿物质的净储存量并提高了骨的矿物质含量,无须再额外添加维生素 D。

早产儿配方奶中混合的脂肪用来改善营养吸收,其中 40%~50% 为中链三酰甘油。这些脂肪有助于减轻由肠脂肪酶或胆盐水平较低引起的吸收效率下降。但是,中链三酰甘油量也可能导致血浆酮体升高、尿二羟酸分泌增加。但是这些改变至今为止还没有报道表明其有害效应。

在 2002 年,FDA 关于由阪崎肠杆菌引起的婴儿严重感染病例报道向儿科医学界提出警告。最终发现感染的原因是由于婴儿配方奶粉受到了这种微生物的污染。粉状婴儿配方奶不是商业性无菌产品。早产儿和那些具有潜在疾病隐患的婴儿发生感染的风险率最高。因此,FDA 不推荐早产儿或免疫力低下的婴儿使用粉状婴儿配方奶,可用早产儿专用的商业性无菌液态配方奶替代。非母乳喂养的早产儿通常使用无菌的液态早产儿配方奶,但大多母乳喂养的婴儿还是继续使用非无菌的粉状母乳强化剂。世界卫生组织和联合国粮食及农业组织进一步给出建议,其中包括鼓励工业制造商开发出价格可负担的无菌配方奶。新的液态强化剂替代品正在出现,并有望在将来减少配方奶粉在早产儿中的使用率。由营养饮食学院制订的婴儿配方奶制备指南可以在制备和运输过程中将污染风险降至最低。

北美以外地区的许多数据显著表明,益生菌可以对抗 NEC 和其他原因导致的死亡。益生菌已经被采用至足月儿配方奶中,但仍未使用在早产儿配方奶中。特殊的益生菌在早产儿饮食中的应用仍需要进一步的研究。

七、肠内喂养的方法

每个婴儿的肠内喂养方法选择是基于其孕周、出生体重、身体状况和医院的护理经验。详细的喂养方案必须由临床医生制订,包括喂养时间、喂养类型(配方奶,母乳)、喂养方法、喂养频率和增加速率。早产儿喂养方案的实行能帮助提前过渡至完全肠内营养,降低如 NEC 引起的新生儿病死率。

(一)营养性喂养

尽管对所谓的"营养性喂养""消化道启动"或"最小量肠内喂养"等概念还没有统一的定义,这些名词在文献中用来描述非营养性的摄入[1~25mL/(kg·d)]。一些临床医生建议营养性喂养,特别是母乳,应该在出生后尽早开始。相关报道关于早期肠内营养的益处包括:降低间接高胆红素血症、胆汁淤积性黄疸和骨代谢疾病的发生率;增加胃泌素和其他肠激素的分泌水平;缩短达到完全肠内喂养的时间;加速体重增长。研究并未发现早产儿在接受早期、最小量肠内喂养后 NEC 的发病率会增加,甚至对于那些出生后患有严重疾病、健康状况极不稳定的婴儿也是如此。

(二)喂养途径

婴儿协调吸吮、吞咽和呼吸的能力决定了肠内营养的途径,这些能力在 32～34 孕周时的早产儿中出现。这个孕周的早产儿如果具有活力,可以用乳头及乳房尝试进行喂养。如果是更早的早产儿或者伴有危重症则需要管饲喂养。鼻胃管和口胃管喂养是目前最常见的管饲喂养方法。胃的利用最大化了胃肠道的消化能力。有研究证明,用配方奶持续滴注喂养比推注喂养更容易发生不耐受并降低早产儿的生长速率;而用早期母乳喂养,却发现持续滴注喂养能更快地过渡到完全肠内营养并获得更高的生长速率。经幽门喂养的方法并未发现对能量的吸收有所提高,并存在许多潜在的风险。这种方法只有在极个别情况下(如长期胃轻瘫或严重胃食管反流)才会采用,并需要尽快恢复经胃喂养。如果婴儿长期无法进行乳房喂养,此时为了减少管饲喂养引起的口腔刺激不良反应和其他并发症(如吸入性肺炎等),应考虑使用胃造口管饲。

鼻胃管、口胃管或胃造口管饲喂养的婴儿一般采用间断推注或持续滴注喂养。由于现有研究对喂养不耐受的定义标准差异较大,所以很难比较这两种方法的喂养不耐受性。推注喂养与周期性的激素释放相关,通常认为更加符合生理性。另外,一项关于早产儿十二指肠运动对喂养的反应的研究发现,全配方奶持续滴注超过 2 小时就产生 1 次正常的十二指肠运动模式;反之,15 分钟内推注相同量的配方奶会抑制其运动活力。基于这些发现,一种"缓慢静脉推注"技术(如持续 30 分钟到 2 小时)可能成为一种最佳耐受性的喂养方法。在对象为 <29 孕周且出生体重 <1200g 的婴儿的小型研究中,这些婴儿接受持续滴注喂养后,比对照组平均提前 1 周过渡到了完全肠内营养($P<0.027$)。但是,在喂养耐受和 NEC 发病率上两者没有差异。营养素吸收减少也是持续滴注喂养的一大问题。母乳和 MCT 添加剂中的脂肪容易黏附在管壁上造成损失,降低了能量密度。同样的,添加至母乳的强化剂在持续滴注过程中损失也会增加。全母乳是初始喂养的理想选择(只有在母乳无法使用情况下才考虑全配方奶)。没有证据支持使用稀释后的母乳或配方奶进行初始喂养,只有在特殊情况下,如需要降低营养摄入时才会考虑。

一项随机对照试验证明,对极低出生体重儿患儿进行早期的、积极的肠内和肠外营养可以改善生长结局,并且不会增加该试验所检查的临床和代谢后遗症的风险。

八、早产儿出院后的喂养

现今从 NICU 出院的婴儿最小体重只有 1500g(有或没有喂养母乳),这样的情况下,早产儿出院后的喂养日渐重要并引起了越来越多的关注。极低出生体重儿婴儿出院后面临着营养缺乏的高风险。尽管早产儿宫内体重增长速率在医院内集中饮食管理下会先达到,但追赶生长仍只会在出院以后才发生。

总之,有关于早产儿出院后应喂养什么(特别是以追赶生长为目标)的数据目前很少。鉴于这些早产儿在生命后期出现代谢综合征的风险增加,早产儿(特别是宫内生长受限)出院后保持什么样的追赶生长速率成为目前一个急需研究的重要领域。

母乳喂养是出院后的首选，但是美国佛蒙特-牛津网显示，所有低出生体重儿中只有少于一半能在出院后可以获得母乳喂养。由于母乳中营养素含量变化大、蛋白质随时间逐渐减少，这使得只有母乳喂养的婴儿面临着营养素缺乏的高风险。出院后单纯喂养母乳而不添加补充剂可能无法提供充足的热量、蛋白质、矿物质和维生素。关于出院后早产儿母乳强化剂使用方面的数据现在仍有所冲突，并且存在着很大的局限性。强化母乳的策略应根据婴儿1年来的生长轨迹做个体最优化处理。对那些出生体重低于1250g，伴或不伴宫内或宫外生长受限的婴儿需要考虑给予最少12周的强化母乳喂养，因为他们是营养素缺乏的高风险人群。当今的临床策略包括：出院后配方奶（22kcal/Oz）添加母乳强化剂；出院后配方奶每天分多次喂养含有适用于早产儿的高热量配方（30kcal/Oz）的液态强化剂。粉剂产品因不能无菌处理，使用时仍须谨慎。这些婴儿还需要补充维生素和铁元素。

对于喂养配方奶的婴儿来说，一般可在体重接近2000g和即将出院前时从早产儿配方奶改为特殊的出院后配方奶。这些配方奶的能量可达22kcal/Oz或24kcal/Oz。出院后配方奶比标准配方奶维生素含量更高，所以不需再额外添加。一项随机对照试验的meta分析显示，含高热量高蛋白的出院后配方奶的益处是有限的。相比于标准配方奶来说，最好情况下，生长和发育状况只会在生后18个月内有所体现。还有一部分随机试验中，与出院后配方奶喂养的婴儿相比，通过增加标准配方奶的喂养量就能够很大程度上补偿出院后配方提供的额外营养成分。出院后喂养标准配方奶的婴儿需要补充额外的维生素和铁元素强化剂。但是，现在还没有相关资料说明出院后这些补充剂需要添加多久。与母乳强化剂类似，出院后配方奶的喂养策略应根据婴儿第一年的生长轨迹做个体最优化处理。

出院后的婴儿应该保持密切随访，并由基础保健医生评估其生长指标、铁元素、维生素和矿物质含量。出院记录中可包含住院患者的生长曲线图和营养建议，以此来帮助基础保健医生进行随访诊疗。监测生长曲线（包括与足月儿相应的身体组分）可以带来更好的神经发育结局。但是，目前仍然缺乏可信度高、有合适性价比的身体组分和骨矿物质密度测量方法。对于出院后母乳喂养的婴儿，应向母亲提供合适的哺乳指导，帮助母亲在前6个月（调整后月龄）内促进乳房哺乳和（或）泵奶，以此与足月儿单纯乳房喂养的推荐保持一致。

在存活率越来越高的VLBW早产儿中，营养在其获得最佳的健康和发育结局的过程中起到了关键作用。由于早期新生儿阶段的营养不足的潜在危害，早产儿喂养的目标是提供营养支持以保证最佳的生长和发育并降低营养相关疾病的发病率和病死率。早期的、积极的营养策略旨在降低许多早产儿伴有甚至持续到出院的生后生长迟缓现象。因此，对VLBW早产儿在出院后的最佳营养策略的进一步研究变得极为重要。

第二节　新生儿肠内和肠外营养支持

营养是新生儿生长发育、维持正常生理功能、组织修复的物质基础。正常新生儿能很快适应从持续的宫内营养到间断的喂养过程。

新生儿营养支持是通过肠内和（或）肠外支持途径，为患儿提供所需热量与营养素，从而达到维持机体能量与氮平衡的目的,逐步达到 $10\sim20g/(kg\cdot d)$ 的体重增长速率。

肠内营养是指通过胃肠道提供营养,无论是经口喂养还是管饲喂养。

肠外营养是指当新生儿不能耐受经肠道喂养时,需要完全或部分经静脉输注供给热量、液体、蛋白质、糖类、脂肪、维生素和矿物质,以满足机体代谢及生长发育需要。

一、肠内营养支持

肠内营养是通过胃肠道提供营养包括经口喂养及管饲喂养。

(一)摄入量

1.能量

经肠道喂养达到 $439.3\sim543.9kg/(kg\cdot d)$,大部分新生儿体重增长良好。目前认可早产儿须维持能量供应量才能达到理想体重增长速度。

2.蛋白质

足月儿 $2\sim3g/(kg\cdot d)$,早产儿 $3\sim4g(kg\cdot d)$。

3.脂肪

$5\sim7g/(kg\cdot d)$,占总能量的 $40\%\sim50\%$。

4.糖类

$10\sim14g/(kg\cdot d)$,占总能量的 $40\%\sim50\%$。

(二)喂养方式

1.母乳喂养

母乳喂养为新生儿肠内喂养首选。尽可能早期母乳喂养,尤其是早产儿。

2.人工喂养

(1)奶瓶喂养:适用于 34 周以上具有完善吸吮和吞咽能力,又无条件接受母乳喂养的新生儿。

(2)管饲喂养:

①适应证:

a.<32 周早产儿。

b.吸吮和吞咽功能不全、不能经奶瓶喂养者。

c.因疾病本身或治疗的因素不能经奶瓶喂养者。

d.作为奶瓶喂养不足的补充。

②管饲方式:有鼻胃管和鼻肠管两种。

③鼻胃管喂养:是管饲营养的首选方法。喂养管应选用内径小而柔软的硅胶或聚亚胺酯导管。

a.推注法:适合于较成熟、胃肠道耐受性好的新生儿,但不宜用于胃食管反流和胃排空延迟者。

b.间歇输注法:采用输液泵输注,每次输注时间可以持续 0.5~2 小时,根据患儿肠道耐受情况间隔 1~4 小时输注。适用于胃食管反流、胃排空延迟和有肺吸入高危因素的患儿。

c.持续输注法:连续 20～24 小时用输液泵输注喂养。此方法仅建议用于上述两种管饲方法不能耐受的新生儿。

④鼻肠管喂养:新生儿一般不采用本喂养途径。

3.肠道喂养禁忌证

先天性消化道畸形等原因所致消化道梗阻,怀疑或明确诊断为坏死性小肠结肠炎者为绝对禁忌证;此外,任何原因所致的肠道组织缺氧缺血性变化,在纠正之前暂缓喂养。

4.微量肠道喂养

(1)适应证:适用于无肠道喂养禁忌证,但存在胃肠功能不良的新生儿,其目的是促进胃肠道功能成熟,改善喂养耐受性,而非营养性喂养。

(2)应用方法:生后第 1 天即可开始。以输液泵持续或间歇输注法经鼻胃管输注稀释/标准配方乳或母乳 0.5～1.0mL(kg·h)[5～20mL(kg·d),5～10 天内维持不变。

(三)肠内营养的制剂选择

母乳和婴儿配方乳适合新生儿各种方法和途径的肠道喂养。

1.母乳

首选母乳。

2.早产儿配方乳

适用于胎龄在 34 周以内或体重<2kg 的早产低体重新生儿,34 周以上的可以选用婴儿配方乳。

3.婴儿配方乳

适用于胃肠道功能发育正常的足月新生儿。

4.以水解蛋白为氮源的婴儿配方乳

适用于肠道功能不全(如短肠和小肠造瘘)和对蛋白质过敏的婴儿。

5.免乳糖配方乳

适用于腹泻>3 天,乳糖不耐受的新生儿及肠道功能不全(如短肠和小肠造瘘)患儿。

6.特殊配方乳粉

适用于代谢性疾病患儿(如苯丙酮尿症患儿专用奶粉)。

(四)配方乳配制与保存

配方乳配制前所有容器须高温消毒处理,配制应在专用配制室或经分隔的配制区域内进行,严格遵守无菌操作原则。病房内配置应即配即用。中心配制,应在配置完毕后置 4t 冰箱储存,喂养前再次加温。常温下放置时间不应超过 4 小时。若为持续输液泵胃肠道喂养或间歇输液泵输注,应每 8 小时更换注射器,每 24 小时更换输注管道系统。

二、肠外营养支持

肠外营养是指当新生儿不能耐受经肠道喂养时,完全由静脉供给热量、液体、蛋白质、糖类、脂肪、维生素和矿物质等来满足机体代谢及生长发育需要的营养支持方式。

(一)肠外营养液的组成

胃肠道外营养是新生儿治疗学、营养学的一次革命,使不能耐受胃肠道营养或不能进行胃肠道营养的新生儿成活成为可能,大大提高了早产儿及低出生体重儿的成活率,并提高了这些孩子以后的生活质量。肠外营养液基本成分包括氨基酸、脂肪乳剂、糖类、维生素、电解质、微量元素和水。

1.液体入量

因个体而异,须根据不同临床条件,如光疗、暖箱、呼吸机、心肺功能、各项监测结果等而进行调整。新生儿的成熟程度、日龄、不显性失水在不同的环境差别很大,置于辐射台或接受光疗时,不显性失水可增加30%～50%,如用闭式暖箱、湿化氧吸入、气管插管辅助呼吸时不显性失水下降20%～30%。计算液体量须要考虑多种因素配制成1/5～1/6等张液体,总液体在20～24小时内均匀输入,建议应用输液泵进行输注。

2.热量

热量需要取决于日龄、体重、活动、环境、入量、器官成熟程度、食物种类等。热量主要是维持基础代谢及生长需要。

如在中性环境,出生1周的婴儿,全静脉营养每日可供209～335kJ/kg;环境温度对新生儿能量消耗影响很大,稍低于中性温度即可增加29.3～33.5kJ/(kg·d);如需长期静脉营养者,应考虑生长发育需要,机体每生长1g新组织,需20.9kJ热量,达到宫内生长速度即每日增加10～15g/kg,因此热量需要量为每日418～502kJ/kg,以满足生长需要。

需要注意的是,单独增加热量并不能使体重成比例增加,必须在热量、蛋白质、维生素等均匀增加时体重可成比例增加。

3.葡萄糖

在胃肠道外营养液中,非蛋白的能量来源极为重要,可以节省氮的消耗,葡萄糖是理想的来源。但新生儿,尤其是早产儿,对输入葡萄糖的速度和量耐受性差,开始剂量为4～8mg/(kg·min),按1～2mg/(kg·min)的速度逐渐增加,最大剂量不超过11～14mg/(kg·min)。注意监测血糖。新生儿不推荐使用胰岛素。用周围静脉输液时,葡萄糖浓度一般不超过12.5%。

4.氨基酸

推荐选用小儿专用氨基酸,生后12～24小时,即可应用(肾功能不全者除外)。从1.0～2.0g/(kg·d)开始[早产儿建议从1.0g/(kg·d)开始],按0.5g/(kg·d)的速度逐渐增加,足月儿可增至3g/(kg·d),早产儿可增至3.5g/(kg·d)。

日前常用的是两类晶体氨基酸营养液。

(1)小儿氨基酸液:含18～19种氨基酸,含足量胱氨酸、酪氨酸及牛磺酸。

(2)成人氨基酸液:甘氨酸、蛋氨酸及苯丙氨酸含量很高,早产儿用后易产生高苯丙氨酸、高蛋氨酸血症及高氨血症,对早产儿不利。

5.脂肪乳剂

脂肪乳剂热量高而渗透压不高。即可满足热量需要又可降低所需葡萄糖的浓度,且提供必须脂肪酸,可防止体重不增和生长迟缓,治疗脂肪酸缺乏症。脂肪乳剂出生24小时后即可应用,早产儿建议采用20%脂肪乳剂。中长链混合型脂肪乳剂(是一种热量足够,清除较快而不在体内积累和对免疫功能无不良影响的脂肪乳剂)优于长链脂肪乳剂。剂量从0.5～1.0g/

（kg·d）开始。足月儿无黄疸者从 1.0～2.0g/（kg·d）开始,按 0.5g/（kg·d）的速度逐渐增加,总量不超过 3g/（kg·d）。

三大营养物质的分配:糖类 40%～45%,脂肪 40%～50%,蛋白质 15%。

6.维生素

肠外营养时需补充 13 种维生素,包括 4 种脂溶性维生素和 9 种水溶性维生素。临床上一般应用维生素混合制剂。目前还没有含所有维生素的制剂,目前国内常用的有水乐维他,含 10 种水溶性维生素,使用时加入葡萄糖液中,维他利匹特为婴儿专用,含 4 种脂溶性维生素,加入脂肪乳液中使用。

7.矿物质及微量元素

由于体内微量元素储存很少,静脉营养应加微量元素。但如静脉营养仅 1～2 周,或部分静脉营养则只需加锌,如长时间静脉营养则需补充其他微量元素。若无静脉营养的微量元素溶液则可每周给血浆 10mL/kg。目前常用的制剂为派达益儿,用于新生儿和婴儿,含锰、镁、铁、锌、铜、碘等,用量为 4mL（kg·d）。

（二）监测

目的是评价疗效并及时发现并发症。

1.体重

每周测 1～3 次,头围每周 1 次,出入量每日 1 次,血常规每周 1～2 次。血葡萄糖、电解质、PCO_2、pH 开始 2～3 天每日测 1 次,以后每周 2 次。

2.血

血尿素氮、肌酐、钙、磷、镁、清蛋白、ALT、AST、AKP、总胆红素、胆固醇、三酰甘油,血细胞比容每周或隔周测一次。尿比重、尿量每天测。

3.营养摄入不当表现

能量摄入不足,体重不增。

4.蛋白质摄入过高

血尿素氮升高,代谢性酸中毒。

5.蛋白质摄入不足

血尿素氮降低,清蛋白降低。

6.钙和磷摄入不足或维生素 D 不足

AKP 升高,血钙、磷正常或降低。

7.脂肪不耐受

三酰甘油升高,胆固醇升高。

8.胆汁淤积

直接胆红素升高,AKP 升高,转氨酶升高。

（三）肠道外营养的适应证和禁忌证

1.适应证

（1）经胃肠道摄入不能达到所需总热量 70%,或预计不能经肠道喂养 3 天以上。例如,先天性消化道畸形、食管闭锁肠闭锁等。

(2)获得性消化道疾病:短肠综合征、坏死性小肠结肠炎、顽固性腹泻等。

(3)早产儿(低出生体重儿、极低或超低出生体重儿)。

(4)宫外发育迟缓等。

2.禁忌证

出现下列情况慎用或禁用肠外营养。

(1)休克,严重水电解质紊乱、酸碱平衡失调未纠正时,禁用以营养支持为目的的补液。

(2)严重感染、严重出血倾向、凝血指标异常者慎用脂肪乳剂。

(3)血浆 TG>2.26mmol/L 时暂停使用脂肪乳剂,直至廓清。

(4)血浆胆红素>170μmol/L 时慎用脂肪乳剂。

(5)严重肝功能不全者慎用脂肪乳剂与非肝病专用氨基酸。

(6)严重肾功能不全者慎用脂肪乳剂与非肾病专用氨基酸。

(四)支持途径

1.周围静脉

由四肢或头皮等浅表静脉输入的方法,适合短期(<2 周)应用。

(1)优点:操作简单,并发症少而轻。

(2)缺点:不能耐受高渗液体输注,长期应用会引起静脉炎。须注意,葡萄糖浓度应≤12.5%。

2.中心静脉

(1)经周围静脉进入中心静脉:由肘部贵要静脉、正中静脉、头静脉或腋静脉置管进入上腔静脉。

①优点:具有留置时间长,减少穿刺次数的优点,并发症发生率较低。

②缺点:护理不当,可能引起导管阻塞、感染等并发症。

③注意:需由经培训的护士、麻醉师或医师进行,置管后须摄片定位;置管后严格按护理常规操作与护理。

(2)经颈内、颈外、锁骨下静脉置管进入上腔静脉。

①优点:置管时间长,可输入高渗液体。

②缺点:易引起与导管有关的败血症、血管损伤、血栓等。

③注意:导管需专人管理,不允许经导管抽血或推注药物,严格无菌操作,每 24~48 小时更换导管穿刺点的敷料。

(3)脐静脉插管:

①优点:操作简单,可迅速建立给药通道。

②缺点:插管过深易造成心律失常,引起门静脉系统产生压力增高,影响血流,导致肠管缺血及坏死可能。

③注意:插管需由经培训有经验的医师进行,置管后须摄片定位;置管时间不超过 10 天。

(五)输注方式

1.多瓶输液

氨基酸与葡萄糖电解质溶液混合后,以 Y 型管或三通管与脂肪乳剂体外连接后同时输注。

（1）优点：适用于不具备无菌配制条件的单位。

（2）缺点：工作量相对大，易出现血糖、电解质紊乱，不利于营养素充分利用。

（3）注意：脂肪乳剂输注时间应＞16小时。

2.全合一

将所有肠外营养成分在无菌条件下混合在一个容器中进行输注。新生儿肠外营养支持输注方式建议采用全合一方式。

（1）优点：易管理，减少相关并发症，有利于各种营养素的利用，并节省费用。

（2）缺点：混合后不易临时改变配方。

（3）配制：肠外营养支持所用营养液根据当日医嘱在层流室或配制室超净台内，严格按无菌操作技术进行配制。

（4）混合顺序：①电解质溶液（10％NaCl、10％KCl、钙制剂、磷制剂）、水溶性维生素、微量元素制剂先后加入葡萄糖溶液或/和氨基酸溶液；②将脂溶性维生素注入脂肪乳剂；③充分混合葡萄糖溶液与氨基酸溶液后，再与经步骤②配制的脂肪乳剂混合；④轻轻摇动混合物，排气后封闭备用。保存：避光、4T保存，无脂肪乳剂的混合营养液尤应注意避光。建议现配现用。国产聚氯乙烯袋建议24小时内输完。乙烯乙酸乙酰酯袋可保存1周。

（5）注意：①全合一溶液配制完结后，应常规留样，保存至患者输注该混合液完毕后24小时；②电解质不宜直接加入脂肪乳剂液中，注意全合一溶液中一价阳离子电解质浓度不高于150mmol/L，二价阳离子电解质浓度不高于5mmol/L；③避免有肠外营养液中加入其他药物，除非已经过配伍验证。

（六）肠道外营养的并发症

1.胆汁性肝炎

肠道外营养应用2周以上常见，但多为一过性，临床表现为黄疸，直接胆红素、AKP、转氨酶升高。

处理：

（1）排除其他原因引起的肝功能不全。

（2）尽量给予肠道营养，即使量极少亦可促进胆汁分泌。

（3）减少氨基酸输入量。

（4）降低葡萄糖输注速度。

（5）继续输入脂肪乳，维持血浆三酰甘油在2.26mmol/L或以下。

（6）可试用熊去氧胆酸治疗。

2.代谢异常

高血糖、低血糖、过量氨基酸输入可产生代谢性酸中毒、氮血症、血、尿氨基酸水平增高，并可影响神经系统发育。

3.代谢障碍

（1）高胆红素血症，游离脂肪酸可与胆红素竞争清蛋白，增加核黄疸危险。

（2）影响肺功能，大量脂肪输入，电镜下可见脂肪滴沉积于毛细血管、肺泡巨噬细胞、肺小动脉。在严重肺功能不全和低氧血症，需$FiO_2＞0.6$者，可影响肺功能，应限制使用。

（3）高脂血症和高胆固醇血症，与患儿成熟度有关，宜减量并监测。

（4）感染，脂肪输入增加感染机会：脂肪使中性粒细胞功能受抑制；细菌、真菌易在脂肪乳中生长；无菌技术不严格。

目前认为输入脂肪的并发症与输入速度有关，如速度＞0.2g/(kg·h)，将发生 PaO_2 下降，肺动脉压力升高，右向左分流，中性粒细胞功能降低。

三、肠内联合肠外营养支持

生后第1天即可开始肠内喂养（存在肠内喂养禁忌证者除外），不足部分由肠外营养补充供给。

肠外营养补充热量计算公式 $PN=(1-EN/110)\times70$

式中，PN、EN 单位均为 kcal/(kg·d)(110 为完全经肠道喂养时推荐达到的热量摄入值)。

第三节 新生儿持续肺动脉高压

新生儿持续肺动脉高压(PPHN)，过去又称新生儿持续胎儿循环(PFC)，发生率占活产婴儿的(1~2)/1200。PPHN 是由于生后肺血管阻力的持续增加，阻止由胎儿循环过度至正常新生儿循环，当肺血管压力高至超过体循环压力时，大量血液经卵圆孔和(或)动脉导管水平的右向左分流，临床表现为严重青紫、低氧血症及酸中毒，吸高浓度氧，青紫不能消失，病死率高。

一、病因

1.肺血管发育不全

为气道肺泡及肺小动脉数量减少，肺血管横截面积减少，使肺血管阻力增加。常见病因为肺发育不全及先天性膈疝等。

2.肺血管发育不良

肺内平滑肌自肺泡前生长至正常无平滑肌的肺泡内动脉，肌型动脉比例增多，但肺小动脉数量正常。因血管内平滑肌肥厚，管腔弯窄，使血管阻力上升。宫内慢性缺氧可使肺血管重构，中层肌肉肥厚。此外如母亲曾应用过阿司匹林及吲哚美辛等药，使胎儿动脉导管早闭和继发肺血管增生，导致肺动脉高压。

3.肺血管适应不良

指肺血管阻力在出生后不能迅速降低。常见于围生期窒息、低氧、酸中毒等因素，占PPHN 发生原因的大部分，如围生期胎粪吸入综合征导致的 PPHN。在上述病因中，第一类、第二类治疗效果差，第三类治疗效果较好。

4.其他因素

某些先天性心脏病，如左及右侧梗阻性心脏病可导致 PPHN；心肌功能不良也可导致

PPHN；肺炎、败血症可导致 PPHN（可能由于氧化氮的产生抑制，内毒素抑制心肌功能，同时血栓素、白三烯等释放，导致肺血管收缩）。此外，某些代谢问题如低血糖、低血钙亦有可能引起肺动脉高压。红细胞增多症，血液高黏滞状态淤滞，易致肺动脉高压等。

二、临床表现

多见于足月儿、过期产儿，早产儿常见于肺透明膜病合并 PPHN。

足月儿或过期产儿有围生期窒息，胎粪吸入史者于出生后 24 小时内出现全身性、持续性发绀，发绀与呼吸困难不平行。吸高浓度氧多数不能好转。虽发绀重，但没有明显的呼吸困难。临床上与发绀型先天性心脏病不易区别。肺部无明显体征。心脏听诊无特异性，部分患儿心前区搏动明显，肺动脉第二音亢进分裂。围产窒息者胸骨下缘有时可闻及粗糙的收缩期杂音。心功能不全者可有心音低钝、循环不良和低血压。

三、辅助检查

当新生儿于初生 24 小时内发生持续而明显的发绀，其发绀又与呼吸困难程度不相称时应高度怀疑本病，需做如下检查。

1.针对低氧

（1）高氧试验：吸 100% 氧 10 分钟后患儿发绀不缓解，此时取左桡动脉或脐动脉血（动脉导管后血）做血气分析，如 $PaO_2 < 6.65kPa(50mmHg)$，则表示有右向左分流，可排除由于呼吸道疾病引起的发绀。

（2）动脉导管前、后 PaO_2 差异试验：同时取右、左桡动脉（或右桡动脉、脐动脉）血，前者为导管前血，后者为导管后血，如两份血 PaO_2 差异 $\geq 1.99kPa(15mmHg)$，且导管前高于导管后者，说明在动脉导管水平有右向左分流，但仅有卵圆孔分流者差异不明显。

（3）高氧通气试验：用呼吸器吸 100% 氧，以 100～150/min 的呼吸频率，吸气峰压为 30～40cmH_2O，使 $PaCO_2$ 下降至 2.66～3.32kPa(20～50mmHg)，pH 上升至 7.5 左右时，则肺血管扩张，阻力降低，右向左分流逆转，PaO_2 明显上升。此方法可用于鉴别 PPHN 和先天性心脏病，后者 PaO_2 不上升。

2.排除先天性心脏病

（1）胸部 X 线片：有助于鉴别肺部疾病。PPHN 患儿心影多正常或稍大，肺血减少。

（2）心电图：表现为与新生儿时期一致的右心室占优势的心电图，如有心肌缺血可有 ST-T 改变。

（3）超声心动图：主要用于鉴别有无先天性心脏畸形。PPHN 患儿在 M 型超声心动图上可表现为左、右心室收缩时间间期延长，如右室射血前期与右室射血期比值＞0.5，左室射血前期与左室射血期比值＞0.38，可参考诊断本病。用二维超声心动图可检查心房水平的右向左分流，方法是用生理盐水或 5% 葡萄糖做对比造影。彩色多普勒检查也可确定动脉导管及卵圆孔的右向左分流，并可测定动脉导管的直径。多普勒超声心动图还可以估测肺动脉压力和肺血管阻力，根据三尖瓣反流压差推测肺动脉收缩压，根据肺动脉瓣反流压差估计肺动脉舒张压及平均压。

（4）心导管检查：可以证实肺动脉压力情况，但它是侵入性检查方法，有一定危险性，一般不做。

四、治疗

低氧性呼吸衰竭和PPHN有较高的病死率和并发症，治疗的目标是纠正低氧血症，同时尽可能减少由于呼吸治疗本身而出现的并发症。经典（传统）的治疗手段有人工呼吸机的高通气、纠正酸中毒或碱化血液、纠正体循环低血压或给以正性肌力药物或液体扩容。近年来发展的新治疗方法如一氧化氮吸入（iNO）、表面活性物质应用等已显著改善了该病的预后。新型的治疗方法，如血管扩张剂、抗氧化剂治疗等仍在不断地探索中，并有一定的前景。上述传统的治疗手段在临床上已取得了较好的效果，但是遗憾的是，除iNO和表面活性物质治疗有经随机对照研究的循证医学证据外，其他治疗方法尚缺乏RCT研究证实，其治疗的潜在缺点也逐渐引起了人们的重视。

（一）机械通气治疗

自1983年以来，采用气管插管人工呼吸机进行高通气以降低肺动脉压力一直是治疗PPHN的主要方法之一。通过机械通气使血氧分压维持正常或偏高，同时使血二氧化碳分压降低，以利于肺血管扩张和肺动脉压的下降。既往所谓的高通气一般是将$PaCO_2$降至25mmHg，维持$PaO_2 > 80$mmHg，患儿经心导管监测可见肺动脉压力的显著下降。新生儿肺血管对氧的反应不稳定，低氧性肺血管痉挛可引起致命性的肺血管阻力增加；为减少血氧的波动，临床医生常倾向于将氧分压稳定在较高的水平；同时，在呼吸机参数撤离过程中，氧的调节也应逐渐降低，以免出现反应性肺血管痉挛。但尚无临床证据提示目标血氧分压超过70～80mmHg对患儿更为有利。

关于机械通气时呼吸机的调节，如患者无明显肺实质性疾病，呼吸频率可设置于60～80次/min，吸气峰压力25cmH$_2$O左右，呼气末正压2～4cmH$_2$O，吸气时间0.2～0.4秒；当有肺实质性疾病，可用较低的呼吸机频率，较长的吸气时间，呼气末正压可设置为4～6cmH$_2$O。近年来考虑到高氧的潜在不良反应，有学者尝试较温和的通气。在20世纪末报道的吸入NO治疗PPHN的多中心研究资料中，将NO应用前的PaO_2维持在>80mmHg，$PaCO_2$ 30～35mmHg，以降低肺动脉压力。但是，随着对高氧和低碳酸血症危害的研究深入，发现高氧可引起活性氧（ROS）增加；低$PaCO_2$可显著降低脑血流，尤其在早产儿可增加脑室周白质软化（PVL）的发生机会；研究还发现曾经由于高通气治疗而有明显低碳酸血症者，听力异常的机会显著增加，这些资料均提示在PPHN的治疗中应该避免过高的血氧分压和过度的低$PaCO_2$。教科书中有关PPHN的治疗中也逐步修改了治疗时对$PaCO_2$和pH的要求，如在Manual of Neonatal Care（Boston）1998年版提出将$PaCO_2$维持在35～40mmHg；而在该书的2004和2008版，修改为35～45mmHg。近年来也有学者将PPHN的血气目标$PaCO_2$维持在35～50mmHg。

如氧合改善不理想时，可试用高频震荡人工呼吸机（HFOV）。PPHN伴有肺实质性疾病时,呼吸治疗应考虑针对原发病而采取不同的策略,而高频通气常用于严重肺实质性疾病所致的呼吸衰竭。在 PPHN 需要用吸 ANO 治疗时,HFOV 能复张更多的肺泡而有利于 NO 的递送。

(二)应用碱性液体提高血 pH

酸中毒时肺血管阻力增加,通过提高血 pH 以降低肺血管阻力是临床治疗 PPHN 的常用手段。可通过高通气降低血二氧化碳分压或(和)应用碳酸氢钠液体提高血 pH,但两者的意义不同。碱性液体的应用有高钠、CO_2 产生增加等不良反应。实验研究证实如需显著降低肺血管阻力,pH 需达到 7.60 以上,$PaCO_2$ 需降低至 25mmHg 以下,而此时治疗的相关风险,如脑血流的减少和听力损伤的潜在并发症机会增加。传统的方法是将血 pH 提高至 7.45～7.55,目前主张将其保持在 7.35～7.45 即可。

(三)提高体循环压力

PPHN 的右向左分流程度取决于体循环与肺循环压力差,提高体循环压有利于减少右向左分流。维持正常血压,将动脉收缩压维持在 50～75mmHg,平均压在 45～55mmHg。当有容量丢失或因血管扩张剂应用后血压降低时,可用生理盐水、5% 的蛋白、血浆或输血;为增加心肌收缩力,常使用正性肌力药物,如多巴胺 2～10μg/(kg·min)、多巴酚丁胺 2～10μg/(kg·min)、肾上腺素 0.03～0.10μg/(kg·min)。

(四)镇静和镇痛

因儿茶酚胺释放能激活肾上腺能受体,使肺血管阻力增加,临床上对 PPHN 常使用镇静剂以减少应激反应。可用吗啡:每次 0.1～0.3mg/kg 或以 0.1mg/(kg·h)维持;或用芬太尼 3～8μg/(kg·h)维持。必要时用肌松剂,如潘可龙每次 0.1mg/kg,维持量为 0.04～01mg/kg,每 1～4 小时 1 次。

(五)扩血管药物降低肺动脉压力

PPHN 可由肺血管发育不良、发育不全或功能性适应不良所致,药物治疗目的是使肺血管平滑肌舒张、血管扩张。目前临床和实验研究主要集中在对调节肺血管张力的三条途径进行探索:包括 NO、前列环素及内皮素在肺血管张力的调节及相关类似物或阻滞剂的应用。

1.吸入 NO 治疗(iNO)

NO 吸入是目前唯一的高度选择性的肺血管扩张剂。在 20 世纪 90 年代初,Roberts 和 Kinsella 首次报道将 NO 吸入用于 PPHN。美国多中心研究显示,对 PPHN 患者早期应用 NO 吸入能使氧合改善,减少体外膜氧合(ECMO)的应用;治疗后长期的神经系统随访也未见明显异常;近年来还有资料显示 iNO 治疗后的早产儿脑性瘫痪的发生率有所减少。

(1)NO 吸入降低肺动脉压的原理:NO 是血管平滑肌张力的主要调节因子,已证实它就是内皮衍生舒张因子(EDRF);出生后的肺血管阻力下降有 NO 的介导参与。内源性 NO 由 L-精氨酸通过一系列酶反应而产生。NO 通过与鸟苷酸环化酶的血红素组分结合,激活鸟苷酸环化酶,使 cGMP 产生增加,后者可能通过抑制细胞内钙激活的机制,使血管和支气管平滑肌舒张。当 NO 以气体形式经呼吸道吸入后,能舒张肺血管平滑肌,而进入血液的 NO 很快被灭活,使体循环血管不受影响。NO 与血红素铁有高度亲和力,包括还原型血红蛋白,结合后形成亚硝酰基血红蛋白(NOHb),后者被氧化成高铁血红蛋白,高铁血红蛋白被进一步还原成硝酸盐及亚硝酸盐通过尿液、少量通过唾液和肠道排泄。由于 NO 在血管内的快速灭活,它对体循环不产生作用。这与传统的扩血管药物不同。吸入 NO 治疗的临床实践证明,它能选择性降低肺动脉压,能改善通气血流比值,降低肺内或肺外分流,使患儿氧合改善。

(2)NO 吸入方法:

①NO 气源:NO 气体在自然界普遍存在,是不稳定的高亲脂性自由基,并有轻微的金属气味。NO 通过雷电和石化燃料的燃烧产生。大气中 NO 的浓度常在 10～100ppb(10 亿分之一)。商品化的 NO 气体通过硝酸与二氧化硫反应生成。NO 一旦合成,常与高纯度的氮气混合,以 2000psi 的压力储存于铝合金钢瓶中。医用 NO 气源浓度常为 400 或 800ppm(百万分之一)。

②吸入 NO 的连接方法与浓度估算:NO 吸入通常经人工呼吸机辅助通气完成。NO 接入人工呼吸机有多种方法,各有其特点:

呼吸机前混合:将 NO 气体与氮气分别连接外接混合器,再接入呼吸机的"空气"入口,通过调节外接混合器及呼吸机混合器,获得所需的 NO 吸入浓度。此方法能较均匀地将 NO 与吸入气混合,能精确达到所需的吸入浓度,不受呼吸形式、潮气量、每分通气量、流量等影响。但当呼吸机内容量较大时,NO 与 O_2 的接触机会增加,会导致 NO_2 的产生增加;混合器及呼吸机内部的气体溢出可致 NO 气体污染室内空气。此外,使用此方法常需消耗较多的 NO 气源。

将 NO 气体加入呼吸机的输出端混合。用此法混合时,应将 NO 气体加入到呼吸机输出端的近端,使气体到达患者端前已充分混合。混合气体的 NO 浓度估算如下:混合后 NO 浓度 ＝(NO 流量×气源浓度)/(NO 流量＋呼吸机流量),或所需 NO 流量＝呼吸机流量＋[(NO 气源浓度÷所需 NO 浓度)－1]。此混合方法相对节约 NO 气源;NO 与 O_2 的接触时间少,因此 NO_2 产生较少。其缺点是当每分通气量、流量变化时,实际 NO 吸入浓度会相应波动。

(3)吸入 NO 时的浓度监测:由于 NO 吸入浓度受潮气量、吸入氧浓度、气源浓度等影响,高浓度 NO 吸入可致肺损伤,精确的 NO 吸入浓度常需持续监测。NO 与氧反应可生成 NO_2,后者对肺损伤更为明显。当 $NO_2 \geq 2ppm$ 时,可使气道反应性增加。由于 NO_2 可与水反应生成 HNO_3,它在肺内停留时间很长,被肺上皮细胞吸收,导致损伤。临床上常用化学发光法或电化学法监测吸入气 NO/NO_2 浓度。应用时应注意将测量探头连接于近患者端;测量前需用标准 NO/NO_2 气体将仪器校正。为精确反映混合后气体 NO/NO_2 浓度,至少应将 NO/NO_2 探头连接于离气源加入端 30cm 以上的近患者端。

(4)NO 吸入适应对象:20 世纪 90 年代初,Roberts 和 Kinsella 分别报道将 NO 吸入用于 PPHN。患儿在常规治疗包括高氧、高通气、碱性药物,提高体循环压等措施后低氧血症仍明显,或需很高的呼吸机参数才能维持时,可采用 NO 吸入治疗。或在有条件者以超声检查排除先天性心血管畸形,并证实肺动脉高压同时低氧血症明显,如氧合指数(OI)＞25 常是 iNO 的应用指征。表现为卵圆孔和(或)动脉导管水平的右向左分流或经三尖瓣反流估测肺动脉压为＞75％体循环压时,可考虑用 NO 吸入治疗。

先天性膈疝伴有肺发育不良并发 PPPN 时可用 NO 吸入治疗,但有严重的肺发育不良时,疗效往往较差,仅 35％左右患儿有效。

早产儿呼吸窘迫综合征可并发 PPHN,低氧血症难以纠正时可试用 iNO。

新生儿左向右分流先天性心脏病患者常有肺动脉压增高,由于体外循环手术常有肺内源性 NO 产生减少,此时可用较低剂量 NO 吸入维持,以降低肺血管阻力。在体外循环手术后常可出现肺动脉高压并发症而需要用镇静剂、人工呼吸机高通气甚至体外膜肺(ECMO)治疗。对这些术后患儿可应用 NO 吸入,使肺动脉压下降。但对先天性心脏病患者进行 NO 吸入治疗前应明确其存在的解剖畸形性质。某些畸形,如永存动脉干、左心发育不良综合征、单心室等常依赖较高的肺循环阻力以平衡体/肺循环,维持体循环氧合。此时如吸入 NO,可致命。

对于其他多种原因引起足月儿严重低氧性呼吸衰竭,经常规呼吸机、血管活性药物、高频呼吸机等治疗后可能仍有低氧血症而最终需 ECMO 治疗。因吸入 NO 只扩张有通气之肺血管,故它不仅能降低肺动脉压,还能改善通气/血流比值。有报道在 iNO 治疗氧合可有所改善,但对这方面的临床研究还需进一步深入。

(5)吸入 NO 的剂量调节:虽然 NO 吸入有一定的剂量一效应关系,一般在吸入浓度大于 80PPm 时效应增加不明显,而相应的不良反应明显增加。考虑到 NO 及 NO_2 的潜在毒性作用,应尽可能用较小的剂量以达到临床所需的目的。临床对 PPHN 的常用剂量为 20ppm,可在吸入后 4 小时改为 5~6ppm 维持,一般不影响疗效,并可以此低浓度维持至 24 小时或数天,一般小于 2 周。对于 NO 有依赖者,可用较低浓度如 1~2ppm 维持,最终撤离。

(6)吸入 NO 的撤离:尽管没有统一的 NO 撤离方式,一般在 PPHN 患儿血氧改善,右向左分流消失,吸入氧浓度降为 0.4~0.45,平均气道压力小于 $10cmH_2O$ 时可考虑开始撤离 NO。长时间吸 NO 会抑制内源性 NO 合酶,故 iNO 应逐渐撤离。在吸入浓度较高时,可每 4 小时降低 NO 5ppm,而此时吸入氧浓度不变。在撤离时要监测动脉血气、心率、血压及氧饱和度。如患者能耐受,逐渐将 NO 撤离。在撤离时如氧饱和度下降超过 10% 或其值低于 85%,可提高吸入氧浓度 10%~20%,NO 应再增加 5ppm,在 30 分钟后可考虑再次撤离。当 iNO<5ppm 时,撤离时每次降 1ppm,以免引起肺动脉高压的反跳。

(7)吸入 NO 的疗效评价:NO 吸入后患儿可即刻出现血氧改善,也可缓慢地变化。其反应性不同取决于肺部疾病、心脏功能及体循环血流动力学在病理生理中所起的不同作用。一般在人选时的 OI 在 15~25 者,治疗反应较 OI>25 者更好。临床上新生儿在 NO 吸入后可出现下列反应:

①吸入后氧合改善并能持续。

②吸入后氧合改善,但不能持续。

③吸入后氧合改善并能持续,但产生对 NO 吸入的依赖。

④吸入后氧合无改善,或者恶化。

iNO 疗效差的可能原因有:

①新生儿低氧不伴有肺动脉高压。

②有先天性心血管畸形而未被发现,如完全性肺静脉异位引流、主动脉缩窄、肺毛细血管发育不良等。

③败血症引起的心功能不全伴左心房、室及肺静脉舒张末压增高。

④存在严重的肺实质性疾病,吸入 NO 有时反而使氧合恶化。

⑤严重肺发育不良。

⑥血管平滑肌反应性改变。

评价吸入 NO 对氧合改善的疗效时可采用：氧合指数（OI），可作为动态疗效观察手段。OI 涉及呼吸机参数、吸入氧浓度及血氧分压等综合因素，即：

OI＝平均气道压力（cmH₂O）×吸入氧浓度÷动脉氧分压（mmHg）

NO 吸入治疗是一连续的过程，单独某个时间点的 OI 尚不能全面反映疗效。可采用动态观测 OI 的方法，即 TWOI。该方法计算 OI 的下降值（下降为负数，上升为正数）与时间的积分值，再除以观测时间（小时），当结果值为负数时，提示氧合改善，负值越大，改善越显著；当结果值为正数时，提示氧合恶化。

（8）吸入 NO 毒性机制及防治方法：一般来说，目前临床应用的 NO 吸入剂量是安全的，也未见长期不良反应。NO 本身为一种自由基，大剂量吸入对肺有直接损伤作用，但吸入浓度在 80ppm 以内，数天吸入后尚未见对肺毒性作用的报道。但为安全起见，呼吸机的呼出气端口应连接管道，将废气引出室外或以负压装置吸出。

NO 与氧结合后可产生 NO₂，后者 50%～60% 可滞留于肺，与水结合形成 HNO₃ 被肺上皮细胞吸收，对其有直接损伤作用。NO₂ 的生成取决于 NO 浓度的平方与氧浓度。此外，NO 与 NO₂ 反应可产生三氧化二氮，后者是水溶性的，形成硝酸盐及亚硝酸盐，这也参与了对肺的损伤。5ppm NO₂ 吸入 4 小时，即可对肺造成轻度炎症；长期暴露于 NO₂ 还可使气道功能减退、感染的易感性增加。临床上所用 NO 吸入浓度很少使 NO₂ 超过 2ppm。为减少 NO₂ 产生，可将呼吸机流量降至 8～12L/min，以减少 NO 的加入量。通过有效地监测 NO、NO₂ 浓度，其毒性作用是可以避免的。另外，吸入 NO 还可产生以下不良反应：

①高铁血红蛋白的产生：NO 与血红蛋白的亲和力较一氧化碳与血红蛋白的亲和力大 280～1500 倍，与还原型血红蛋白的结合力较氧合型高 5～20 倍。高铁血红蛋白血症的产生取决于患者的血红蛋白浓度及氧化程度、高铁血红蛋白还原酶的活性及最终的 NO 吸入量。一般短期应用吸入 NO，其浓度在 20～80ppm 时，高铁血红蛋白很少超过 2%。数天应用后可有所增高，但较少超过 10% 及出现临床症状；当高铁血红蛋白明显增高时，如超过 7%，可静脉应用维生素 C 500mg 和输血进行治疗。

②其他不良反应：在应用吸入 NO 后可出现出血时间延长。这可能与血小板功能有关。其机制可能与血小板内的 cGMP 激活有关。对有出血倾向者，尤其是早产儿，在吸入 NO 过程中应密切观察。

2.其他扩血管药物降低肺动脉压力

一般扩血管药物往往不能选择性扩张肺动脉，其临床疗效常有限。iNO 是治疗 PPHN 的"金标准"，但是由于 NO 吸入需投入的费用常较高，有人提出有必要对在这个"NO 时代"被遗忘的药物治疗方法做重新考虑。可试用：

（1）硫酸镁：能拮抗 Ca²⁺ 进入平滑肌细胞；影响前列腺的代谢；抑制儿茶酚胺的释放；降低平滑肌对缩血管药物的反应。硫酸镁剂量为：负荷量 200mg/kg，注射 30 分钟；维持量为 50～150mg/（kg·h），可连续应用 1～3 天，但需监测血钙和血压，以免出现体循环低血压。硫酸镁有镇静作用，故在应用后 12～24 小时应逐渐撤离已在使用的吗啡、芬太尼等镇静剂。

（2）妥拉唑啉：有胃肠道出血、体循环低血压等不良反应，已较少用于 PPHN。

（3）前列腺素与前列环素：在动物实验，前列腺素 D_2 能降低肺血管阻力 30%，而在 PPHN 常不能显著降低肺血管阻力或改善氧合。前列环素（PGI_2）：PPHN 患者在前毛细血管存在前列环素合成酶缺乏；PGI_2 能增加牵张引起的肺表面活性物质的分泌；在低氧时，PGI_2 对降低肺血管阻力尤其重要；近年来证实气管内应用 PGI_2 能选择性降低肺血管阻力；PGI_2 与磷酸二酯酶 5 抑制剂联合应用有协同作用。此外，较稳定的拟前列环素药物如伊洛前列素和依前列醇对原发性肺动脉高压及小儿先天性心脏病并发肺动脉高压均有显著的作用，它们的半衰期分别为 30 分钟和 2 分钟，其中 iloprost 吸入给药具有较好的肺血管选择性，推荐剂量：$0.5\mu g/kg$，吸入 5 分钟，每 4 小时 1 次，这是对 PPHN 患者无 NO 吸入治疗条件时是一种较好的替代方法。目前也有口服前列环素，如贝前列素（BPS），剂量为每次 $1\mu g/kg$，每 6 小时 1 次，经胃管注入。

（4）肺表面活性物质：成功的 PPHN 治疗取决于呼吸机应用时保持肺的最佳扩张状态。低肺容量引起间质的牵引力下降，继而肺泡萎陷，FRC 下降；而肺泡过度扩张引起肺泡血管受压。因均一的肺扩张，合适的 V/Q 对 PPHN 的治疗关系密切，肺表面活性物质应用能使肺泡均匀扩张，肺血管阻力下降而显示其疗效。临床研究显示，低氧性呼吸衰竭和 PPHN 患儿在表面活性物质应用后需进行 ECMO 治疗的机会减少，其中对 OI 值在 15～22 者效果最好。此外，PPHN 患者常伴有胎粪吸入性肺炎，胎粪可引起肺表面活性物质灭活，产生继发性表面活性物质缺乏，使缺氧及肺动脉高压加重，这也是对 PPHN 应用表面活性物质替代的依据。

（5）磷酸二酯酶抑制剂：NO 引起的肺血管扩张在很大程度上取决于可溶性 cGMP 的增加。抑制鸟苷酸环化酶活性可阻断 NO 供体的作用，提示该途径对 NO 发挥作用很重要。cGMP 通过特异性磷酸二酯酶（PDE-5）灭活，故抑制磷酸二酯酶活性有"放大"NO 作用的效果，可用于预防反跳性肺血管痉挛。PPHN 在治疗撤离时（尤其是 NO 应用停止后）可出现反跳性肺血管痉挛及肺动脉高压，使用磷酸二酯酶 5 抑制剂可显著减少反跳。

PDE-5 抑制剂西地那非或称万艾可被试用于新生儿 PPHN，且显示出能较好选择性地作用于肺血管床的作用。最近报道的临床随机盲法对照试验对新生儿 PPHN 的治疗结果显示，口服西地那非组（$1mg/kg$，每 6 小时 1 次）较对照组氧合改善显著，病死率显著下降。也有将西地那非经气道给药（每次 $0.75mg/kg$ 或 $1.5mg/kg$），以加快起效时间和提高其对肺血管的选择性，并取得了较好的疗效。近年出版的较为著名的新生儿药物手册 Neofax 已将该药收录，并详细介绍了使用方法（口服剂量为 $0.5～2mg/kg$，每 6～12 小时 1 次）；提出该药可在对吸入 NO 或其他常规治疗方法无效的 PPHN 或 PPHN 不能撤离 NO 或无 NO 吸入条件时使用，这为新生儿医生提供了参考。该药在 PPHN 治疗中很有前途，因尚未被批准用于儿科及新生儿，有进一步的临床对照研究的必要。也有学者认为西地那非可作为在目前的标准治疗后仍无效时的一种最后治疗手段。

（6）其他磷酸二酯酶抑制剂与 PPHN 治疗：磷酸二酯酶-3 抑制剂-米力侬常用于儿童心脏手术后，以改善心肌收缩力，降低血管阻力。近年来也有报道将磷酸二酯酶-3 抑制剂用于 PPHN 的治疗，使用剂量为：负荷量 $75\mu g/kg$ 静脉滴注超过 60 分钟，即给以 $0.5～0.75\mu g$（kg·min）维持。对于 <30 周的早产儿，负荷量 $135\mu g/kg$ 静脉滴注 3 小时，即给以 $0.2\mu g/$（kg·min）维持。有学者对 4 例严重的 PPHN 患者在 NO 吸入治疗无效后给以米力侬，结果

氧合显著改善。但在治疗中 2 例患儿出现了严重的脑室内出血,是否与用药有关尚不清楚,但应引起注意,有必要进行临床随机对比研究。米力农治疗 PPHN 的有效性和安全性尚不完全清楚,目前仅限于随机对照的研究中。

(7)内皮素拮抗剂:内皮素为强烈的血管收缩剂,在 PPHN 患者血浆内皮素(ET-1)水平增高,在成人肺动脉高压,口服内皮素受体拮抗剂波生坦已用于临床,结果显示该药能改善患者的血流动力学和生活质量。由于该药有潜在的肝脏毒性作用,较少用于小于 2 岁的儿童。在新生儿仅有极少的报道。有报道对早产儿支气管肺发育不良(BPD)并发肺动脉高压时应用波生坦,并取得了一定的疗效。该药可能用于难治性肺动脉高压,如先天性膈疝并发的 PPHN、BPD 并发的肺心病或先天性心脏病并发的肺动脉压力增高。

3.其他治疗

(1)抗氧化治疗:氧化应激在 PPHN 的发病中起重要作用,故抗氧化剂用于 PPHN 的治疗近年来受到了重视。研究显示,重组人超氧化物歧化酶应用 rhSOD 气管内应用减轻实验性胎粪吸入性肺损伤的程度。PPHN 的动物实验已证实气管内应用 rhSOD 后能显著降低肺动脉压力和改善氧合。rhSOD 也可用于新生儿临床,对早产儿在生后早期应用 rhSOD 可显著改善婴儿期呼吸系统的预后。上述结果显示抗氧化治疗在 PPHN 治疗中有潜在的临床价值。

(2)吸入 NO 高频通气治疗:理想的 NO 吸入疗效取决于肺泡的有效通气,高频震荡通气治疗能使肺泡充分、均一扩张以及能募集或扩张更多的肺泡,使 NO 吸入发挥更好的作用。虽然部分报道显示高频通气对 PPHN 有一定的疗效,但随机对照研究未发现其有降低患儿病死率的作用,也不能减少重症患者最终用 ECMO 的机会。吸入 NO 对 PPHN 的疗效,取决于肺部原发病的性质。当用常规呼吸机+吸入 NO 或单用 HFOV 通气失败者,联合 HFOV 通气+NO 吸入后疗效显著提高,尤其对严重肺实质疾病所致的 PPHN,因经 HFOV 通气后肺容量持续稳定,可加强肺严重病变区域 NO 的递送。

(3)NO 吸入的可能替代物:NO 具有许多重要的生物学作用,临床上用 NO 吸入治疗新生儿持续性肺动脉高压和呼吸窘迫综合征取得了良好的疗效,但 NO 易与氧或超氧离子形成毒性的氮氧化物,限制了它的临床使用。对 NO 的研究中发现亚硝基硫醇在体内分布广泛,可分解产生 NO,具有和 NO 类似的生物学作用。有人甚至提出它才是真正的血管内皮舒张因子。目前,人工合成的亚硝基硫醇作为一类新型的 NO 供体类药物引起了人们极大的兴趣。StamLer 等在低氧性的肺动脉高压猪模型上发现,用人工合成的一种亚硝基硫醇-亚硝酸乙酯(ENO)吸入治疗可选择性地降低肺动脉压而不影响体循环的压力,与 NO 相比停药后无反弹现象,高铁血红蛋白血症比较轻微。随后对 7 例持续性肺动脉高压的新生儿进行了临床试验,亚硝酸乙酯同样取得了良好的疗效,患者的血流指标和氧合状态都得到了改善,但这类药物投入临床使用还有待进一步的研究。对其他实验性肺动脉进行 ENO 吸入也选择性降低肺动脉压,并发现有较长的作用持续时间。

(4)体外膜氧合(ECMO):是新生儿低氧性呼吸衰竭和 PPHN 治疗的最后选择。随着 iNO 和高频通气技术的广泛开展,ECMO 的使用已显著减少。一般 ECMO 的指征是:在两次血气分析测定计算的氧合指数(OI)均>30。国内仅个别单位开展了此项治疗技术。

在上述各种扩血管治疗方法中,NO 吸入治疗是目前唯一的选择性肺血管扩张剂,被认为是金标准。但仍有 20%～30% 的患儿对 NO 吸入无反应,这种失败情况多见于有肺实质性疾病和肺发育不良的 PPHN 患者。除 NO 外,目前所有的血管活性药物应用疗效均有争议。常规的 PPHN 治疗方法可能是血管活性药物发挥疗效的基础,例如,患儿在血 pH 值 <7.25 时对吸入 NO 的反应不如 PH≥7.25 者显著。也有学者在做 ECMO 的单位发现有 70% 的患者转入时已应用了扩血管药物作为最后的治疗方法,但相当多的患者在停用了这些药物后临床反而有明显改善,以上情况都说明了对 PPHN 治疗时"传统"治疗的重要性。

第四节　新生儿窒息

新生儿窒息是指婴儿出生 1 分钟无自主呼吸或未建立有效通气的呼吸动作,呈现外周性(四肢肢端)和(或)中央性(面部、躯干和黏膜)发绀甚至肤色苍白,肌张力不同程度的降低(严重时四肢松软),心率可能下降至 <100/min 甚至 <60/min,血压正常或下降,最严重者甚至无心跳。主要是由于产前或产程中胎儿与母体间的血液循环和气体交换受到影响,致使胎儿发生进行性缺氧、血液灌流降低,称胎儿窒息或宫内窘迫。少数是出生后的因素引起的。新生儿窒息是新生儿死亡或智力伤残的主要原因之一。

一、病因

(一)产前或产程中

1.母亲因素

任何导致母体血氧含量降低的因素都会引致胎儿缺氧,如急性失血、贫血(Hb<100g/L)、一氧化碳中毒、低血压、妊娠期高血压疾病、慢性高血压、糖尿病,或心、肾、肺疾病等。另外要注意医源性因素:①孕妇体位,仰卧位时子宫可压迫下腔静脉和腹主动脉,前者降低回心血量,后者降低子宫动脉血流;②孕妇用药:保胎用吲哚美辛可致胎儿动脉导管早闭,妊娠期高血压疾病用心痛定可降低胎盘血流,孕妇用麻醉药,特别是腰麻和硬膜外麻可致血压下降。

2.脐带因素

脐带 >75cm(正常 30～70cm)时易发生打结、扭转、绕颈、脱垂等而致脐血流受阻或中断。

3.胎盘因素

胎盘功能不全,胎盘早剥,前置胎盘等。

4.胎儿因素

宫内发育迟缓,早产,过期产,宫内感染。

5.生产和分娩因素

常见的因素是滞产,现代妇产科学将第一产程分潜伏期和活跃期,初产妇潜伏期正常约需 8 小时,超过 16 小时称潜伏期延长,初产妇活跃期正常需 4 小时,超过 8 小时称活跃期延长,或进入活跃期后宫口不再扩张达 2 小时以上称活跃期停滞;而第二产程达 1 小时胎头下降无进展称第二产程停滞。以上情况均可导致胎儿窘迫。其他因素有急产、胎位异常、多胎、头盘不称、产力异常等。

（二）其他

少数婴儿出生后不能启动自主呼吸,常见的原因是:中枢神经受药物抑制(母亲分娩前30分钟至2小时接受镇静药或麻醉药),早产儿,颅内出血,先天性中枢神经系统疾病,先天性肌肉疾病,肺发育不良等。几种病因可同时存在,一种病因又可通过不同途径起作用。新生儿窒息多为产前或产时因素所致,产后因素较少。

二、临床表现

胎儿窒息时,胎动增强,逐渐减弱或消失。心率先增快,可超过160/min,以后减慢,可低于100/min,有时不规则,最后心脏停止跳动。较重窒息者常排出胎粪,羊水呈黄绿色。由于低氧血症和高碳酸血症使呼吸中枢兴奋性增高,出现真正的呼吸运动,可吸入羊水或混胎粪。

目前,广泛应用新生儿Apgar评分法判定新生儿窒息的严重程度。观察皮肤颜色、呼吸、心率、肌张力和反射五项指标,可提供一个更为全面的判定窒息程度、复苏效果和预后的量化指标。在胎儿出生后1分钟和5分钟进行常规评分。新生儿窒息的严重程度按胎儿出生后1分钟的Apgar评分法判断。5项评分相加的满分为10分,总分8～10分为正常,4～7分为轻、中度窒息,0～3分为重度窒息。1分钟评分多与动脉血pH相关,但不完全一致。因为Apgar评分还受一些因素的影响,例如母亲分娩时用麻醉药或镇痛药使胎儿受到抑制,评分虽低,因无宫内缺氧,血气改变相对较轻,早产儿发育不成熟,虽无窒息而评分常低。5分钟评分多与预后(特别是中枢神经系统后遗症)相关。若5分钟评分低于8分,应每分钟评估1次,连续2次≥8分。

从复苏的实际考虑,Apgar评分不能作为决定是否进行复苏的指标。因为若等到出生后1分钟评分结果出来后才做决定就太晚了,会影响预后。出生后应即刻快速评估:羊水清吗?是否有哭声和呼吸?肌张力是否好?肤色是否红润?是否足月儿?5项指标,作为是否进行初步复苏的依据。而在随后的复苏过程中再以呼吸、心率和皮肤颜色作为决定下一步复苏的指标。

三、辅助检查

1.实验室检查

宫内缺氧胎儿,可通过羊膜腔镜或在胎头露出宫颈时取头皮血,或取脐动脉血进行血气分析,血pH值<7.0。出生后动脉血气分析pH值降低、氧分压降低、二氧化碳分压增高。可有低血糖、电解质紊乱、血尿素氮和肌酐升高等生化指标异常。

2.特殊检查

对出现呼吸困难者摄X线胸片,常见两肺纹理增粗紊乱,或见斑片状阴影。头颅B超、CT、MRI检查可发现并发新生儿缺氧缺血性脑病或颅内出血等征象。对心率减慢者查心电图、二维超声心动图、心肌酶谱,可有异常变化。

四、诊断

1.诊断要点

(1)诊断依据:①生后 1 分钟和(或)5 分钟 Apgar 评分≤7 分;②脐动脉血 pH<7.0。

(2)分度诊断:①轻度窒息生后 1 分钟 Apgar 评分 4～7 分;②重度窒息生后 1 分钟 Apgar 评分 0～3 分。

2.鉴别诊断

(1)颅内出血:患儿可有出生窒息史,也常有产伤史,或有维生素 K 缺乏等其他出血性疾病史,而且颅内出血神经系统症状进展快,其表现呈兴奋与抑制交替状态,并进行性加重,头颅 B 超或 CT 可见出血病灶。

(2)新生儿呼吸窘迫综合征:早产儿多见,生后不久出现进行性呼吸困难、青紫、呼气性呻吟等为其特点。死亡率高,死亡多发生在生后 48 小时内。胸部 X 线为毛玻璃样改变或支气管充气征伴"白肺"的特异性表现可确诊。

五、治疗

尽快完成对患儿及时有效的复苏抢救,尽可能缩短机体缺氧的时间,监测体温、呼吸、心率、尿量等多项指标,了解各脏器受损程度并及时处理。

1.一般治疗

加强护理,复苏前后均需注意保暖,防止并发症的发生。轻度窒息患儿复苏后数小时可以试喂糖水,若无呕吐、腹泻,可喂奶。

2.复苏治疗

遇存在窒息的患儿生后应及时进行复苏,多采用国际公认的 ABCDE 复苏方案:①A(airway):吸净黏液,畅通气道;②B(breathing):建立呼吸,保证吸氧;③C(circula-tion):维持循环,保证心搏量;④D(drugs):药物治疗,纠正酸中毒;⑤E(evaluation):保暖、监护、评价。其中 A 为根本,B 为关键。对呼吸、心率和皮肤颜色进行评估应贯穿于整个复苏过程中,遵循:评估→决策→措施→再评估→再决策→再措施的循环往复原则。

在 ABCDE 复苏原则下,新生儿复苏可分为 4 个步骤:①基本步骤,包括快速评估、初步复苏及评估;②人工呼吸,包括面罩或气管插管正压人工呼吸;③胸外按压;④给予药物或扩容输液。

(1)初步复苏:以下操作要求动作迅速,应在生后 15～20 秒内完成。

在胎儿肩娩出前,助产者用手挤捏新生儿的面、颏部排出(或用吸球吸出)新生儿口咽、鼻中的分泌物。胎儿娩出后,用吸球或吸管(8F 或 10F)先口咽、后鼻腔清理分泌物。应限制吸管的深度和吸引时间(<10 秒),吸引器的负压不超过 100mmHg(13.3kPa)。过度用力吸引可能导致喉痉挛和迷走神经性的心动过缓,并可使自主呼吸出现延迟。

当羊水有胎粪污染时,无论胎粪是稠或稀,胎头一旦娩出,应先吸引口、咽和鼻部,可用大吸引管(12F 或 14F)或吸球吸出胎粪,接着对新生儿有无活力进行评估(有活力是指新生儿有规则呼吸或哭声响亮、肌张力好、心率＞100/min)，如新生儿有活力，初步复苏继续；如无活力，可采用胎粪吸引管进行气管内吸引。

新生儿出生后立即用温热干毛巾擦干全身的羊水和血迹，减少蒸发散热，预热的保暖衣被包裹其外。有条件者可用远红外辐射保暖装置代替，不得已时也可用白炽灯等临时保暖，但应防止烫伤。因会引发呼吸抑制，也要避免高温。

摆好体位，肩部用布卷垫高 2～3cm，置新生儿头轻度仰伸位(鼻吸气位)。

完成以上步骤的处理后若婴儿仍无呼吸，可采用手拍打或手指弹患儿足底或摩擦后背 2 次(触觉刺激)以诱发自主呼吸，如这些努力均无效，表明新生儿处于继发性呼吸暂停，需正压人工呼吸。

(2)建立呼吸，维持循环：初步复苏后立即对婴儿进行评估，对出现正常呼吸，心率＞100/min，且皮肤颜色逐渐红润或仅有手足青紫者，只需继续观察。

对呼吸暂停或抽泣样呼吸，或心率 60～100/min 及给予纯氧后仍存在中枢性青紫者，应立即应用加压吸氧面罩正压给氧，通气频率 40～60/min，吸呼比 1：2，压力第一口呼吸时为 2.94～3.92kPa(30～40cmH$_2$O)以保证肺叶的扩张，之后减为 1.96～2.94kPa(20～30cmH$_2$O)。可通过患儿胸廓起伏、呼吸音、心率及肤色来判断面罩加压给氧的效果。如达不到有效通气，需检查面罩和面部之间的密闭性，是否有气道阻塞(可调整头位，清除分泌物，使新生儿的口张开)或气囊是否漏气。面罩型号应正好封住口鼻，但不能盖住眼睛或超过下颌。

大多窒息患儿经此通气后可恢复自主呼吸，心率＞100/min，肤色转红，此时可停面罩正压吸氧，改常规吸氧或观察；如心率未到 100/min，但有逐渐加快趋势时应继续面罩加压给氧；如心率始终无增快，并除外了药物抑制后，应立即行气管插管加压给氧，使心率迅速上升，若此后心率仍持续＜80/min，应同时加做胸外按压。

持续气囊面罩人工呼吸(＞2 分钟)，可致胃充盈。应常规插入 8F 胃管，用注射器抽气或敞开胃管端口来缓解。

对无规律性呼吸或心率＜60/min 者，应直接进行气管插管正压通气加胸外按压。气管内插管适应证有羊水胎粪黏液吸入，需吸净者；重度窒息需较长时间进行加压给氧人工呼吸者；应用面罩加压给氧人工呼吸无效，胸廓无扩张或仍发绀者；需气管内给药者；拟诊先天性膈疝或超低出生体重儿。气管插管的方法：左手持喉镜，使用带直镜片(早产儿用 0 号，足月儿用 1 号)的喉镜进行经口气管插管。将喉镜夹在拇指与前 3 个手指间，镜片朝前。小指靠在新生儿颏部提供稳定性。喉镜镜片应沿着舌面右边滑入，将舌头推至口腔左边，推进镜片直至其顶端达会厌软骨谷。暴露声门，采用一抬一压手法，轻轻抬起镜片，上抬时需将整个镜片平行朝镜柄方向移动使会厌软骨抬起即可暴露声门和声带。如未完全暴露，操作者用自己的小指或由助手的示指向下稍用力压环状软骨使气管下移有助于看到声门。在暴露声门时不可上撬镜片顶端来抬起镜片。插入有金属管芯的气管导管，将管端置于声门与气管隆凸之间，接近气管中点。通常不同型号气管导管插入后，2.5mm 直径插管唇端距离(上唇至气管导管管端的距离)为 6cm、3.0mm 插管管唇端距离为 7cm，3.5mm 插管管唇端距离为 8cm，4.0mm 管唇端距离为 9cm。整个操作要求在 20 秒内完成并常规作 1 次气管吸引。插入导管时，如声带关闭，可采用 HemLish 手法，助手用右手食、中两指在胸外按压的部位向脊柱方向快速按压 1 次促使呼气产生,声门就会张开。

用胎粪吸引管吸引胎粪时,将胎粪吸引管直接连接气管导管,以清除气管内残留的胎粪。吸引时复苏者用右手示指将气管导管固定在新生儿的上颌,左手示指按压胎粪吸引管的手控口使其产生负压,边退气管导管边吸引,3～5秒将气管导管撤出。必要时可重复插管再吸引。

确定气管插管位置正确的方法:①胸廓起伏对称;②腋下听诊双侧呼吸音一致,且胃部无呼吸音;③无胃部扩张,呼气时导管内有雾气;④心率、肤色和新生儿反应好转。

心脏胸外按压时多采用双拇指手掌法或双指法,双拇指或中示指重叠或并排于患儿胸骨体中下1/3交接处,其他手指围绕胸廓托于背后,用拇指以100～120/min的频率按压胸廓(每按压3次,间断正压通气1次,即90/min的按压和30/min呼吸,达到每分钟约120个动作),深度为胸廓前后径的1/3。

(3)药物治疗:在新生儿复苏时,很少需要用药。新生儿心动过缓通常是因为肺部充盈不充分或严重缺氧,而纠正心动过缓的最重要步骤是充分的正压人工呼吸。

在完成气管插管加压给氧,胸外按压等处理30秒后再次进行评估,对可能还会存在无反应的部分窒息患儿,应及时给予药物治疗。另外,对于临产前有胎心、出生后无心跳者,应在进行气管插管胸外按压的同时就给予药物。

1:10000肾上腺素对心搏停止或在30秒的正压人工呼吸和胸外按压后,心率持续<60/min者,应立即应用,剂量为0.1～0.3mL/kg(0.01～0.03mg/kg),首选静脉注入,也可气管导管内注入,剂量同前,有条件的医院还可经脐静脉导管给药。必要时每3～5分钟可重复1次,当心率>100/min时停用。药物浓度不宜过高,1:1000肾上腺素会增加早产儿颅内出血出现的危险。

碳酸氢钠在一般心肺复苏(CPR)的过程中不鼓励使用,但在对其他治疗无反应或有严重代谢性酸中毒时可使用。剂量2mmol/kg,常用5%碳酸氢钠溶液(相当于0.6mmol/mL)3.3mL/kg,用等量5%～10%葡萄糖溶液稀释后经脐静脉或外周静脉缓慢注射(>5分钟)。碳酸氢钠的高渗透性和产生CO_2的特性可对心肌和大脑功能造成损害,故应在建立充分人工呼吸和血液灌流后应用,如何再次使用碳酸氢钠治疗持续代谢性酸中毒或高血钾症,应根据动脉血气或血清电解质等结果而定。因该药有腐蚀性不能经气管导管给药。

对有低血容量的新生儿、已怀疑失血或有新生儿休克(苍白、低灌注、脉弱)且对其他复苏措施无反应者考虑给予扩容剂扩充血容量。一般可选择等渗晶体溶液,推荐生理盐水。大量失血时,则需要输入与患儿交叉配血阴性的同型血或O型血红细胞悬液,首次剂量为10mL/kg,经外周静脉或脐静脉缓慢推入(>10分钟)。在进一步的临床评估和反应观察后可重复注入1次。给窒息新生儿,尤其是早产儿不恰当的扩容会导致血容量超负荷或发生并发症,如颅内出血等。

经上述复苏处理后,患儿仍呈持续休克状态时,可考虑应用多巴胺或多巴酚丁胺,其作用与剂量有相关性,小剂量1～4$1\mu$g/(kg·min)可扩张周围小血管,增加肾血流量;中剂量5～10μg/(kg·min)可增加心搏出量;大剂量10～20μg/(kg·min)使血管收缩,有升压作用。使用时多从小剂量用起,根据病情变化逐渐增加剂量。多巴酚丁胺是由多巴胺衍生而来的,它主要是增加心肌收缩力,加大心搏出量,但对外周血管的扩张和收缩却无作用,也不增快心率,初

采用小剂量 $5\mu g/(kg \cdot min)$,最大不超过 $20\mu g/(kg \cdot min)$。

加药剂量(mg)=体重(kg)×6 加入 10%葡萄糖液 100mL 中静脉滴注。

给药速度依照 $1mL/h=1\mu g/(kg \cdot min)$,应用输液泵调节滴速。

纳洛酮为麻醉药拮抗剂。在注射纳洛酮前,必须要建立和维持充分的人工呼吸。需要在正压人工呼吸使心率和肤色恢复正常后,但仍出现严重呼吸抑制,及母亲分娩前 4 小时有注射麻醉药物史两个指征同时存在时应用。剂量为 0.1mg/kg,首选静脉注射,也可以气管导管或肌肉、皮下给药,可重复给药。由于麻醉药药效时间通常比纳洛酮长,常需重复注射,以防呼吸暂停复发。

母亲为疑似吸毒或持续使用美沙酮镇静剂的新生儿不可用纳洛酮,否则会导致新生儿严重惊厥。

脐静脉是静脉注射的最佳途径,用于注射肾上腺素或纳洛酮以及扩容剂和碳酸氢钠。可插入 3.5F 或 5F 的不透射线的脐静脉导管,导管尖端应仅达皮下进入静脉,轻轻抽吸就有回血流出。插入过深,则高渗透性和影响血管的药物可能直接损伤肝脏。务必避免将空气推入脐静脉。

3.复苏后治疗

窒息缺氧可能会给患儿带来不可逆的神经系统损害,为减少并发症的出现,复苏后的监护仍至关重要,应加强对患儿体温、呼吸、面色、心音、末梢循环、哭声、眼神、意识状态、吸吮力、肌张力、神经反射、颅内压以及大小便等多项指标的监测。

(1)注意保暖,使患儿处于 36.5℃左右的中性温度,减少氧耗。

(2)遇患儿自主呼吸稳定,肤色持续红润 0.5 小时后可试停氧气。

(3)若患儿反复出现呼吸暂停,可用氨茶碱静脉滴注,首次负荷量 4～6mg/kg,静脉滴注,12 小时后给维持量 2mg/kg,每 8～12 小时给药 1 次。

(4)凡曾气管插管疑有感染可能者,或窒息患儿呼吸已近乎正常但 2～3 天后病情恶化,又再次出现呼吸困难考虑可能为继发肺炎前兆时,都应选用有效的抗生素治疗。

(5)颅压高、脑水肿明显者,给予 20%甘露醇 0.25～0.5g/kg 静脉滴注,每 6～8 小时给药 1 次,之后逐渐减量。必要时给地塞米松,每次 0.5～1mg 静脉推注,病情好转后及时停药。

(6)重度窒息患儿,适当推迟开奶时间,以防呕吐物误吸再次导致窒息;如无呕吐时,可抬高上半身,以利于胸廓的扩张,减少心脏负担;胃潴留严重,胃管喂养不能耐受者,可改为静脉补液 50～60mL/(kg · d),肾功能受损时适量减少液体入量。

(7)保持电解质和酸碱平衡,常规补充维生素 K_1,排尿正常者第 2 天可加 Na^+ 2～3mmol/(kg · d),3 天后根据血钾测定结果,补 K^+ 1～2mmol/(kg · d),注意预防低血糖、低血钙及坏死性小肠结肠炎的发生。

第二章　呼吸系统疾病

第一节　急性上呼吸道感染

急性上呼吸道感染是指鼻腔、咽或喉部急性炎症的总称。亦常用"感冒""鼻炎""急性鼻咽炎""急性咽炎""急性扁桃体炎"等名词诊断,统称为上呼吸道感染,简称"上感"。是小儿最常见的急性感染性疾病。

一、病因

1.病原

上呼吸道感染90%以上的原发病原为病毒,常见病毒为鼻病毒、柯萨奇病毒及艾柯病毒、流感病毒、副流感病毒、呼吸道合胞病毒、腺病毒、人偏肺病毒。细菌感染占10%左右,常见的细菌有A组乙型溶血性链球菌、肺炎链球菌、流感嗜血杆菌及葡萄球菌。肺炎支原体也是引起上呼吸道感染的病原。

2.小儿上呼吸道的解剖和免疫特点

婴幼儿时期头面部发育不足,鼻腔、咽部、喉部狭窄,富于血管及淋巴组织,感染时易造成堵塞,甚至呼吸困难。咽喉壁淋巴组织感染可发生咽后壁脓肿。婴幼儿鼻泪管短,开口接近眼的内眦部,且瓣膜发育不全,感染时容易侵入眼结膜。鼻窦发育不充分,鼻窦口相对较大,且鼻窦黏膜与鼻腔黏膜相连接,易发生鼻窦炎。

3.易感因素

先天性心脏病、免疫缺陷病、营养不良、贫血、佝偻病等;缺乏锻炼、过度疲劳及有过敏体质;大气污染、被动吸烟、气候骤变等均可降低呼吸道黏膜防御能力。

二、诊断要点

1.临床表现

由于年龄、体质、病原体等不同,病情的缓急及轻重程度也不同。

(1)症状:轻症可有流涕、鼻塞,喷嚏等呼吸道卡他症状,一般3~4天自然痊愈。部分患儿有咳嗽、咽痛、食欲缺乏、呕吐、腹泻、发热、头痛、全身无力、睡眠不安等症状。婴幼儿一般以全身症状为主,可因鼻塞出现拒奶或呼吸急促。年长儿则以局部症状为主,全身症状较轻。

(2)体征:咽部充血,咽后壁组织增生,扁桃体红肿或有脓性渗出物,有时淋巴结大。心肺听诊无异常。

2.急性上呼吸道感染特殊类型

(1)疱疹性咽峡炎:是由肠道病毒引起的,以粪-口或呼吸道为主要传播途径,夏季、秋季高发。以发热、咽痛、咽峡部黏膜小疱疹和溃疡为主要表现,查体可出现咽部充血,在咽腭弓、软腭、悬雍垂黏膜上可见多个 2~4mm 大小灰白色疱疹,1~2 天后疱疹破溃形成溃疡,为自限性疾病,病程 1~2 周。

(2)咽结合膜热:由腺病毒 3、7 型引起,好发于春夏季,散发或小流行。以高热、咽痛、结膜炎为主要表现,查体发现咽部充血,一侧或双侧眼结合膜炎,颈及耳后淋巴结无痛性增大,病程 1~2 周。

3.实验室检查

(1)血常规:病毒感染一般白细胞计数偏低或在正常范围内,中性粒细胞百分比减少,淋巴细胞相对增高。细菌感染则白细胞总数大多增高,严重病例有时也可减低,中性粒细胞百分数仍增高。

(2)C-反应蛋白和降钙素原:细菌感染时一般 C-反应蛋白和降钙素原会升高。

4.鉴别诊断

(1)流行性感冒:南流感病毒、副流感病毒引起。有明显流行病史,多有全身症状(如高热、四肢酸痛、头痛等),局部症状较轻。

(2)消化系统疾病:婴幼儿上呼吸感染往往有消化道症状,注意与急性胃肠炎、急性阑尾炎等鉴别,仔细检查腹部,有无固定压痛、反跳痛及肌紧张等特征。

(3)过敏性鼻炎:患儿的全身症状不重,鼻塞、鼻痒、打喷嚏、流清涕等病程较长且反复发作,应考虑过敏性鼻炎可能,鼻拭涂片检查时可见嗜酸粒细胞增多、过敏原检测阳性可助诊断。

三、治疗要点

1.一般治疗

临床症状轻,不给予药物治疗,主张充分休息、多饮温开水、保持良好的周围环境,注意室内适当的温度、湿度。

2.对因治疗

(1)抗病毒药物:大多数上呼吸道感染由病毒感染引起,目前尚无特效抗病毒药物。可用利巴韦林[10~15mg/(kg·d)],口服或静脉滴注,3~5 天为 1 个疗程(严重贫血患者及肝、肾功能异常者慎用);若为流感病毒感染,可用磷酸奥司他韦口服。

(2)抗生素:合理应用抗生素,继发有细菌感染可选用抗生素治疗,常用青霉素、头孢菌素类,若为链球菌感染,疗程需 10~14 天。有肺炎支原体或肺炎衣原体感染时应用大环内酯类抗生素,如红霉素、阿奇霉素。

3.对症治疗

(1)降温:虽然口服退热药物联合温水擦浴可缩短退热时间,但会增加患儿不适感,故不推荐使用温水擦浴退热,更不推荐冰水或乙醇擦浴方法退热;体温超过 38.5℃,用适量退热药,儿童常用布洛芬、对乙酰氨基酚。对乙酰氨基酚可引起皮疹、肝肾功能损害、血小板或白细胞减少症,布洛芬可引起恶心、呕吐,甚至胃肠道溃疡及出血、皮疹、增加支气管痉挛及肝肾功能损害等,应适当选择药物,并注意用药剂量,若用过大剂量,容易导致多汗、体温骤降,甚至发生虚脱。

(2)镇静:有高热惊厥应给予镇静药。①地西泮 0.2~0.3mg/kg,静脉注射;②苯巴比妥 5~10mg/kg,肌内注射或静脉注射;③5%水合氯醛 1mL/kg,灌肠。

(3)局部症状:咽痛、咽部有溃疡可用口腔喷雾剂,如开喉剑喷雾剂,年长儿可口含润喉镇痛消炎片;鼻塞轻者无须处理,严重者,尤其是婴幼儿呼吸困难加重伴拒奶时,可用鼻滴剂,可用 0.5%~1%麻黄碱液 1~2 滴/次滴鼻,此药慎用。

四、预防

(1)积极锻炼增强抵抗力;提倡母乳喂养,按时添加辅食,做到饮食均衡;注意通风换气、保持适宜的温度和湿度,及时更换患儿床铺用品、衣物。

(2)药物预防:反复患呼吸道感染或免疫缺陷病患儿可采用提高免疫力的药物,如匹多莫德、泛福舒、中药黄芪等。适量补充微量元素及维生素也有一定作用。

第二节 急性感染性喉炎

急性喉炎又称急性感染性喉炎,是指喉部黏膜的急性弥漫性炎症,多在冬春季节发病,以 6 月龄至 3 岁的婴幼儿为主。

一、病因

1.病原

通常先有病毒入侵,常见的病毒为流感病毒、副流感病毒、腺病毒;有时合并细菌感染,常见的细菌为金黄色葡萄球菌、链球菌和流感嗜血杆菌等。

2.生理解剖特点

由于小儿喉腔狭小,黏膜内血管及淋巴组织丰富且松弛,易发生炎性浸润和肿胀,喉部神经易受刺激而引起痉挛,发生喉梗阻。

二、临床表现

典型病例有短期(数天)咳嗽、鼻卡他症状和低热等症状。随后发展成典型的症候群:声音嘶哑、犬吠样咳嗽和吸气性喉鸣。症状常以夜间为重,并在第 2~3 天夜间达高峰。多继发于上呼吸道感染,也可为急性传染病的前驱症状或并发症。可有不用程度的发热,夜间突发声嘶、犬吠样咳嗽和吸气性喉鸣。咽喉部充血,声带肿胀,声门下黏膜呈梭状肿胀,以致喉腔狭小发生喉梗阻。呈吸气性呼吸困难,鼻翼扇动,吸气时出现三凹征。面色发绀,有不同程度的烦躁不安。白天症状较轻,夜间加剧(因入睡后喉部肌肉松弛,分泌物潴留阻塞喉部,刺激喉部发生喉痉挛)。少数患儿有呛食现象,哺乳或饮水即发呛,吃固体食物呛咳较轻。为了便于观察病情,掌握气管切开的时机,按吸气性呼吸困难的轻重将喉梗阻分为四度:①一度喉梗阻,患儿在安静时如常人,只是在活动后才出现吸气性喉鸣和呼吸困难。胸部听诊,呼吸音清楚。如下呼吸道有炎症及分泌物,可闻及啰音及捻发音,心率无改变。②二度喉梗阻,患儿在安静时也出现喉鸣及吸气性呼吸困难。胸部听诊可闻喉传导音或管状呼吸音。支气管远端呼吸音降低,听不清啰音。心音无改变,心率较快,120~140 次/分。③三度喉梗阻,除二度梗阻的症状外,患儿因缺氧而出现阵发性烦躁不安,口唇及指(趾)发绀,口周发青或苍白。胸部听诊呼吸音明显降低或听不见,也听不到啰音。心音较钝,心率在 140~160 次/分以上。④四度喉梗阻,经过呼吸困难的挣扎后,渐呈衰竭,半昏睡或昏睡状态,由于无力呼吸,表现暂时安静,三凹征也不明显,但面色苍白或发灰。此时呼吸音几乎全消失,仅有气管传导音。心音微弱极钝,心率或快或慢,不规律。

三、诊断及鉴别诊断

小儿急性喉炎发作快,有其特殊症状,声嘶、喉鸣、犬吠样咳嗽、吸气性呼吸困难,一般诊断无困难,但应与白喉、急性膜性喉炎、喉水肿、喉痉挛、急性会厌炎、喉或气管异物等婴幼儿喉梗阻相鉴别。

四、治疗

小儿急性喉炎病情发展快,易并发喉梗阻,应及时治疗。使用抗生素及肾上腺皮质激素治疗,疗效迅速良好。

1.给氧

缺氧或发绀患儿应给氧,以缓解缺氧。

2.肾上腺皮质激素疗法

激素有抗炎、抗病毒及控制变态反应的作用,治疗喉炎效果良好,用量要大,否则不易生效。凡有二度以上喉梗阻均用激素治疗。常用泼尼松、地塞米松或氢化可的松;病情较轻者,可口服泼尼松 $1\sim2mg/kg$,每 $4\sim6$ 小时 1 次。一般服药 $6\sim8$ 次后,喉鸣及呼吸困难多可缓解或消失,呼吸困难缓解后即可停药。二度以上喉梗阻者可用地塞米松 $0.1\sim0.3mg/kg$ 或 $0.6mg/kg$,或氢化可的松 $5\sim10mg/kg$ 静脉滴注,共 $2\sim3$ 天,或甲泼尼龙,至症状缓解。

3.镇静剂

急性喉炎患儿因呼吸困难缺氧,多烦躁不安,宜用镇静剂,如异丙嗪每次 $1\sim2mg/kg$ 有镇静和减轻喉头水肿的作用。氯丙嗪则使喉肌松弛,加重呼吸困难,不宜使用。

4.雾化吸入

现多用雾化泵雾化吸入,将布地奈德吸入溶液 $1\sim2mg$ 加入雾化器中,雾化吸入后加速喉部炎症及水肿的消退,并稀释分泌物。另外,可用肾上腺素雾化吸入,可有效减轻呼吸道梗阻。剂量为 $0.5mg$,用 $2.5mL$ 生理盐水稀释,此种溶液可按需给予,严重病例甚至可持续给药。

5.直接喉镜吸痰

三度呼吸困难患儿,由于咳嗽反射差,喉部或支气管内有分泌物潴留,可在直接喉镜下吸出,除去机械性梗阻,减轻因分泌物刺激所引起的喉痉挛,多可立即缓解呼吸困难。在进行直接喉镜检查吸痰的同时,还可喷雾1‰～3‰的麻黄碱和肾上腺皮质激素,以减轻喉部肿胀,缓解呼吸困难。吸痰后,应严密观察病情变化,必要时进行气管切开术。

6.抗生素疗法

急性喉炎病情进展迅速,多有细菌感染,应及早选用适当足量的抗生素控制感染。常用者为青霉素、头孢菌素、红霉素和交沙霉素等。一般患儿,用一种抗生素即可。病情严重者可用两种以上抗生素。应取咽拭子做细菌培养及药物敏感试验,以选用适当抗生素。

7.气管切开术

四度呼吸困难者,应立即行气管切开术抢救。三度呼吸困难经治疗无效者也应做气管切开。

8.其他对症疗法

体温高者,应用物理或药物降温。进流质或半流质易消化食物,多饮水,必要时输液。中毒症状重者,可输全血或血浆。痰黏稠干燥者用雾化吸入。

第三节 肺炎

肺炎是指不同病原体或其他因素(如吸入羊水、油类或过敏反应)等所引起的肺部炎症。为小儿时期重要的常见病,主要临床表现为发热、咳嗽、气促、呼吸困难和肺部固定性中、细湿啰音。重症患者可累及循环、神经及消化系统而出现相应的临床症状,如中毒性脑病及中毒性肠麻痹等。按病理累及的部位分为大叶性肺炎、支气管肺炎和间质性肺炎,以支气管肺炎最为多见。其病因主要是细菌、病毒、支原体等病原体。常见细菌有肺炎链球菌、流感嗜血杆菌、金黄色葡萄球菌、卡他莫拉菌、肺炎克雷伯杆菌、大肠埃希菌等,常见病毒有呼吸道合胞病毒、腺病毒、副流感病毒、流感病毒、巨细胞病毒和肠道病毒等。

一、临床表现

(一)一般症状

发病前多有轻度的上呼吸道感染或支气管炎。多数起病急骤,发热38～39℃,亦可高达40℃,新生儿、重度营养不良、佝偻病等患儿可以体温不升或低于正常。除发热外可有疲乏、困倦、精神不振或烦躁不安,小婴儿可有呛奶。

(二)呼吸系统症状和体征

咳嗽,早期为刺激性干咳,极期咳嗽反略减轻,恢复期咳嗽有痰。呼吸增快,气促,40～80次/分,常见呼吸困难、鼻翼扇动、三凹征及口周或指甲发绀。肺部体征早期不明显,可有呼吸音粗糙或稍低,以后可闻及中、细湿啰者,以背部两肺下方及脊柱旁较多,于深吸气末更为明显。叩诊多正常,但如病灶融合累及部分或整个肺叶时则出现实变体征;叩诊浊音,语颤增强,呼吸音减弱或出现支气管呼吸音。

(三)重症肺炎的临床表现

小儿重症肺炎除以上症状、体征外,还有如下临床表现。

1.循环系统

主要表现为急性充血性心力衰竭,这是小儿重症肺炎最常见的严重并发症。诊断依据如下:①呼吸困难突然加重,烦躁不安,面色苍白或发绀,不能以肺炎或其他合并症解释者。呼吸频率超过 60 次/分;②心率增快在 160~180 次/分以上,不能以体温升高和呼吸困难解释,或心音低钝、出现奔马律;③肝脏增大≥3cm 或进行性增大;④胸部 X 线检查可有心脏扩大。

2.神经系统

由于缺氧和脑水肿,可表现为嗜睡、精神萎靡或烦躁不安。严重者有中毒性脑病,表现惊厥、半昏迷或昏迷、呼吸不规则甚至呼吸中枢麻痹。眼底可有视神经盘水肿。脑脊液检查可有压力升高,细胞、蛋白、糖及氯化物正常。

3.消化系统

患儿常有呕吐、腹胀、腹泻,严重病儿可有中毒性肠麻痹,表现严重腹胀,使膈肌升高压迫肺部,加重呼吸困难。腹部听诊肠鸣音消失。

4.感染性休克和弥散性血管内凝血(DIC)

重症肺炎时,某些细菌感染可以引起微循环衰竭,发生感染中毒性休克,表现四肢凉、皮肤发花、脉弱而速、血压下降等。还可引起弥散性血管内凝血,表现皮肤、黏膜出血点或瘀斑,以及消化道、呼吸道、泌尿道等出血。

5.呼吸衰竭

呼吸衰竭是重症肺炎的严重表现,可引起死亡。除表现呼吸困难、鼻翼扇动、三凹征、口唇发绀、嗜睡或躁动外,严重者呼吸由浅快转为浅慢.节律紊乱、常出现下颌呼吸或呼吸暂停。可同时伴有末梢循环衰竭及脑水肿、脑疝的表现,如四肢末端发凉、发绀,血压下降,昏睡或昏迷等。根据血气改变可分为Ⅰ型呼吸衰竭:$PaO_2 \leqslant 6.67kPa(50mmHg)$,$PaCO_2$ 正常;Ⅱ型呼吸衰竭:$PaO_2 \leqslant 6.67kPa(50mmHg)$,$PaCO_2 \geqslant 6.67kPa(50mmHg)$,严重者 $PaCO_2 \geqslant 9.33kPa(70mmHg)$。

二、实验室及其他检查

1.血象

细菌性肺炎时白细胞总数多增高,一般可达 $15 \times 10^9 \sim 30 \times 10^9/L[(1.5 万\sim 3 万)/mm^3]$ 或以上,中性粒细胞增加,并有核左移现象。但在重症金黄色葡萄球菌肺炎、某些革兰阴性杆菌肺炎时白细胞可不增高或反而降低。病毒性肺炎时白细胞数大多正常或降低。血片中性粒细胞碱性磷酸酶染色对鉴别细菌性肺炎与病毒性肺炎有一定参考意义。

2.病原学检查

细菌学检查包括痰及鼻咽腔分泌物做涂片或细菌培养。涂片检查细菌对革兰阴性杆菌性肺炎的早期诊断有一定价值。如细菌培养,对肺炎的病原学诊断较有意义。如并发胸腔积液,可将穿刺液送培养,如疑有败血症可送血培养。如疑有病毒性肺炎可做鼻咽部洗液病毒分离,或免疫荧光检查及双份血同型病毒抗体测定。

3.X 线检查

X 线检查在肺炎的诊断上很重要,可帮助确定肺炎的性质。不同肺炎 X 线表现有区别,如金黄色葡萄球菌肺炎,肺部可见小圆形病灶及肺脓肿、肺大疱、脓胸、脓气胸等。一般细菌性肺炎可见两肺中内带纹理粗重及小点片状阴影。病毒性肺炎小片状阴影可以融合成大片状。支原体肺炎常可见不整齐云雾状轻度肺浸润阴影,以两下肺叶多见。X 线检查还可发现肺炎的某些并发症,如脓胸、气胸及脓气胸等。

三、诊断与鉴别诊断

1.诊断

根据发热、咳嗽、喘憋等症状,肺部叩诊及听诊的异常改变,可以做出初步诊断。配合胸部 X 线检查可以进一步明确诊断。咽培养或痰培养对了解病原菌有参考价值。确诊肺炎后,应进一步判定病情的轻重,判断有无心力衰竭、中毒性脑病、休克及弥散性血管内凝血、呼吸衰竭等,以便早期发现及治疗。

2.鉴别诊断

(1)支气管炎:轻症肺炎与支气管炎相似,支气管炎一般全身症状较轻,多无明显呼吸困难和发绀,肺部可听到中湿啰音,多不固定,随咳嗽而变,但听不到细湿啰音。

(2)肺结核:当肺炎病程较长或一般抗生素治疗不顺利时应注意是否有肺结核。但一般肺结核肺部啰音常不明显。可根据结核接触史、结核菌素试验、结核中毒症状、胸片表现等鉴别。

四、治疗

(一)一般治疗

环境保持安静,保持室温在 20℃左右,相对湿度 50% 左右。每日定时通风换气。给予易消化饮食,保证液体入量。呼吸困难者吸氧,保持呼吸道通畅,痰多者给超声雾化或祛痰药,以利痰液排出。烦躁不安或惊厥时可给氯丙嗪及异丙嗪各 1mg/kg,肌内注射,也可给苯巴比妥 8~10mg/kg,肌内注射或水合氯醛 50mg/kg 灌肠。

(二)抗感染治疗

肺炎球菌肺炎首选青霉素,青霉素过敏者可用红霉素或林可霉素。金黄色葡萄球菌肺炎可选用苯唑西林钠,或红霉素、万古霉素、头孢噻吩、头孢唑啉等。大肠杆菌、肺炎克雷白杆菌、流感杆菌肺炎可选用氨苄西林、羟苄西林或哌拉西林,并可与氨基糖苷类抗生素,如阿米卡星联合治疗。也可用头孢类抗生素如头孢他啶。绿脓杆菌肺炎选用羧苄西林、哌拉西林,可与氨基糖苷类抗生素如阿米卡星联合应用。对青霉素过敏或上述药物疗效不佳者选用第二、三代头孢菌素如头孢他啶、头孢哌酮等。病毒性肺炎一般选用阿昔洛韦或更昔洛韦。支原体肺炎则以红霉素效果较好。

（三）严重并发症的治疗

实施早期心肺功能监护和无创心肺功能支持（NCPAP）优先策略，是处理婴儿重症肺炎的有效措施。

1.快速心肺功能评估和监测

婴儿重症肺炎常处于心肺功能衰竭的高危状态，快速心肺功能评估操作可概括为望、听、触3个步骤。三者同时进行，望和听贯彻评估始终。望：患儿体位或姿势、面色、眼神和呼吸状态（胸廓起伏、三凹征）、口鼻分泌物及对环境或外刺激的肢体和语言反应。触：肢体温度、肌张力和肌力、中心（颈内和股动脉）和周围脉搏（桡动脉和肱动脉）强弱和节律。听：呼吸呻吟、痰鸣，用听诊器听心率、心律和吸气相呼吸音强弱。及时地辨认潜在性或代偿性呼吸、循环功能不全状态，并给予及时、适宜的心肺功能支持是正确有效治疗婴儿重症肺炎的基础。

2.保持气道通畅及优先应用经鼻持续气道正压（NCPAP）支持策略

对于重症肺炎患儿，保持合适的体位和气道通畅非常重要。翻身拍背，雾化吸痰是最基础的呼吸治疗。应用CPAP的指征：自主呼吸较强，有低氧血症I型呼吸衰竭，或者低氧血症合并二氧化碳潴留（$PaCO_2 < 80mmHg$）的II型呼吸衰竭，收治入PICU后的婴儿重症肺炎均直接应用NCPAP；除急性心肺功能衰竭、全身衰竭、重症休克、pH值<7者、中枢性呼吸衰竭行直接气管插管机械通气外，II型呼吸衰竭者亦首先应用NCPAP系统、并在短时间（15～30分钟）根据疗效决定是否继续应用。在病情允许时，应仔细检查NCPAP系统、患儿状态或调整其参数后可再一次试用观察疗效。终止NCPAP行机械通气指征：NCPAP支持下病情仍不能控制，pH值持续<7.20达8小时以上或病情进行性加重。NCPAP应用需要积累一定的临床经验，一般宜在PICU内应用。但是对于综合医院的儿科抢救室和专业病房内的抢救室，在充分培训基础上，也可以开展此项技术。

3.婴儿重症肺炎合并呼吸衰竭、休克和心衰的处理

ABC原则。A：气道管理和通畅气道。湿化、雾化及排痰，接触支气管痉挛和水肿。B：无创和有创呼吸支持。C：维持心血管功能。判断液体平衡状态，给予扩容和限液利尿，纠正酸碱电解质平衡，血管活性药、正性肌力药、强心药和加压药。

4.注意事项

调整呼吸和循环功能支持的治疗原则和策略：①呼吸衰竭所致的心力衰竭应积极改善通气和肺氧合，其中闭塞性毛细支气管炎、喘憋性肺炎所致的呼吸衰竭主要是改善通气，急性肺损伤（ALI）所致的呼吸衰竭主要改善肺氧合，通过呼吸支持才能达到控制心力衰竭目的；②因缺氧、呼吸功增加引起的代偿性心功能不全，主要是调整心脏前后负荷（NCPAP、充分镇静、退热等）和维持内环境稳定，以减轻心脏负荷为治疗心力衰竭的主要措施；③肺血多的先天性心脏病肺炎合并心力衰竭和呼吸衰竭，常在充血性心力衰竭急性加重基础上导致呼吸衰竭，因此治疗主要是强心、限液、利尿，应用NCPAP限制肺血流量和减轻左心后负荷的作用；④急性肺损伤（ALI）和急性呼吸窘迫综合征（ARDS）时伴有的心力衰竭常是多器官功能不全综合征（MODS）的一部分，此时存在心脏和外周循环两方面的因素，临床多表现为休克，需经谨慎扩容试验后（2～3mL/kg）才可判断有效循环血量的状态，进一步决定液体的量和速度。地高辛和血管活性药物是治疗的一部分。

第四节　支气管肺炎

支气管肺炎是小儿的一种主要常见病,尤多见于婴幼儿,也是婴儿时期主要死亡原因。支气管肺炎又称小叶肺炎,肺炎多发生于冬春寒冷季节及气候骤变时,但夏季并不例外。甚至有些华南地区反而在夏天发病较多,患病后免疫力不持久,容易再受感染。支气管肺炎由细菌或病毒引起。

一、病因及发病机制

1.好发因素(35%)

婴幼儿时期容易发生肺炎是由于呼吸系统生理解剖上的特点,如气管、支气管管腔狭窄、黏液分泌少、纤毛运动差、肺弹力组织发育差、血管丰富易于充血、间质发育旺盛、肺泡数少、肺含气量少、易为黏液所阻塞等。在此年龄阶段免疫学上也有弱点,防御功能尚未充分发展,容易发生传染病、营养不良、佝偻病等疾患,这些内在因素不但使婴幼儿容易发生肺炎,并且比较严重。1岁以下婴儿免疫力很差,故肺炎易于扩散,融合并延及两肺,年龄较大及体质较强的幼儿,机体反应性逐渐成熟,局限感染能力增强,肺炎往往出现较大的病灶,如局限于一叶则为大叶肺炎。

2.病原菌感染(35%)

凡能引起上呼吸道感染的病原均可诱发支气管肺炎,但以细菌和病毒为主,其中肺炎链球菌、流感嗜血杆菌、RSV最为常见。20世纪90年代以后美国等发达国家普遍接种b型流感嗜血杆菌(Hib)疫苗,因而流感嗜血杆菌所致肺炎已明显减少,一般支气管肺炎大部分由于肺炎球菌所致,占细菌性肺炎的9096以上。其他细菌,如葡萄球菌、链球菌、流感杆菌、大肠埃希杆菌、肺炎杆菌、铜绿假单胞菌则较少见,肺炎球菌至少有86个不同血清型,都对青霉素敏感,所以目前分型对治疗的意义不大,较常见肺炎球菌型别是第14、18、19、23等型。

有毒力的肺炎球菌均带荚膜,含有型特异性多糖,因而可以抵御噬菌作用。而无症状的肺炎球菌致病型的携带者在散播感染方面起到比肺炎患者更重要的作用,此病一般为散发,但在集体托幼机构有时可有流行。β溶血性链球菌往往在麻疹或百日咳病程中作为继发感染出现,凝固酶阳性的金黄色葡萄球菌是小儿重症肺炎的常见病原菌,但白色葡萄球菌肺炎近几年来有增多趋势,流感杆菌引起的肺炎常继发于支气管炎,毛细支气管炎或败血症,3岁以前较为多见。大肠埃希杆菌所引起的肺炎主要见于新生儿及营养不良的婴儿,但在近年来大量应用抗生素的情况下,此病与葡萄球菌肺炎一样,可继发于其他重病的过程中,肺炎杆菌肺炎及铜绿假单胞菌肺炎较少见,一般均为继发性,间质性支气管肺炎大多数由于病毒所致,主要为腺病毒、呼吸道合胞病毒、流感病毒、副流感病毒、麻疹病毒等,麻疹病程中常并发细菌性肺炎,但麻疹病毒本身亦可引起肺炎,曾自无细菌感染的麻疹肺炎早期死亡者肺内分离出麻疹病毒,间质性支气管肺炎也可由于流感杆菌、百日咳杆菌、草绿色链球菌中某些型别及肺炎支原体所引起。

3.发病机制

由于气道和肺泡壁的充血，水肿和渗出，导致气道阻塞和呼吸膜增厚，甚至肺泡填塞或萎陷，引起低氧血症和（或）高碳酸血症，发生呼吸衰竭，并引起其他系统的广泛损害，如心力衰竭、脑水肿、中毒性脑病、中毒性肠麻痹、消化道出血、稀释性低钠血症、呼吸性酸中毒和代谢性酸中毒等。一般认为，中毒性心肌炎和肺动脉高压是诱发心力衰竭的主要原因，但近年来有研究认为，肺炎患儿并无心肌收缩力的下降，而血管紧张素Ⅱ水平的升高，心脏后负荷的增加可能起重要作用，重症肺炎合并不适当抗利尿激素分泌综合征亦可引起非心源性循环充血症状。

二、临床表现

1.一般肺炎

典型肺炎的临床表现包括：

（1）一般症状：起病急骤或迟缓，骤发的有发热、呕吐，烦躁及喘憋等症状。发病前可先有轻度的上呼吸道感染数天，早期体温多在 38～39℃，亦可高达 40℃左右，大多为弛张型或不规则发热，新生儿可不发热或体温不升，弱小婴儿大多起病迟缓、发热不高、咳嗽与肺部体征均不明显，常见呛奶、呕吐或呼吸困难，呛奶有时很显著，每次喂奶时可由鼻孔溢出。

（2）咳嗽：咳嗽及咽部痰声，一般在早期就很明显，早期为干咳，极期咳嗽可减少，恢复期咳嗽增多、有痰，新生儿、早产儿可无咳嗽，仅表现为口吐白沫等。

（3）气促：多发生于发热，咳嗽之后，呼吸浅表，呼吸频率加快（2 个月龄内＞60 次/min，2～12个月＞50 次/min，1～4 岁＞40 次/min），重症者呼吸时呻吟，可出现发绀，呼吸和脉搏的比例自 1：4 上升为 1：2 左右。

（4）呼吸困难：常见呼吸困难，口周或指甲青紫及鼻翼扇动，重者呈点头状呼吸、三凹征、呼气时间延长等，有些病儿头向后仰，以便较顺利地呼吸，若使患儿被动地向前屈颈时，免疫很明显，这种现象应和颈肌强直区别。

（5）肺部固定细湿啰音：胸部体征早期可不明显或仅呼吸音粗糙或稍减低，以后可闻及固定的中、细湿啰音或捻发音，往往在哭闹、深呼吸时才能听到，叩诊正常或有轻微的叩诊浊音或减低的呼吸音，但当病灶融合扩大累及部分或整个肺叶时，可出现相应的肺实变体征，如果发现一侧肺有明显叩诊浊音和（或）呼吸音降低则应考虑有无合并胸腔积液或脓胸。

2.重症肺炎

重症肺炎除呼吸系统严重受累外，还可累及循环、神经和消化等系统，出现相应的临床表现：

（1）呼吸衰竭：早期表现与肺炎相同，一旦出现呼吸频率减慢或神经系统症状应考虑呼吸衰竭可能，及时进行血气分析。

（2）循环系统：较重肺炎病儿常见心力衰竭，表现为以下几点：

①呼吸频率突然加快，超过 60 次/min。

②心率突然加快，超过 160 次/min。

③骤发极度烦躁不安，明显发绀，面色发灰，指（趾）甲微血管充盈时间延长。

④心音低钝,奔马律,颈静脉怒张。

⑤肝脏显著增大或在短时间内迅速增大。

⑥少尿或无尿,颜面眼睑或双下肢水肿,以上表现不能用其他原因解释者即应考虑心力衰竭,指端小静脉网充盈,或颜面、四肢水肿,则为充血性心力衰竭的征象,有时四肢发凉、口周灰白、脉搏微弱,则为末梢循环衰竭。

(3)神经系统:轻度缺氧常见表现为烦躁、嗜睡,很多幼婴儿在早期发生惊厥,多由于高热或缺钙所致,如惊厥之同时有明显嗜睡和中毒症状或持续性昏迷,甚至发生强直性痉挛、偏瘫或其他脑征,则可能并发中枢神经系统病变如脑膜脑炎或中毒性脑病,脑水肿时出现意识障碍、惊厥、呼吸不规则、前囟隆起、脑膜刺激征等,但脑脊液化验基本正常。

(4)消化系统:轻症肺炎常有食欲不振、呕吐、腹泻等,重症可引起麻痹性肠梗阻,表现为腹胀、肠鸣音消失。腹胀可由缺氧及毒素引起,严重时膈肌上升,可压迫胸部,可更加重呼吸困难,有时下叶肺炎可引起急性腹痛,应与腹部外科疾病鉴别,消化道出血时可呕吐咖啡渣样物,大便隐血阳性或排柏油样便。

三、辅助检查

1.X 线检查

可表现为非特异性小斑片状肺实质浸润阴影,以两肺下野、心膈角区及中内带较多。常见于婴幼儿。小斑片病灶可部分融合在一起成为大片状浸润影,甚至可类似节段或大叶性肺炎的形态。可产生肺不张或肺气肿。在小儿肺炎中肺气肿是早期常见征象之一。可出现肺间质X 线征象,肺门周围局部的淋巴结大多数不肿大或仅呈现肺门阴影增深,甚至肺门周围浸润。胸膜改变较少。有时可出现一侧或双侧胸膜炎或胸腔积液的现象。

2.血象

细菌性肺炎患儿白细胞总数大多增高,一般可达$(15\sim30)\times10^9/L$,偶可高达$50\times10^9/L$。中性粒细胞达 $60\%\sim90\%$。病毒性肺炎时,白细胞数多低下或正常。

3.C 反应蛋白

在细菌感染,C 反应蛋白(CRP)的阳性率可高达 96%,并随感染的加重而升高。同时,CRP 还有助于细菌、病毒感染的鉴别。一般来说,病毒感染的患儿 CRP 值较低。

4.血气分析、血乳酸盐和阴离子间隙(AG)测定

对重症肺炎有呼吸衰竭者,可以依此了解缺氧与否及严重程度、电解质与酸碱失衡的类型及程度,有助于诊断治疗和判断预后。

5.病原学检查

(1)细菌直接涂片镜检和细菌分离鉴定:需要注意的是,咽拭子和鼻咽分泌物中分离到的菌株只能代表上呼吸道存在的细菌,并不能代表下呼吸道感染的病原。胸腔积液在化脓性胸膜炎患儿的培养阳性率较高。肺泡灌洗术所取标本采用防污、刷检等技术,能更好地反映下呼吸道病原。也可以使用细菌核酸的检测发现细菌。

(2)病毒病原:可使用鼻咽分泌物的 PCR 测定、免疫荧光测定法、固相免疫测定等。

6.血清学检查

(1)双份血清:适用于抗原性较强,以及病程较长的细菌感染性疾病的诊断。通常采取双份血清,如果 $S_2/S_1 \geq 4$ 倍升高,则可确定为现症感染。

(2)单份血清:包括特异性 IgM 和特异性 IgG 检测。IgM 产生的较早,消失得快,所以能代表现症感染,临床使用较广泛。特异性 IgG 产生得较晚,不能作为早期诊断,但在疾病的某一时期单份血的 IgG 达到一定的水平,也可认为是现症感染。如肺炎衣原体特异性 IgG 效价 $\geq 1:512$,即可认为是现症感染。

四、诊断

根据急性起病、呼吸道症状及体征,一般临床诊断不难。必要时可做 X 线检查。气管分泌物细菌培养、咽拭子病毒分离有助于病原学诊断。其他病原学检查包括抗原和抗体检测。

五、鉴别诊断

在婴儿时期,常需与肺结核及其他引起呼吸困难的病症鉴别:

1.肺结核

鉴别时应重视家庭结核病史、结核菌素试验以及长期的临床观察。肺结核 X 线大多见肺部病变明显而临床症状较少,两者往往不成比例。

2.发生呼吸困难的其他疾病

如喉部梗阻,一般患儿有嘶哑、哮吼、吸气性呼吸困难等症状。如患儿呼吸加深,应考虑是否有酸中毒。支气管哮喘的呼吸困难以呼气相为主。婴儿阵发性心动过速虽有气促、发绀等症状,但有发作性心动过速的特点,可借助于心电图检查。

六、治疗

1.一般治疗

(1)护理:环境要安静、整洁。要保证患儿休息,避免过多治疗措施。室内要经常通风换气,使空气比较清新,并须保持一定温度(20℃左右)、湿度(相对湿度以 60% 为宜)。烦躁不安常可加重缺氧,可给镇静剂。但不可用过多的镇静剂,避免咳嗽受抑制反使痰液不易排出。避免使用呼吸兴奋剂,以免加重患儿的烦躁。

(2)饮食:应维持足够的入量,给以流食,并可补充维生素,应同时补充钙剂。对病程较长者,要注意加强营养,防止发生营养不良。

2.抗生素疗法

细菌性肺炎应尽量查清病原菌后,至少要在取过体液标本作相应细菌培养后,开始选择敏感抗生素治疗。一般先用青霉素类治疗,不见效时,可改用其他抗生素,通常按照临床的病原体诊断或培养的阳性病菌选用适当抗生素。对原因不明的病例,可先联合应用两种抗生素。目前,抗生素,尤其头孢菌素类药物发展很快,应根据病情、细菌敏感情况、患者的经济状况合理选用。

儿童轻症肺炎首先用青霉素、第一代头孢菌素、氨苄西林。以上无效时改用哌拉西林、舒他西林、阿莫西林克拉维酸钾等。对青霉素过敏者用大环内酯类。疑为支原体或衣原体肺炎，首先用大环内酯类。

院内获得性肺炎及重症肺炎常由耐药菌引起，选用抗生素如下：①第二代或第三代头孢菌素，必要时可选用碳青霉烯类；②阿莫西林克拉维酸钾或磷霉素；③金黄色葡萄球菌引起的肺炎，选用万古霉素、利福平，必要时可选用利奈唑胺；④肠杆菌肺炎宜用第三代头孢菌素或头孢哌酮舒巴坦，必要时可选用碳青霉烯类，或在知情同意后联合氨基糖苷类。

抗生素应使用到体温恢复正常后5～7天。停药过早不能完全控制感染；不可滥用抗生素，否则易引起体内菌群失调，造成致病菌耐药和真菌感染。

3.抗病毒疗法

如临床考虑病毒性肺炎，可试用利巴韦林，为广谱抗病毒药物，可用于治疗流感、副流感病毒、腺病毒以及 RSV 感染。更昔洛韦目前是治疗 CMV 感染的首选药物。另外，干扰素、聚肌胞注射液及左旋咪唑也有抗病毒作用。奥司他韦是神经氨酸酶抑制剂，可用于甲型和乙型流感病毒的治疗。

4.免疫疗法

大剂量免疫球蛋白静脉注射对严重感染有良好治疗作用，可有封闭病毒抗原、激活巨噬细胞、增强机体的抗感染能力和调理功能。要注意的是，选择性 IgA 缺乏者禁用。但由于其价格昂贵，不宜作常规治疗。

5.对症治疗

包括退热与镇静、止咳平喘的治疗、氧疗等。对于有心力衰竭者，应早用强心药物。部分患儿出现腹胀，多为感染所致的动力性肠梗阻（麻痹性肠梗阻），一般采用非手术疗法，如禁食、胃肠减压等。弥散性血管内凝血（DIC）的治疗包括治疗原发病，消除诱因，改善微循环，抗凝治疗，抗纤溶治疗，血小板及凝血因子补充，溶栓治疗等。在积极治疗肺炎时应注意纠正缺氧酸中毒、改善微循环、补充液量等。

6.液体疗法

一般肺炎患儿可口服保持液体入量，不需输液。对不能进食者，可进行静脉滴注输液。总液量以 60～80mL/(kg·d)为宜，婴幼儿用量可偏大，较大儿童则应相对偏小。有明显脱水及代谢性酸中毒的患儿，可 1/2～1/3 等渗的含钠液补足累积丢失量，然后用上述液体维持生理需要。有时，病程较长的严重患儿或在大量输液时可出现低钙血症，有手足搐搦或惊厥，应由静脉缓慢注射 10%葡萄糖酸钙10～20mL。

7.激素治疗

一般肺炎不需用肾上腺皮质激素。严重的细菌性肺炎，用有效抗生素控制感染的同时，在下列情况下可加用激素：①中毒症状严重，如出现休克、中毒性脑病、超高热（体温在 40℃以上持续不退）等；②支气管痉挛明显，或分泌物多；③早期胸腔积液，为了防止胸膜粘连也可局部应用。以短期治疗不超过 3～5 天为宜。一般静脉滴注氢化可的松 5～10mg/(kg·d)、甲泼尼龙 1～2mg/(kg·d)或口服泼尼松1～2mg/(kg·d)。用激素超过 5～7 天者，停药时宜逐渐减量。病毒性肺炎一般不用激素，毛细支气管炎喘憋严重时，也可考虑短期应用。

8.物理疗法

对于啰音经久不消的患儿宜用光疗、电疗。

9.并发症的治疗

肺炎常见的并发症为腹泻、呕吐、腹胀及肺气肿。较严重的并发症为脓胸、脓气胸、肺脓肿、心包炎及脑膜炎等。如出现上述并发症,应给予针对性治疗。

七、预防

1.加强护理和体格锻炼

婴儿时期应注意营养,及时增添辅食,培养良好的饮食及卫生习惯,多晒太阳,防止佝偻病的发生。从小锻炼身体,室内要开窗通风,经常在户外活动。

2.预防急性呼吸道感染及呼吸道传染病

对婴幼儿应尽可能避免接触呼吸道感染的患者,注意防治容易并发严重肺炎的呼吸道传染病,如百日咳、流感、腺病毒及麻疹等。对免疫缺陷性疾病或应用免疫抑制剂的患儿更要注意。

3.疫苗接种

RSV疫苗和腺病毒疫苗均处于研发阶段,流感疫苗较成功。流感嗜血杆菌和肺炎链球菌疫苗可有效预防上述两种细菌感染。

八、预后

取决于患儿年龄、肺部炎症能否及时控制、感染细菌的数量、毒力强弱及对抗生素的敏感程度、患儿机体免疫状况以及有无严重并发症等。年龄越小,肺炎的发病率和病死率越高,尤其是新生儿和低体重儿。在营养不良、佝偻病、先天性心脏病、麻疹、百日咳或长期支气管炎的基础上并发肺炎,则预后较差。肺炎并发脓气胸、气道梗阻、中毒性脑病、心力衰竭和呼吸衰竭时,也使预后严重。

第五节 儿童支气管哮喘

支气管哮喘简称哮喘病,是儿科常见的呼吸道疾病之一。目前认为支气管哮喘是一种慢性气道持续的炎症性疾病,许多细胞在其中起到重要作用。如淋巴细胞、嗜酸粒细胞、肥大细胞等,并伴有非特异性气道反应明显增高,以气道的高反应性(BHR)为主要临床特征的一种多因性疾病。在临床上主要表现为反复可逆性的喘息和咳嗽发作,胸闷、呼吸困难,这些症状常是可逆的,但也可变重偶致死亡。故对哮喘的防治应重视。

一、病因

(一)呼吸道感染(25%)

1.呼吸道病毒感染

在婴幼儿期主要有呼吸道合胞病毒(RSV)、副流感病毒、流感病毒和腺病毒,其他如麻疹病毒、腮腺炎病毒、肠道病毒、脊髓灰质炎病毒偶尔可见。

2.支原体感染

由于婴幼儿免疫系统不成熟,支原体可以引起婴幼儿呼吸道慢性感染,若处理不恰当,可以导致反复不愈的咳嗽和喘息。

3.呼吸道局灶性感染

慢性鼻窦炎、鼻炎、中耳炎、慢性扁桃体炎,是常见的儿童上呼吸道慢性局灶性病变,一方面可以引起反复的感染,另一方面又可以通过神经反射引起反复的咳喘,需要对这些病灶进行及时处理。

(二)吸入过敏物质(18%)

1岁以上的幼儿,呼吸道过敏逐渐形成,如对室内的尘螨、蟑螂、宠物皮毛和对室外的花粉等变应原过敏,长期持续低浓度变应原吸入,可以诱发慢性气道过敏性炎症,引起机体致敏,并产生气道慢性特应性炎症,促进BHR形成。随着接触变应原时间增加,气道炎症和BHR逐渐加重,往往发展成儿童哮喘,短时间吸入高浓度变应原可以诱发急性哮喘。这类哮喘发作较为突然,多数在环境中变应原浓度较高的季节发作。

(三)胃食管反流(15%)

由于解剖结构的原因,也有医源性因素(如应用氨茶碱、β受体兴奋药等)可以引起胃食管反流,在婴幼儿尤为多见,它是导致喘息反复不愈的重要原因之一,临床上多表现为入睡中出现剧烈的咳嗽、喘息,平时有回奶或呕吐现象。

(四)遗传因素(12%)

许多调查资料表明,哮喘患者亲属患病率高于群体患病率,并且亲缘关系越近,患病率越高;患者病情越严重,其亲属患病率也越高,目前,对哮喘的相关基因尚未完全明确,但有研究表明,有多位点的基因与变态反应性疾病相关,这些基因在哮喘的发病中起着重要作用。

(五)其他因素(10%)

吸入刺激性气体或剧烈运动、哭闹、油漆、煤烟、冷空气吸入均可作为非特异性刺激物诱发哮喘发作,其中油漆散发的气体可触发严重而持续的咳喘发作,应尽量避免,剧烈运动,哭闹使呼吸运动加快,呼吸道温度降低或呼吸道内液体渗透压改变,而诱发哮喘发作。

二、发病机制

哮喘的发病机制不完全清楚,多数人认为,变态反应、气道慢性炎症、气道反应性增高及自主神经功能障碍等因素相互作用,共同参与哮喘的发病过程。

(一)变态反应

当变应原进入具有过敏体质的机体后,通过巨噬细胞和T淋巴细胞的传递,可刺激机体的B淋巴细胞合成特异性IgE,并结合于肥大细胞和嗜碱性粒细胞表面的高亲和性的IgE受体,若变应原再次进入体内,可与肥大细胞和嗜碱性粒细胞表面的IgE交联,从而促发细胞内一系列的反应,使该细胞合成并释放多种活性介质导致平滑肌收缩,黏液分泌增加,血管通透性增高和炎症细胞浸润等,炎症细胞在介质的作用下又可分泌多种介质,使气道病变加重,炎症浸润增加,产生哮喘的临床症状。根据变应原吸入后哮喘发生的时间,可分为速发型哮喘反应(IAR)、迟发型哮喘反应(LAR)和双相型哮喘反应(OAR)。IAR 几乎在吸入变应原的同时立即发生反应,15~30 分钟达高峰,2 小时后逐渐恢复正常。LAR 约 6 小时左右发病,持续时间长,可达数天,而且临床症状重,常呈持续性哮喘表现,肺功能损害严重而持久。LAR 的发病机制较复杂,不仅与 IgE 介导的肥大细胞脱颗粒有关,主要是气道炎症反应所致,现在认为哮喘是一种涉及多种炎症细胞相互作用,许多介质和细胞因子参与的慢性气道炎症疾病。

(二)气道炎症

气道慢性炎症被认为是哮喘的基本的病理改变和反复发作的主要病理生理机制,不管哪一种类型的哮喘,哪一期的哮喘,都表现为以肥大细胞、嗜酸性粒细胞和 T 淋巴细胞为主的多种炎症细胞在气道的浸润和聚集,这些细胞相互作用可以分泌出数十种炎症介质和细胞因子,这些介质、细胞因子与炎症细胞互相作用,构成复杂的网络,相互作用和影响,使气道炎症持续存在。当机体遇到诱发因素时,这些炎症细胞能够释放多种炎症介质和细胞因子,引起气道平滑肌收缩,黏液分泌增加,血浆渗出和黏膜水肿,已知多种细胞,包括肥大细胞、嗜酸性粒细胞、嗜中性粒细胞、上皮细胞、巨噬细胞和内皮细胞都可产生炎症介质。主要的介质有:组胺、前列腺素(PG)、白三烯(LT)、血小板活化因子(PAF)、嗜酸性粒细胞趋化因子(ECF-A)、嗜中性粒细胞趋化因子(NCF-A)、主要碱基蛋白(MBP)、嗜酸性粒细胞阳离子蛋白(ECP)、内皮素-1(ET-1)、黏附因子(AMs)等。总之,哮喘的气道慢性炎症是由多种炎症细胞、炎症介质和细胞因子参与的,相互作用形成恶性循环,使气道炎症持续存在,其相互关系十分复杂,有待进一步研究。

(三)气道高反应性(AHR)

表现为气道对各种刺激因子出现过强或过早的收缩反应,是哮喘患者发生发展的另一个重要因素,目前普遍认为气道炎症是导致气道高反应性的重要机制之一,气道上皮损伤和上皮内神经的调控等因素亦参与了 AHR 的发病过程。当气道受到变应原或其他刺激后,由于多种炎症细胞释放炎症介质和细胞因子,神经轴索反射使副交感神经兴奋性增加,神经肽的释放等,均与 AHR 的发病过程有关。AHR 为支气管哮喘患者的共同病理生理特征,然而出现 AHR 者并非都是支气管哮喘,如长期吸烟、接触臭氧、病毒性上呼吸道感染、慢性阻塞性肺疾病(COPD)等也可出现 AHR,从临床的角度来讲,极轻度 AHR 需结合临床表现来诊断,但中度以上的 AHR 几乎可以肯定是哮喘。

(四)神经机制

神经因素也认为是哮喘发病的重要环节,支气管受复杂的自主神经支配,除胆碱能神经、肾上腺素能神经外,还有非肾上腺素能非胆碱能(NANC)神经系统。支气管哮喘与 β-肾上腺素能受体功能低下和迷走神经张力亢进有关,并可能存在有 α-肾上腺素能神经的反应性增加。NANC 能释放舒张支气管平滑肌的神经介质,如血管肠激肽(VIP)、一氧化氮(NO),以及收缩支气管平滑肌的介质,如 P 物质、神经激肽等,两者平衡失调,则可引起支气管平滑肌收缩。

三、临床表现

儿童哮喘起病可因不同年龄、不同诱因有所不同,婴幼儿哮喘多数在上呼吸道病毒感染后诱发,起病较缓,而儿童哮喘多由吸入变应原诱发,起病较急。哮喘发病初期主要表现为刺激性干咳,随后出现喘息症状,喘息轻重不一,轻者无气急,双肺仅闻散在哮鸣音和呼气时间延长,重者出现严重的呼气性呼吸困难,烦躁不安,端坐呼吸,甚至出现面色苍白,唇、指甲端发绀以及意识模糊等病情危重表现。体检时可见三凹征,呼气时肋间饱满,叩音两肺呈鼓音,肝上界下移,心界缩小,表现有明显的肺气肿存在,全肺可闻及哮鸣音,如支气管渗出较多,可出现湿性啰音,严重病例由于肺通气量极少,两肺哮鸣音可以消失,甚至听不到呼吸音。哮喘一般自行或给予药物后缓解,本病为反复发作,部分患者有明确的季节性,夜间发病较多,发作间歇期,多数患儿症状可完全消失,少数患儿有夜间咳嗽,自觉胸闷不适。

四、检查

1.血常规检查

发作时可有嗜酸性粒细胞增高,但多数不明显;如与病毒感染有关,一般白细胞计数正常或减低;如并发感染可有白细胞数增高,分类嗜中性粒细胞比例增高。

2.痰液检查

涂片在显微镜下可见较多嗜酸性粒细胞,可见嗜酸性粒细胞退化形成的尖棱结晶,黏液栓和透明的哮喘珠,如合并呼吸道细菌感染,痰涂片革兰染色、细胞培养及药物敏感试验有助于病原菌诊断及指导治疗。

3.血气分析

哮喘严重发作可有缺氧,PaO_2 和 SaO_2 降低,由于过度通气可使 $PaCO_2$ 下降,pH 值上升,表现呼吸性碱中毒。如重症哮喘,病情进一步发展,气道阻塞严重,可有缺氧及 CO_2 潴留,$PaCO_2$ 上升,表现呼吸性酸中毒,如缺氧明显,可合并代谢性酸中毒。

4.特异性变应原的检测

可用放射性变应原吸附试验(RAST)测定特异性 IgE,过敏性哮喘患者血清 IgE 可较正常人高 2~6 倍,在缓解期可做皮肤过敏试验判断相关的变应原,但应防止发生过敏反应。

5.胸部 X 线检查

早期在哮喘发作时可见两肺透亮度增加,呈过度充气状态;在缓解期多无明显异常,如并发呼吸道感染,可见肺纹理增加及炎症性浸润阴影,同时要注意肺不张、气胸或纵隔气肿等并发症的存在。

6.肺功能检查

缓解期肺通气功能多数在正常范围,在哮喘发作时,由于呼气流速受限,表现为第 1 秒用力呼气量(FEV_1)、一秒率($FEV_1/FVC\%$)、最大呼气中期流速(MMER)、呼出 50% 与 75% 肺活量时的最大呼气流量(MEF 50% 与 MEF 75%)以及呼气峰值流量(PEFR)均减少,可有用力肺活量减少,残气量增加,功能残气量和肺总量增加,残气占肺总量百分比增高,经过治疗后可逐渐恢复。

7.其他

必要时可做 CT 或 MRI 检查或纤维支气管镜检查以明确诊断。

五、诊断

(一)婴幼儿哮喘的特点

(1)日间或夜间咳喘明显,运动后加重。

(2)病理上以黏膜肿胀、分泌亢进为主,哮鸣音调较低。

(3)对皮质激素反应相对较差。

(4)易患呼吸道感染。

(二)儿童哮喘的特点

(1)多在2岁以后逐渐出现呼吸道过敏。

(2)发病季节与变应原类型有关。

(3)有明显的平滑肌痉挛,哮鸣音调高。

(4)对糖皮质激素反应较好。

(三)咳嗽变异性哮喘的特点

(1)长期咳嗽,无喘息症状。

(2)咳嗽在夜间或清晨以及剧烈运动后加重。

(3)抗生素治疗无效。

(4)支气管扩张药及糖皮质激素有特效。

(5)部分患儿存在呼吸道过敏。

(6)一些患儿最终发展成支气管哮喘。儿童支气管哮喘根据年龄和临床表现不同分成3种:婴幼儿哮喘、儿童哮喘和咳嗽变异性哮喘。

(四)婴幼儿哮喘诊断标准

(1)年龄<3岁,喘息≥3次。

(2)发作时肺部有哮鸣音,呼气延长。

(3)有特应性体质(湿疹,过敏性鼻炎)。

(4)有哮喘家族史。

(5)排除其他喘息性疾病。

有以上第(1)、(2)、(5)条即可诊断婴幼儿哮喘;喘息发作2次,并具有第(2)、(5)条,诊断为可疑哮喘或喘息性支气管炎,如同时具有第(3)条和第(4)条时,可考虑给予治疗性诊断。

(五)儿童哮喘诊断标准

(1)年龄>3岁,喘息反复发作。

(2)发作时两肺有哮鸣音,呼气延长。

(3)支气管舒张剂有明显疗效。

(4)排除其他原因的喘息、胸闷和咳嗽。

(5)对各年龄组疑似哮喘同时肺部有哮鸣音者,可做以下任何一项支气管舒张试验用β_2受体激动药的气雾剂或溶液雾化吸入;1‰肾上腺素皮下注射0.01mL/kg,最大量不大于0.3mL/次,15分钟后,观察有无明显疗效。

（六）咳嗽变异性哮喘诊断标准

（1）咳嗽持续或反复发作（夜间，清晨，运动，痰少，无感染）。

（2）气管舒张剂治疗有效（必须标准）。

（3）皮肤变应原试验阳性，有过敏史或家族史。

（4）气道呈高反应性，支气管激发试验阳性。

六、鉴别诊断

由于哮喘的临床表现并非哮喘特有，所以，在建立诊断的同时，需要排除其他疾病所引起的喘息、胸闷和咳嗽。

1.心源性哮喘

心源性哮喘常见于左心心力衰竭，发作时的症状与哮喘相似，但心源性哮喘多有高血压，急性肾炎并发严重循环充血，冠状动脉粥样硬化性心脏病，风心病和二尖瓣狭窄等病史和体征，常咳出粉红色泡沫痰，两肺可闻广泛的水泡音和哮鸣音，左心界扩大，心率增快，心尖部可闻奔马律，胸部 X 线检查时，可见心脏增大，肺淤血征，心脏 B 超和心功能检查有助于鉴别，若一时难以鉴别可雾化吸入选择性 β_2 激动药或注射小剂量氨茶碱缓解症状后进一步检查，忌用肾上腺素或吗啡，以免造成危险。

2.气管内膜病变

气管的肿瘤，内膜结核和异物等病变，引起气管阻塞时，可以引起类似哮喘的症状和体征，通过提高认识，及时做肺流量容积曲线，气管断层 X 光摄片或纤维支气管镜检查，通常能明确诊断。

3.喘息型慢性支气管炎

实际上为慢性支气管炎合并哮喘，多见于中老年人，有慢性咳嗽史，喘息长年存在，有加重期，有肺气肿体征，两肺可闻及水泡音。

4.支气管肺癌

中央型肺癌导致支气管狭窄或伴感染时或类癌综合征，可出现喘鸣或类似哮喘样呼吸困难，肺部可闻及哮鸣音，但肺癌的呼吸困难及哮鸣症状进行性加重，常无诱因，咳嗽可有血痰，痰中可找到癌细胞。胸部 X 线摄片、CT 或 MRI 检查或纤维支气管镜检查常可明确诊断。

5.变态反应性肺浸润

见于热带性嗜酸性细胞增多症、肺嗜酸粒细胞增多性浸润、多源性变态反应性肺泡炎等，致病原因为寄生虫、原虫、花粉、化学药品、职业粉尘等，多有接触史，症状较轻，可有发热等全身性症状，胸部 X 线检查可见多发性、此起彼伏的淡薄斑片浸润阴影，可自行消失或再发，肺组织活检也有助于鉴别。

七、治疗

（一）治疗原则

（1）支气管哮喘的治疗：要坚持长期、持续、规范、个体化的治疗原则。

（2）分期治疗

①急性发作期须快速缓解症状，如平喘、抗感染治疗。

②慢性持续期和临床缓解期：防止症状加重和预防复发，如避免触发因素、抗炎、降低气道高反应性、防止气道重塑，并做好自我管理。

③积极处理哮喘危重状态。

（3）药物治疗和非药物治疗相结合。

（4）重视哮喘防治教育和管理：强调基于症状控制的哮喘管理模式，避免治疗不足和治疗过度，治疗过程中遵循"评估-调整治疗-监测"的管理循环，直至停药观察。

（5）儿童哮喘的长期治疗方案：根据年龄分为≥6岁和＜6岁儿的治疗方案，对未经正规治疗的初诊哮喘患儿根据病情严重程度选择第2级、第3级或更高级别治疗方案，每1～3个月审核1次治疗方案，根据病情控制情况适当调整治疗方案；如哮喘控制并已维持治疗3个月，可考虑降级治疗，直到可维持哮喘控制的最小剂量；如部分控制，可考虑升级治疗以达到控制；如未控制，可考虑升级或越级治疗直到达到控制。

（6）临床缓解期的处理：通过加强哮喘患儿管理，监测病情变化，坚持规范治疗，避免诱发因素，治疗变应性鼻炎、鼻窦炎等并存疾病，以维持患儿病情长期稳定，提高其生命质量。

（二）治疗方法

目前治疗哮喘最好的方法是吸入治疗。吸入方法及吸入装置因年龄而异，压力定量气雾剂（pMDI）适用于7岁以上儿童，干粉吸入剂（DPI）适用于5岁以上儿童，pMDI加储物罐及雾化器各年龄儿童均可使用。同时不同装置的选择还与病情有关，哮喘严重发作时应借助储物罐吸入pMDI或用雾化器吸入溶液。此外，还可以通过口服、静脉、经皮等途径给药相应药物治疗哮喘。

（三）常用治疗药物

哮喘的药物分为控制药物和缓解药物。

1.常用的控制药物

（1）吸入糖皮质激素（ICS），如布地奈德混悬液或干粉剂、氟替卡松、丙酸倍氯米松等，是哮喘长期控制的首选药物，常用药物剂量见表2-5-1。

表2-5-1 儿童常用吸入糖皮质激素的每日剂量（μg）

药物	低剂量		中剂量		大剂量	
	≤5岁	>5岁	≤5岁	>5岁	≤5岁	>5岁
丙酸倍氯米松	100～200	200～500	200～400	500～1000	>400	>1000
布地奈德	100～200	200～600	200～400	600～1000	>400	>1000
布地奈德混悬液	250～500		500～1000		>1000	
氟替卡松	100～200	100～250	200～500		>500	

（2）长效β₂受体激动剂（LABA），如沙美特罗、福莫特罗，该类药不能单独使用，需与其他控制药物如ICS联合使用。

（3）白三烯受体拮抗剂（LTRA），如孟鲁司特钠，2～5岁4mg每晚1次、6～14岁5mg每晚 1 次。

（4）缓释茶碱。

（5）肥大细胞膜稳定剂，如色甘酸钠。

（6）全身性糖皮质激素，常用泼尼松 1～2mg/(kg·d)、氢化可的松 5～10mg/(kg·次)、甲泼尼龙 1～2mg/(kg·次)等。

2.常用的缓解药物

（1）吸入型速效 β₂ 受体激动剂，如沙丁胺醇、特布他林，是临床应用最广泛的支气管扩张剂。

（2）口服短效 β₂ 受体激动剂，如丙卡特罗 1.25μg/(kg·次)，每天 2 次。

（3）抗胆碱能药物，如异丙托溴铵。

（4）短效茶碱。

（四）特异性免疫治疗

特异性免疫治疗(SIT)是目前唯一的对因治疗，对有花粉、尘螨等过敏的患儿可在哮喘控制良好的基础上进行，改变哮喘病程。治疗途径包括皮下注射和舌下含服两种方案。

（五）哮喘急性发作期的治疗

1.一般治疗

（1）氧疗：哮喘急性发作时，如果患儿经皮测氧饱和度低于 92%，需给予氧疗，可通过鼻导管、面罩或头罩给氧，使患儿氧饱和度到达 94% 以上。

（2）液体疗法：液体摄入不足、不显性失水增加、呕吐等可导致患儿脱水，可选用生理盐水或者乳酸 Ringer 液治疗，此外还应注意纠正电解质紊乱，如低钾血症等。

2.药物治疗

（1）吸入型速效 β₂ 受体激动剂：是治疗儿童哮喘急性发作的首选药物。常用雾化吸入沙丁胺醇或特布他林，体重≤20kg，每次 2.5mg；体重>20kg，每次 5mg；第 1 小时可每 20 分钟 1 次，以后根据治疗反应逐渐延长给药间隔，根据病情每 1～4 小时重复吸入治疗。

（2）糖皮质激素：全身应用糖皮质激素是治疗儿童哮喘重度发作的一线药物，可予静脉滴注琥珀酸氢化可的松 5～10mg/(kg·次)，每 6～8 小时 1 次或甲泼尼龙 1～2mg/(kg·次)，每 6～8 小时 1 次。此外，可选用雾化吸入布地奈德混悬液 1mg/次，可每 20 分钟吸 1 次，连续 3 次，待病情缓解每 6～8 小时雾化 1 次。

（3）抗胆碱能药物：短效抗胆碱能药物(SAMA)是儿童哮喘急性发作联合治疗的组成部分，可选用异丙托溴铵治疗，体重≤20kg，每次 250μg；体重>20kg，每次 500μg，加入 β₂ 受体激动剂溶液作雾化吸入，间隔时间同吸入 β₂ 受体激动剂。

（4）硫酸镁：25～40mg/(kg·d)(≤2g/d)，分 1～2 次，加入 10% 葡萄糖溶液 20mL 缓慢静脉滴注(20 分钟以上)，酌情使用 1～3 天。

（5）茶碱：在哮喘急性发作的治疗中，一般不推荐静脉使用茶碱；如经上述药物治疗后仍不能有效控制时，可酌情考虑使用，但治疗时需密切观察，并监测心电图、血药浓度，警惕药物不良反应。常用氨茶碱首剂 5mg/kg，20～30 分钟静脉滴入，其后 0.7～1mg/(kg·h)维持。

（6）抗菌药物：哮喘急性发作期若有细菌感染的征象如发热、脓痰、胸部 X 线片有阴影或实变等改变时可根据需要应用抗菌药物，并根据痰培养及药敏试验结果合理选用。

（7）其他：如无条件使用吸入型速效 β_2 受体激动剂，可使用 1：1000 肾上腺素 0.01mL/kg 皮下注射（≤0.3mL），必要时可每 20 分钟 1 次，不超过 3 次。

3.机械通气辅助治疗

（1）无创通气：适用于有严重呼吸困难、又无紧急气管插管指征的患儿，有利于减少呼吸功、减轻呼吸肌疲劳、为药物治疗发挥作用争取时间。可采用面罩行持续气道正压通气（CPAP）。如果应用无创通气后患儿病情无改善甚至恶化，应尽早改为气管插管通气，以免贻误治疗时机。

（2）有创通气

①适应证：a.绝对适应证包括心跳呼吸骤停、严重缺氧、意识状态急剧恶化等；b.相对适应证：尽管积极治疗 $PaCO_2$ 仍持续增高（＞40mmHg）伴进行性呼吸性酸中毒，并伴发严重代谢性酸中毒，持续低氧血症，烦躁不安或反应迟钝、呼吸窘迫、大汗淋漓提示严重呼吸肌疲劳或衰竭，既往曾因哮喘危重状态行气管插管机械通气等。

②气管插管：a.方式为推荐经口气管插管，优点在于操作相对简单、快速；导管口径相对较大，便于吸痰和降低气道阻力；哮喘患儿常伴有鼻部疾病如鼻窦炎等，经鼻插管可能增加鼻窦炎、中耳炎的发生率；哮喘患者上机时间一般较短，无须长期进行口腔护理。b.插管前先给 100％氧气吸入，吸痰清理呼吸道，对烦躁不安的患儿可先应用镇静剂如地西泮对症治疗，由操作熟练的医生完成插管。

③呼吸机参数的设定：设置呼吸机参数需结合重症哮喘的病理生理学特点进行考虑，患者因存在气道阻力增高、呼吸功和静态肺容量增加，而伴有气体陷闭和增加的 auto-PEEP。气体陷闭是由于支气管痉挛、炎症、分泌物等形成的活瓣阻塞气道。静态肺容量增加可导致 auto-PEEP 增高。所以，应采用小潮气量、高吸气流速、低呼吸频率以避免气压伤和过高的 auto-PEEP。同时采用"允许性高碳酸血症"策略，即在进行低通气纠正低氧血症的同时，允许 $PaCO_2$ 有一定程度的升高，血液 pH 在允许的范围内（一般为 pH＞7.2），而不强调使 $PaCO_2$ 迅速降至正常。采用"允许性高碳酸血症"是为了避免并发症的过渡方式，只在常规通气方式和相应措施无效时才考虑使用。

机械通气模式可选择压力控制或者容量控制。压力控制模式采用递减气流，有利于达到吸气峰压（PIP），但是随着气道阻力的变化，潮气量也随之变化，可能导致通气不足、二氧化碳潴留。容量控制模式在没有明显漏气的情况下可输送恒定潮气量，通过测量 PIP 和平台压可动态观察气道阻力的变化，避免气压伤产生，但是不足之处是由于潮气量恒定，如果呼气不完全则可造成肺过度膨胀，严重时导致气胸等并发症的发生。PEEP 的应用目前存在争议。但是对于有自主呼吸的患儿，若 PEEP 小于 auto-PEEP 则有利于萎陷的肺泡复张，改善通气/血流值，增加肺的顺应性，减少呼吸功，缓解呼吸困难。呼吸机参数的初始设置见表 2-5-2。

表 2-5-2　危重哮喘患者呼吸机参数的初始设置

参数	推荐
通气模式	A/C
容量/压力控制	容量控制或者压力控制

参数	推荐
呼吸频率	低频率,各年龄段正常呼吸频率的 1/2
潮气量	6mL/kg
平台压	<30cmH_2O
吸呼比	1:3,吸气时间 0.75~1.5 秒
PEEP	0~3cmH_2O
FiO_2	开始 100%,此后选择维持 $PO_2 > 60mmHg$ 最低的浓度

④镇静剂、麻醉剂和肌松剂的应用

a.镇静剂:过度焦虑、需要插管的患儿可应用,使用时需严密观察病情。常用地西泮 0.3~0.5mg/kg、咪唑安定等。

b.麻醉剂:与镇静剂联用可给予患儿舒适感,防止人机对抗,降低氧耗和二氧化碳产生。首选氯胺酮,其具有镇静、镇痛和舒张支气管的作用,首剂 2mg/kg,之后 0.5~2mg/(kg·h)维持;但氯胺酮有扩张脑血管作用,颅内高压患儿慎用。

c.肌松剂:如果已用镇静、麻醉药物后仍然存在人机对抗,气道压力高,可考虑使用肌松剂抑制患儿自主呼吸。常用维库溴铵,参考用量为 4 个月内小儿(包括新生儿)首剂 0.01~0.02mg/kg,5 个月以上小儿 0.08~0.1mg/kg,静脉注射,速度为 0.8~1.4μg/(kg·h)。使用时间不宜过长,尤其是与糖皮质激素合用时容易发生急性肌病综合征。

⑤撤机:气道阻力下降,PaO_2 正常,镇静药、麻醉药和肌松剂已撤除,症状体征明显好转后考虑撤机。

⑥常见并发症:包括低血压、气压伤、低氧、气胸、皮下气肿、心搏骤停等。

第三章　循环系统疾病

第一节　室间隔缺损

室间隔缺损(VSD)是最常见的先天性心血管畸形,可占先心患者的 20％。

一、病理解剖

在所有室间隔缺损的分类方法中,Soto 等提出的分类法更有利于理解缺损的转归、累及的瓣膜和类似房室间通道的缺口大小。从右心室面观察,根据缺损边界,可将室间隔缺损分为膜周部缺损、肌部缺损及双动脉下型缺损。

1.膜周部缺损

占室间隔缺损的 85％,缺损的边缘由纤维组织构成。缺损可以存在于室间隔肌部、流入部或流出部。若缺损累及房室瓣叶与膜部室间隔之间的接合部,二尖瓣和三尖瓣间的纤维连接将会增强。正常情况下,流入部室间隔将右心室流入部和左心室流出部隔开,当此处的膜部室间隔缺损时,该处的间隔会变小,甚至出现左心室向右心房的分流。流出部室间隔是表面光滑的圆锥隔,当其与肌小梁部的交界缘口偏歪不对线会引起主动脉骑跨;若这种不对线发生在左心室流出道室间隔,会引起主动脉弓梗阻;若发生在右心室会导致肺动脉下梗阻,如法洛四联症。缺损部位可部分或全部被三尖瓣纤维组织覆盖,形成"假性室隔瘤";主动脉瓣脱垂也会盖于缺损的室间隔上,使心室间的分流量减少。此型房室传导束在缺口的后下缘。

2.肌部缺损

肌部缺损约占所有室间隔缺损的 10％,边界全由肌性组织组成。缺损可位于心尖部、流入道或流出道的肌部室间隔。它可以呈多发小孔,亦可伴有膜周部或双动脉下缺损。多发小孔的肌部缺损存在于心尖室间隔肌小梁之间,产生"Swiss-cheese"现象,它们可随年龄或肌小梁的肥厚而自行闭合;位于流出道部的肌部缺损也可随周围心肌的生长而自然闭合,此处分流量可为脱垂的主动脉瓣覆盖而减少;开口子流入道的肌部缺损可被三尖瓣瓣叶覆盖。

这种类型缺损与膜周部缺损不同,其传导束位于缺损的前上方。

3.双动脉下型缺损

此型在西方国家较少见,只占室缺的 5％,而在东方人中则有 30％。其主要特征是在主动脉瓣和肺动脉瓣之间有纤维连接。冠脉瓣脱垂可减少左向右分流,但却常引起主动脉反流。此类型的传导束由缺损部位间接发出。

二、病理生理

室间隔缺损引起心脏左向右分流,其分流程度取决于缺损大小及肺循环阻力。出生早期因肺静脉阻力高,分流量小;而后肺小血管肌层逐渐舒张,肺血管阻力下降,分流量遂增多。大型缺损,因要避免肺血流过多,肺小血管收缩,这一过程往往延迟。若肺静脉回流血增多,会使左心房、左心室负荷增加,心脏容量超负荷及继发性肺高压可最终导致充血性心力衰竭产生。这种代偿机制包括 Frank-Starling 机制、交感兴奋及心肌肥厚。

大型室间隔缺损可引起肺动脉高压;当缺损很大,缺口不能限制左心室的分流来血,使左、右室压力几乎接近,此时分流量决定于体、肺两个循环的阻力。肺动脉血流过多引起肺血管肌层肥厚,内膜增生,可导致肺小动脉结构破坏,产生不可逆的肺血管疾病,此时左向右的分流量可减少。当肺血管破坏进一步发展,肺循环阻力进一步增高,右心室压力明显增加,大于左心室内压力,可以出现右向左分流,体循环缺氧;极少情况下,小儿出生后未有肺小血管平滑肌舒张,肺循环阻力高,左右心室压力相近,存在双向分流而没有充血性心衰的症状和体征。这两种情况,与 Eisenmenger 综合征晚期无多大区别。

除了肺血管疾病以外,其他导致左向右分流量减少的因素有:①右室圆锥部进行性肥厚造成狭窄,右心室流出道梗阻,临床上出现类似法洛四联症表现,而室缺本身症状被掩盖;②缺口由"瘤突"纤维或脱垂的主动脉瓣覆盖,而动脉下缺损常由脱垂的冠脉瓣覆盖,引起分流量的减少;③缺损可能自然缩小或完全关闭。

三、临床表现

1.小型缺损

患儿无症状,通常是在体格检查时意外发现心脏杂音。小儿生长发育正常,面色红润,反应灵活。胸壁无畸形,左心室大小正常,外周血管搏动无异常。主要体征为:胸骨左下缘有一响亮的收缩期杂音,常伴有震颤,杂音多为全收缩期;如系动脉下缺损,杂音和震颤则局限于胸骨左上缘。对于小的肌部缺损,杂音特征为胸骨左下缘短促高亢的收缩期杂音,由于心肌收缩时肌小梁间的孔洞缩小或密闭,杂音于收缩中期终止。心脏杂音的强弱与室间隔缺损的大小无直接关系。

2.中型至大型缺损

患儿常在生后 1～2 个月肺循环阻力下降时出现临床表现。由于肺循环流量大产生肺水肿,肺静脉压力增高,肺顺应性下降,出现吮乳困难,喂养时易疲劳、大量出汗,体重减轻,后渐出现身高发育延迟,呼吸急促,易反复呼吸道感染,进一步加剧心力衰竭形成。体格检查:小儿面色红润,反应稍差,脉率增快强弱正常,但当有严重心力衰竭或有很大的左向右分流时,脉搏减弱。患儿呼吸困难出现呼吸急促、肋间隙内陷。因左心室超容,心前区搏动明显,年长儿可看到明显心前区隆起和哈里森沟。触诊,心尖搏动外移,有左心室抬举感,胸骨左下缘常可触及收缩期震颤。听诊第二心音响亮,如有肺高压时,胸骨左下缘可闻及典型的全收缩期杂音。如系动脉下缺损型,杂音通常以胸骨左缘第二肋间隙最为明显,当有大的左向右分流时,在心尖部可闻及第三心音及舒张中期隆隆样杂音。

与之相比,当小儿长至6月～2岁,心力衰竭比例反而可以下降。这可能由于缺损自然闭合、瓣膜纤维组织及脱垂的瓣叶覆盖缺口、右室圆锥部狭窄或肺循环阻力增高使左向右分流减少的缘故。随着肺血管压力增高,分流量的减少,心前区搏动逐渐减弱而仅出现严重的肺高压表现:第二心音亢进、单一,收缩期杂音短促最终消失。若有肺动脉反流,在胸骨左缘尚可闻及舒张期杂音;如出现三尖瓣相对关闭不全,有严重三尖瓣反流,则于胸骨左下缘可及全收缩期杂音。在十几岁的小儿中,更常见因出现右向左分流而引起的发绀。少数患儿,出生后肺循环压力未降,其主要表现为肺动脉高压,而心力衰竭症状不明显。

当右室圆锥部进行性肥厚,右心室增大的体征可较左心室更明显。如出现右心室流出道梗阻时,第二心音变弱。若狭窄进一步加重,左右心室收缩期压力平衡,全收缩期杂音减弱甚至消失,于胸骨左上缘可及响亮的收缩期喷射性杂音。

主动脉瓣脱垂可引起主动脉反流,因左心室舒张末期容量增加,可出现洪脉,心尖搏动外移及特征性的胸骨左缘高亢的舒张期吹风样杂音。

四、辅助检查

1.心电图检查

小型室间隔缺损患者及大型限制性室隔缺损在出生后婴儿的心电图可在正常范围。心电图检查可间接反映血流动力学状况。大型非限制的室隔缺损伴肺血流量增多的婴儿可为正常窦性节律,窦性心动过速,额面QRS波电轴正常,双室增大。左胸前导联QRS波呈左室优势伴深Q波为左室容量超负荷的表现。P波有切凹,V_1P波双向,向下的部分不小,提示左向右分流引起左房增大,亦间接反映左室的容量负荷。婴儿右胸前导联T波直立高耸提示右心室增高达体循环水平。如已有右室肥厚图形并伴左室容量超负荷,则提示左向右的分流量仍相当大。合并肺动脉高压者可呈电轴右偏,右室收缩期超负荷图形。在出生后数月系统随访检查心电图较单次心电图更能提供有关病情及预后的信息。新生儿电轴往往在$+90°$～$+130°$,如数月内电轴逐渐向左进入$+75°$、$+60°$、$+30°$的角度,则可提示肺循环的阻力已逐渐下降,如电轴继续朝右偏,反映肺循环阻力未降或逐步增高,在高分流的患儿中,观测电轴的动向对估量预后尤其有价值。电轴左偏(朝上向量)往往提示多发性缺损、流入道部位的缺损。在两岁内约有半数心电图上示双室增大,二岁后左室占优势渐多,也有随着缺损的相对或绝对缩小而在心电图上渐趋正常。如有肺动脉高压或右室流出道梗阻则可表现电轴右偏,右室肥厚而无左室肥厚。

2.X线检查

对估量分流量和肺循环的阻力可有帮助,如配合体征和心电图,对随访病程发展和判断预后亦有参考价值。典型的改变为心脏增大和肺动脉主干及其分支增粗。分流量大者左房左室增大,伴肺动脉压高者右室增大,右房一般不大,如原有左房左室增大,肺动脉压增高后因分流量减少,左房左室增大减轻。在2岁以内患儿,约有70%的心胸比例大于55%,但到10岁时大于55%者即降至20%。其原因为:①正常小儿肺容量和胸廓的增长较心脏快,所以心胸比例由婴儿到儿童应有所下降;②室缺的口径有相对或绝对地缩小;③肺部的血管床容量增长很快,所以即使缺损大小不变,肺血管容量可增加承纳分流;④发生肺血管有梗阻性病变,分流量减少,左房左室的容量负荷下降,心脏增大减轻甚至不大。心脏明显增大可压迫左主支气管而引起左下肺不张。小型或限制型室隔缺损者胸部 X 线片正常。

肺血管影可反映分流量多少和肺动脉压力高低,如分流量很大而肺循环阻力不高时,肺血管影增多增粗,肺门有明显搏动;如有肺血管病变,分流量减少,肺门搏动减弱,肺门血管粗大,但周围分支管径锐减。如合并右室流出道梗阻,中央及周围肺动脉均减少,肺动脉主干增宽罕见。在一岁内的婴儿 X 线上心影的大小及形态表现无特征性改变;心影或正常或扩大到左胸壁,心尖或翘起或向左下延伸,无肯定规律。

3.超声心动图检查

在二维超声切面中见到室间隔各部连续中断为诊断缺损的依据。室间隔中断,断端粗钝而影浓密,并能在多种切面中见到的则诊断缺损比较可靠。各种切面中所见室间隔的解剖组成不尽相同,检查时可从多种切面及不同方向扫描来确定缺损的部位进行分型诊断。室间隔的膜部较薄,通常在心尖及剑突下四腔加主动脉根部切面中可以见到,位于主动脉瓣下,延续于室间隔肌部。胸骨旁左室长轴切面中邻近主动脉瓣的室间隔为流出道部分。肌部室间隔流入道部分可见于心尖或剑突下四腔切面,上自三尖瓣环附着处,下至三尖瓣腱束附着点,其余可见的室间隔为小梁部。膜周型室间隔缺损包括膜部室间隔及其他部位肌部室间隔缺损,肌部室间隔缺损周边为肌肉,而膜部室间隔完整。双动脉下型 VSD 的上缘为主动脉瓣环与肺动脉瓣环纤维连接,两个动脉瓣处于相似水平。左室长轴切面偏向右室流出道,或从主动脉短轴转向长轴切面过程能够清楚显示双动脉下型 VSD 的特征,剑突下右室流出道切面也可见到上述特征。心尖四腔切面中看不到双动脉下型 VSD,膜部室间隔完整。经过多种切面检查,二维超声心动图对 VSD 的分型诊断与手术观察比较总符合率达 90%～97.5%。结合彩色血流显像检查也有助于 VSD 的分型诊断。在主动脉根部短轴切面,向流入道缺损者其分流血流与三尖瓣环平行,小梁部缺损者其分流血流朝向右室体部,流出道缺损者分流血流朝向流出道。室间隔的大小不等,还受心肌舒缩及邻近组织黏附的影响。大部分缺损为单个,也有多发性,最常见于小梁部肌部室间隔缺损。也有膜周型 VSD 与小梁部肌部 VSD 同时存在。二维超声心动图对 VSD 诊断敏感性很高,但小型 VSD($<2mm$),近心尖部的 VSD 或多发性 VSD 易被遗漏,如同时应用彩色血流显像有助发现上述类型的 VSD。动物实验及临床应用结果证明,三维超声心动图在显示室间隔缺损部位、大小及形状等方面优于二维超声心动图。

假性膜部室隔瘤常见于膜周流入道型 VSD,剑突下或心尖四腔加主动脉根部切面中均可观察。心室收缩时突向右室呈瘤状,舒张期回复于缺损平面。随着假性膜部室隔瘤的形成,分流逐渐减少,分流多在瘤的下部。但 VSD 的边缘仍保持原来大小,彩色血流显像可以清楚显示分流的部位及范围。

应用二维及多普勒超声心动图技术可以估测 Qp/Qs。通过测量三尖瓣反流速度,肺动脉瓣反流速度估测右心室收缩压及肺动脉舒张压外,还可应用连续波多普勒超声直接测量经 VSD 分流血流的流速来了解左、右心室收缩压的压差(ΔP),进一步可估测右心室收缩压。不存在右心室流出道梗阻时,肺动脉收缩压与右心室收缩压相似。因此可以评估肺动脉高压。

M型超声用于测量心腔内径,间接反映室隔缺损的血流动力学状况,也可测得左心室功能。

手术或停体外循环后及时进行经食管超声心动图检查可确定是否存在残余分流或残余梗阻。室间隔缺损时术后即刻经食管超声心动图检查有残余分流可达1/3病例,其中2/3病例在出院时可消失。残余分流束宽≥4mm者需要再次手术修补。残余分流束宽为3mm者需要结合左向右分流量(Qp/Qs)决定。流出道部位的室间隔缺损时常合并主动脉瓣脱垂及反流,术中经食道超声心动图检查可以评估纠治后各个主动脉瓣叶脱垂情况及反流程度提高手术效果。

超声心电图检查尚有助于发现合并的右室流出道梗阻及主动脉瓣脱垂、反流,以及其他合并畸形如房隔缺损、动脉导管未闭等。

4.CT 和 MRI

单纯的室间隔缺损一般也不需要作CT和MRI检查。MRI检查一般以自旋回波T_1W图像为主来观察室间隔连续性是否中断,若同时在梯度回波电影序列上发现有异常的分流血流存在,则是诊断室间隔缺损可靠的依据,梯度回波电影序列还可用来观察有无伴随的主动脉瓣关闭不全等。CT和MRI检查对于发现肌部的小缺损还是比较敏感的,其中多层螺旋CT的空间分辨率更高一些。CT和MRI检查还可清楚地显示左心房增大、左心室增大、右心室增大、肺动脉扩张等室间隔缺损的间接征象。

5.心导管及心血管造影

由于超声心动图及MRI等无创性影像诊断技术已经能够有效地诊断室隔缺损的部位及血流动力学改变,目前单纯室隔缺损很少再需要心导管及心血管造影作为手术前的诊断方法。当诊断不明确,特别合并重度肺动脉高压而不能确定是否适合手术治疗时,心导管检查则有重要的诊断价值。通过心导管检查测定心腔压力及体、肺循环血流量可计算肺血管阻力,并可根据吸入纯氧或者扩张肺血管药物(如一氧化氮、前列腺素等)干预下肺动脉压分流量及阻力的变化评估肺血管的反应性,以了解肺动脉高压的程度及性质。

左心室造影轴向投照有助于显示缺损部位。长轴斜位投照时,X线与前部室间隔相切,对最常见的膜周型室间隔缺损及小梁区肌部缺损显示最好。长轴斜位左室造影也可显示位于流入道的肌部缺损。但肝锁位左室造影对流入道肌部缺损的直接征象显示更好。多发性室间隔缺损也以长轴斜位左室造影显示最佳。左室造影右前斜位30°~45°投照,X线与漏斗部室间隔基本相切,是漏斗部缺损的最佳造影体位,可显示漏斗部缺损的直接征象。右前斜位左室造影片上,漏斗部缺损由主动脉瓣下方向肺动脉瓣下方喷射的造影剂束显示。根据进入右室时造影剂束上缘是否紧靠肺动脉瓣,判断是肺动脉瓣下型缺损还是流出道肌部缺损。右前斜位左室造影不仅能显示漏斗部缺损的直接征象,还能显示伴随的主动脉瓣脱垂及主动脉瓣脱垂的程度。为排除或诊断伴发的主动脉瓣关闭不全或动脉导管未闭可加做升主动脉造影。右心室造影适应于怀疑右室流出道梗阻时。

五、治疗

1.内科治疗

中型及大型VSD婴儿出生后2~3个月随着左向右分流量及肺血流量显著增加,可相继出现呼吸急促、喂养困难等心功能不全的临床表现。此时需给予利尿剂及血管紧张素转换酶抑制剂等药物治疗。利尿剂如速尿(呋塞米)排钠利尿可减少心脏的前负荷,可使肺水肿得到缓解。呋塞米可能增加钾离子的排泄及影响电解质平衡,需要补充钾离子或同时加用螺内酯。临床研究证明血管紧张素转换酶抑制剂(ACEI)卡托普利可降低体循环血管阻力,而对肺循环血管阻力无明显影响,使左向右分流量减少,肺血流量减少,临床症状改善。Rp/Rs 较低的病例,用药后 Qp/Qs 降低,而 Rp/Rs 较高的病例用药后 Qp/Qs 反而增高。高排低阻的左向右分流先天性心脏病合并心力衰竭是应用 ACEI 的主要适应证。高排低阻不合并心力衰竭则疗效不定。卡托普利 0.1~0.3mg/kg,每日三次口服,ACEI 的剂量逐渐增加,应用过程可以出现低血压和肾功能障碍。大量左向右分流型先天性心脏病合并心力衰竭时应用地高辛尚有争议。已有研究结果发现室隔缺损合并心力衰竭时大多数病例的左室心肌收缩力正常,少数病例(13%~15%)LVEF 降低也因心室负荷增加所致。因此,对应用正性肌力药物地高辛提出质疑。然而临床经验也发现经过地高辛治疗部分病例心力衰竭临床表现得到明显改善。地高辛调节神经体液的药理作用可能对改善室隔缺损合并心力衰竭的临床表现更为重要。实际,地高辛发挥调节神经体液的作用早于增强心肌收缩的作用。也有研究发现,在不同血管阻力的情况下,地高辛对 Qp/Qs 影响不同,肺血管阻力(Rp)及体血管阻力(Rs)增高的病例,地高辛使 Qp/Qs 增高,Rp、Rs 不增高病例,地高辛使 Qp/Qs 减少,可改善容量负荷过重。地高辛0.01mg/(kg·d),分 2 次口服,不必首剂采用饱和剂量。通常卡托普利与地高辛联合应用的效果较单独用药好。

液体的摄入亦需限制,每日<120mL/kg;热量每日约 140kcal/kg,必要时插胃管点滴营养液。患婴的症状和体征很难排除合并有肺部感染的继发,引起可应用适当的抗生素。供氧虽属常规治疗,但必须注意,氧对肺循环的作用为血管扩张,对体循环为血管收缩,所以如用氧过度可增加分流量。在有肺水肿时供氧可改善缺氧,但如血氧不低,不必持续供氧。严重的呼吸窘迫可用持续正压呼吸。

在药物治疗过程中需要临床评估心力衰竭的表现及超声心动图评估室隔缺损血流动力学、肺动脉高压状况。如果临床表现改善,出生后的肺动脉高压下降而趋于正常提示病情好转,鉴于相当部分的室隔缺损有自然缩小或闭合的机会可以继续内科治疗随访观察。如果药物治疗后仍然喂养困难、体重不增或肺动脉高压持续时则应考虑及时外科手术治疗。

部分中型及大型室隔缺损婴儿 6 个月左向右分流量减少而临床表现改善,其中部分患儿系因室隔缺损自然缩小,而使分流量减少,但也可能因为合并肺动脉高压或右室流出道肌肉肥厚梗阻而使左向右分流量减少。特别是重度肺动脉高压致使分流量减少形成临床好转的假象会延误手术治疗的时机。因此,超声心动图检查评估病情非常重要。至 2 岁以后很少因左向右分流而发生心力衰竭,如有心力衰竭可能由于呼吸道感染、感染性心内膜炎或主动脉瓣反流引起,需要针对病因进行治疗。

小型 VSD,无症状也无肺动脉高压征象,则不需治疗,也不必应用抗生素预防感染性心内膜炎。

大型 VSD 合并重度肺动脉高压患者如就医太晚失去手术机会,将逐渐发展为Eisenmenger 综合征,出现青紫,运动能力减退。对症治疗仅改善症状,肺血管扩张药物很少获得理想效果。

2.外科治疗

室隔缺损外科手术修补始于1954年。随着体外循环技术进步,深低温停循环技术的应用,室隔缺损外科手术修补已不受年龄及体重的限制。大型室隔缺损合并肺动脉高压患儿也可在生后早期获得及时手术治疗,目前单纯室隔缺损的外科手术死亡率为<1%。

室隔缺损外科手术治疗的指征为:①中型或大型室隔缺损合并心力衰竭经过药物治疗无改善,喂养困难,生长迟缓,反复呼吸道感染;②大型室隔缺损合并肺动脉高压,即使无临床症状;③年长室隔缺损患儿,随访过程缺损不见缩小,Qp/Qs>2∶1,即使无临床症状;④室隔缺损合并主动脉瓣脱垂及反流或右室流出道梗阻。

小型室隔缺损可占所有室隔缺损的70%~80%,是否应该手术治疗尚无统一意见。小型室隔缺损的自然闭合率可高达75%~80%,该类患儿无任何临床症状,生长发育正常,运动能力不受限制,唯有室隔缺损的心脏杂音,寿命与正常人相似。以往曾认为室隔缺损增加发生感染性心内膜炎的风险。在所有室隔缺损患者中,感染性心内膜炎的发生率约为每1000例每年1~2例,在70岁以前发生感染性心内膜炎的风险约为1/10,多数在20岁以后。缺损大小对发生率无影响。单纯VSD死于感染性心内膜炎的占2%~3%。手术闭合缺损并不能预防感染性心内膜炎的发生。手术后,如有残余分流则为感染性心内膜炎的高危因素。多数认为小型室隔缺损不必手术治疗。也有认为目前手术效果好可考虑手术修补消除心脏杂音。某儿童医院统计出生后发现有室隔缺损者最后需手术治疗仅占15%,原有症状者占25%。

如合并严重肺血管病变是室隔缺损手术治疗唯一的禁忌证。经过心导管检查,肺血管阻力超过8wood/m² 通常认为是不宜手术的。如果肺血管阻力4~8Wood/m² 则需要经过吸入纯氧或其他肺血管扩张剂(如NO吸入)干预检测肺血管反应性确定肺动脉高压是否可逆再决定是否需要手术治疗。肺血管病变很少见于1岁内。

手术治疗的适宜时间主要取决于室隔缺损的病情及部位。中型或大型室隔缺损患儿出生后早期合并心力衰竭经过药物治疗而无改善的,应早期(6个月内)手术治疗,如6个月以后肺动脉高压仍然持续的,应在1岁内手术治疗。双动脉下或肺动脉下型室隔缺损很少自然缩小或闭合,而且常合并主动脉瓣脱垂及反流,应早期手术治疗避免发生主动脉瓣反流。如果已经合并主动脉瓣反流,但无心脏扩大或心力衰竭,最好延至青年期手术以适应需要瓣膜置换的可能;已有心脏扩大及心力衰竭者不论年龄均应手术治疗;心脏扩大(左室收缩末期内径>29mm/m²)即使无临床症状也应及时手术治疗。其他类型室隔缺损,如无肺动脉高压或临床症状,手术时间则不限定。但是,中-大型室隔缺损手术后随访研究发现,手术时平均年龄5岁,术后1.6年复查无残余分流,LVEDV为正常的118%,LV mass为正常的278%,LVEF为正常的85%;手术时平均年龄12个月,术前P_{RV}/P_{LV}为1.0,右室压力96mmHg,术后1.5年复查,LVEDV从正常的278%降至113%,LV mass从正常的136%降至98%,LV_{EF}正常。由此可见,早期手术对左室结构及功能的恢复有利。

单纯VSD的手术治疗有2种选择,即先行肺动脉环缩,以后再修补室隔缺损,或直接修补室隔缺损。肺动脉主干环束可减为肺血流量减轻肺充血,防止肺动脉高压的发展,是有效而安全的减状手术。但是肺动脉主干环束可能导致肺动脉瓣下狭窄,主动脉下狭窄,而且存在2次手术风险。随着外科手术技术的进步,目前基本采用直接修补室隔缺损的方法。肺动脉主干环束手术仅用于小婴儿伴多发性室隔缺损或流入道缺损,直接修补可能损伤房室瓣装置或传导束时。缺损修补手术可经心室切开或心房切开经三尖瓣进行,流出道部位的缺损则可经肺动脉切开后修补。心尖肌部缺损的暴露比较困难,有时需要心尖部左室切开修补,住院死亡率达 7.7%。联合心导管介入方法堵闭肌部缺损为目前常用的治疗方法。

绝大部分单纯室隔缺损患者经过外科手术治疗后能够正常生活及具有正常的运动能力。少数患者术后有残余分流及心脏传导阻滞。术后有残余分流的约占 10%～25%,残余分流多种缺损补片边缘,绝大部分残余分流不影响血流动力学,而且有消失的可能。如果分流量较大者则需要闭合处理,约占 1%～2%病例。伴有残余分流者必须接受预防感染性心内膜炎的措施。室隔缺损外科修补后发生心脏传导阻滞的约占 5%,损伤房室结或希氏束而导致持续完全性房室传导阻滞仅占<1%,需要安装起搏器治疗。术后曾有暂时性心脏传导阻滞者以后发生严重心律失常及猝死的机会较高,即使恢复后无症状也应定期(每年或每 6 个月)接受 24 小时动态心电图检查。术后曾有室性早搏者也应复查监测心电图。心室内传导障碍见于大部分心脏直视手术患者。右束传导阻滞见于 26%室隔缺损术后患者,包括经心房或心室修补缺损者。长期随访结果显示右束支传导阻滞不影响心室收缩功能,可能影响心室舒张功能。如果右束支传导阻滞合并心电轴左偏及 P-R 建起延长,特别在术后曾有暂时性完全房室传导阻滞的,则为晚期发生完全性房室传导的预兆,需要密切随访观察。

部分术后患者左心室持续增大,心室功能减低但无临床症状,长期预后尚不明确。晚期出现主动脉瓣反流,可见于术前伴或不伴主动脉瓣脱垂及反流者。术后三尖瓣反流可因合并三尖瓣异常或缺损补片影响所致。

3.经心导管介入治疗

应用特制的堵闭器经心导管封堵肌部室隔缺损始于 1988 年。堵闭器可直接经心室或经皮穿刺实施封堵,主要用于心尖肌部室隔缺损或多发性肌部室隔缺损。美国注册资料显示,经皮放置堵闭器成功率为 87%,12 个月缺损闭合率为 97%,合并症发生率为 11%。膜周型室隔缺损经心导管介入治疗始于 1994 年。国内临床经验显示,对适宜的病例,介入治疗也有较高成功率。室隔缺损外科手术后残余分流,如需闭合治疗时,介入治疗则是一种选择。但是安置膜周型室隔缺损堵闭器有可能损伤主动脉瓣、三尖瓣及心脏传导束。完全性房室传导阻滞的发生率为 2.90/0～5.7%,传导阻滞可发生于当时或安置堵闭器后≥1 年。介入治疗的严重合并症仍是临床关切的问题。

第二节　房间隔缺损

房间隔缺损(ASD)是指心房间隔任何部位出现缺损造成心房水平的交通。发生率为 1/1500,临床上较常见,占所有先心病的 6%～10%,以女性多见,男女比例约为 2:1。有少数家庭中可发现有基因异常。最近 Benson 等发现部分家族性房间隔缺损 5p 染色体可有基因突变。

一、病理解剖

在胚胎发育达 4mm 时,原始心房内相继长出第一及第二房间隔,经与中心心内膜垫会合后,将单腔的原始心房一分为二。在房间隔发育的同时,静脉窦也不断发育和移位,静脉窦移至右心房并扩大成为右心房的主要部分,使上腔静脉、下腔静脉、冠状静脉窦分别开口于右心房内,构成右心房的静脉窦部,而原始的右心房侧发育成为右心耳及右心房外侧壁,构成右心房的体部。心房形成及分隔过程出现异常,就可出现相应的畸形,根据胚胎发生,将房间隔缺损房间隔缺损分为四个类型:

1.原发孔型房间隔缺损

房室瓣未被累及,少见。缺损位于冠状静脉窦开口的前方,缺损的下缘即为左右房室环的接合部,前方接近主动脉壁,后缘接近房室结。

2.继发孔型房间隔缺损(中央型)

占总数约 70%,可以呈单孔,少数为多发型,也有筛孔状者。

3.静脉窦型房间隔缺损

占 4%,其上方为上腔静脉开口,下缘为房间隔,卵圆窝和冠状静脉窦口均存在。几乎均伴有右上肺静脉异位引流。可分为三种亚型:①上腔静脉窦型房间隔缺损:位于上腔静脉入口处,多数伴有 1 支或数支右上肺静脉或右肺上、中叶静脉向上移位,进入上腔静脉根部;②下腔静脉窦型房间隔缺损:此型罕见。在卵圆窝后下方腔静脉入口处出现裂隙状小缺损,Kirklin等称之为后房间隔缺损,常伴有右下肺静脉 1 支或数支向下移位进入下腔静脉中。因右下肺静脉造影时右心下缘呈弯刀状放射影,也称为弯刀综合征。③冠状窦口型房间隔缺损:此型罕见。位于正常冠状窦口处,缺损后缘为心房壁。有两种亚型:冠状静脉窦顶盖部分或全部缺如,伴残存左上腔静脉入冠状静脉窦或左房者占 90%;异位肺静脉入冠状静脉窦(三房心的一种),不伴左上腔静脉。

4.单心房

此型多并发其他复杂性先天性心脏病。

二、病理生理

除非缺损较小,通常通过房间隔缺损分流方向及分流量取决于两个下游心室的相对顺应性,与房间隔缺损的大小无关。通常右心室顺应性较左心室佳,因此,多数情况下为左向右分流。

在婴儿期,由于右心室肥厚、顺应性不佳,心房水平的左向右分流少。在出生后第一周,随着肺血管阻力下降,右心室顺应性改善,左向右分流增加。绝大多数的单纯房间隔缺损婴儿无临床症状,亦有出现心功能衰竭的报道,但此类患儿心导管检查除心房水平左向右分流外,多无其他异常发现,心力衰竭的发病机制尚不明了,且易伴发心外畸形、生长发育迟缓。后者即使在房隔缺损关闭后亦不改善。通常情况下,患儿肺动脉血流量较正常高 3~4 倍,而肺动脉压力仅轻度升高,肺血管阻力维持正常范围。但亦有在出生后 3 个月即发现有肺动脉阻塞性疾病的报道。房间隔缺损伴有由肺动脉阻塞性疾病所致的严重青紫少见。继发孔型房间隔缺损患儿出现青紫的另一种原因是较大的冠状窦静脉瓣、欧氏瓣或塞氏瓣直接将血流从下腔静脉导入房间隔缺损。此时,必须手术关闭房间隔缺损。

三、临床表现

(一)症状

症状出现的早晚和轻重取决于缺损的大小。婴儿期因左右心室壁的厚度差距不大,左右室舒张期的充盈阻力差别不如年长儿的悬殊,分流量不致过大,所以临床上发现较少。通常不到 1/10 的患者在两岁内有症状而就诊。患儿生长发育大多正常,体型多属瘦长,仅在体检或其他疾病检查时闻及杂音进一步超声检查而诊断。

缺损小者可终身无症状,缺损较大者症状出现较早,吃奶、剧烈哭吵时可出现暂时性青紫,活动后心悸、气促及易疲倦。多数房缺患儿至二、三十岁仍能生活如常。少数患者有咳嗽、咯血、肺小叶不张及频发呼吸道感染,如有肺动脉过度扩张可压迫左喉返神经而引起声音嘶哑。偶有患婴以阵发性室上性心动过速为最早表现,如早年出现房颤或房扑,则缺损必然很大。

(二)体征

(1)心前区较饱满,搏动活跃,剑突部亦很显著,肺动脉的搏动在胸骨左缘第二肋间能清楚触得,患儿取前倾坐位时更为明显。少数患儿(10%)于肺动脉瓣区可扪及震颤,提示右室与肺动脉之间有较大的压力阶差存在。患儿的脊柱如有侧凸,常伴有二尖瓣脱垂。

(2)胸骨左缘第二、三肋间可听到喷射性收缩期柔和杂音,常不超过 3/6 级,向两肺传导。杂音在婴幼期可无或很轻;杂音并非直接由房间隔缺损分流形成,而是因通过肺动脉瓣口的血流量太多,产生相对性的肺动脉瓣狭窄所致。此外,肺动脉的主干扩张,血流射入后产生漩涡,可能亦为杂音产生的原因之一。在胸骨左缘的下部第一心音亢进,由于三尖瓣的关闭特响。肺动脉压虽不高,但其瓣膜关闭音常响亮。最为特征性的听诊发现为肺动脉瓣音区第二音常呈固定的分裂(0.05 秒以上),年龄越大越明显。正常人呼吸可影响第二音分裂的程度,吸气时腔静脉回心血流增加,右室容量增加,收缩泵血费时较长,肺动脉瓣关闭于是延迟;同时肺的吸气膨胀,使肺血管床容量增加,回左心的流量一时减少,左室泵血提早完成,所以主动脉瓣关闭提前。这样第二音的分裂随呼吸周期而有所变动。但在房间隔缺损的情况下,呼吸对左右心室容量影响不复存在,第二音分裂的时距即固定不变;换言之,呼气和吸气时右室的超容状态固定不变,房缺时右室的血源除由体循环静脉而来外,尚有由左房向右房分流的来血。在吸气时腔静脉回心血增多,设以 A 代表;呼气时减少,以 a 代表。分流量在吸气时因回左房血少,所以分流量减少,以 b 代表,而呼气时回左房血多,分流量大,以 B 代表。这样右室不论在呼气吸气右室的容量增多总是固定不变;A+b(吸气时右室容量)=a+B(呼气时右室容量),所以产生第二音的固定分裂。但事实上心室超容而使收缩期延长很少存在;另一解释为本病因肺血流量多致肺血管皆呈扩张状态,舒张时所产生的张力逆向关闭肺动脉瓣因此延迟,呼吸对此影响很小,所以第二音固定分裂。在婴儿期固定分裂不易听出,至三、四岁即趋明显。

其他可能出现的杂音有:分流量大者于心尖与胸骨左缘之间有一舒张中期杂音,系由于通过三尖瓣口流量洪大,造成相对性的狭窄所致;三尖瓣如有反流,在胸骨左缘下部可听到粗糙的收缩期杂音;如年长后发生肺动脉高压,第二音分裂的时距缩短,胸骨左缘上部收缩期杂音减轻,三尖瓣相对性狭窄的舒张中期杂音消失。如有肺动脉瓣关闭不全,在胸骨左缘中部可听到舒张早期杂音。呼吸与体位对所有与房间隔缺损有关的杂音影响很小。

四、辅助检查

(一)X线检查

婴幼儿患者心脏大小可正常或稍有增大,肺血增多亦不明显;如缺损很大,分流量很多,右房、右室、肺动脉总干及其分支均扩大,搏动强烈;左室和主动脉相对较小。左房因有向右房的分流,所以不大,此与室缺和动脉导管未闭等有别。在平片上有时右室与左室增大不易明辨,可在左侧位片上看,如进右房的下腔静脉影暴露在心缘外,则为右室增大,如下腔静脉影包涵在心影以内,则为左室增大。

肺血管影粗大,肺动脉干膨出,肺门影增大,透视下除肺门外肺野的血管也有搏动,称"肺门舞蹈"。由心脏的大小和肺血管影的粗密可以估测分流量。分流量大者肺静脉影与正常不同,肺野上部的静脉回流量可与下部相仿甚至超过下部。

(二)心电图

大多病例有右室增大伴有右束支传导阻滞的图形,V_1上有 rsR′样图形。实际上右束支传导功能仍正常,只是因为右室扩大,所以传导延时,R′波为右室流出道最后除极所产生。P-R间期可延长(20%),系由于右房增大所致的 P-H 间期延长所致。

P 波的额面电轴朝向左下;如系静脉窦型房缺,P 波电轴可朝向左上,即 P 波在Ⅱ、Ⅲ、aVF 导联上倒置,可能系正常窦房结部位有缺损所致。

中年后(1/4)可发生房性的心律失常如房颤、房扑及房速等。至老年可有完全性右束支传导阻滞。

(三)超声心动图

M 型超声上继发孔缺损可示右室增大,室间隔大多有矛盾运动,二尖瓣运动多属正常,与房室隔缺损时二尖瓣在舒张时穿过室间隔不同。二维超声可以查见各型的房间隔缺损,当声束垂直房间隔的切面中可见特征性的回声失落,剑突下切面最为多用。年长后剑突下探查可能不能满意,可加用胸骨旁位以观察房间隔。心尖四腔位亦可显示房间隔,但因声束与房间隔平行,卵圆窝的房间隔又较薄(婴儿 0.2mm,儿童 0.4mm),可以发生回声失落的假象。此外,二维超声可显示右房右室及肺动脉扩大,和室间隔的矛盾运动。体静脉的连接情况如左上腔静脉的存在、下腔静脉中断、奇静脉延续至上腔静脉等亦可查实。肺静脉有的虽可查见,但仍以用彩色多普勒检查为佳。

脉冲多普勒超声可显示通过房缺的异常血流,分流主要发生于收缩晚期和舒张早期,因左右房之间压差很小,又非限制性,所以分流的流速不快。脉冲多普勒超声可估测肺循环与体循环血流量比(Qp/Qs)。应用脉冲多普勒超声测量肺动脉及主动脉口处血流平均速度或流速时间积分及截面积可以分别估算肺循环血流量(Qp)与体循环血流量(Qs),与心导管检查结果相差不多。彩色多普勒超声可直接看到经过房缺的血流,对多发的筛孔型缺损尤为有助。对肺静脉与心房的连接情况可予显示,胸骨旁短轴可看到左右两侧的下肺静脉,左上肺静脉亦可由胸骨旁探查,当然胸骨上探查亦佳。彩色多普勒超声可显示异常的肺静脉回流。如有左上腔静脉和无顶冠状静脉窦,于左臂注射显影剂,可见显影剂在左房出现较右房为早。

年长儿经胸超声(TTE)探查房间隔可能不能令人满意,经食管超声(TEE)较为理想,因探头距房间隔很近,且与房间隔垂直,如辅以造影剂更能证实。在介入法关闭房缺时,可以指导放置封堵器、观察有无残余分及对二尖瓣、三尖瓣的影响。近年来开展的实时三维超声(RT-3D-TTE)可更准确显示房缺的大小,房缺口与卵圆窝上缘与下缘及房室瓣的关系。

(四)心导管及心血管造影

由于接受了自左房分流的血氧饱和度高的血液,右房的血氧升高,与腔静脉之间的血氧饱和度差超过 10% 对诊断有意义。因下腔静脉血液在不同节段和不同时间的血氧差异很大,所以用上腔静脉与右房对比较为可靠。但如上腔静脉血氧特高,饱和度超过 85%,应考虑有肺静脉异位回流,可用右锁骨下静脉对比。由血氧差算出的分流量小者,Qp/Qs 约 2:1 左右,大者可达 4:1 甚至 5:1。由肺动脉的血氧饱和度可粗估分流量的大小,如 80%~85%,为小分流量;85%~90%,为中等量;90% 以上为大分流量。右房的血氧高于腔静脉尚需排除下列情况:室缺伴三尖瓣反流,左室与右房交通,部分性或完全性房室隔缺损,部分性或完全性肺静脉异位连接,及乏氏窦破入右房等。如同时伴有肺静脉异位连接到上腔静脉,则上腔静脉与右房的血氧差即不明显。

导管如由大隐静脉循下腔静脉上插,较易通过房缺而入左房,但这不能排除导管是推开卵圆孔的帘膜而入左房的可能,后者实际并无分流存在。如导管确系通过房缺而入左房,右房与上腔静脉需有明显氧差,左右房压差缩小或消失方有意义。如通入左房的位置特低,应考虑"原发孔"缺损,此时很易插入左室,但不易插入肺静脉。

右肺静脉回流入右房的畸形在病理生理上与房缺相仿,临床上亦无法区分。心导管检查时如已插入右肺静脉,抽出时仔细观察,如心导管端始终朝向右侧,则可提示右肺静脉直接连接右房,彩超可协助诊断。

房间隔缺损患者肺动脉压往往稍高,肺循环阻力可不高。导管通过肺动脉瓣口时,可能有收缩压的阶差;分流量大者,右室与肺动脉压力阶差可达 20~30mmHg(2.6~4kPa),而并无器质性的肺动脉瓣狭窄存在,房缺术后压差消失。

临床表现与非入侵性的检查如能确诊者,可省略心导管检查而直接进行手术或介入法治疗。

五、治疗

房缺随年龄增长可发生肺动脉高压,如分流量大(Qp/Qs 超过 1.5),心影增大,心电图上 Vl 的 R 彼很高均应早期手术治疗。修补时打开右房先查看缺损的位置,查得下腔静脉开口后由下而上修补,慎勿将下腔静脉开口残存的欧氏瓣误认为卵圆窝缘而打补片,使下腔静脉与缺损口相通,造成下腔静脉向左房分流而产生术后青紫。鉴于成年后发生心衰或肺动脉高压后手术死亡率较高,所以宜在儿童期尚未出现并发症时即进行修补,如在学龄前手术,患儿可健康成长。

虽然外科手术修补房缺疗效确切,但创伤较大、需体外循环、术后恢复时间较长、需要输血、会遗留瘢痕等。介入治疗克服了上述缺点,得到患者和家长青睐。有报道 1195 例房缺病例,经外科手术修补 221 例(19.5%),应用堵闭器封堵 974 例(81.5%)。因此,大部分继发孔房缺适合于经导管介入封堵。我国开展先心病介入治疗始于 20 世纪 80 年代中期,房缺封堵的成功率已达 94.2%~99.4%。继发孔型房缺,缺损边缘至上、下腔静脉,冠状动脉窦、右上肺静脉之间距离≥5mm,至房室瓣距离≥7mm,年龄>2 岁者可以选择介入治疗。应严格掌握介入治疗的适应证,减少介入相关并发症的发生。有报道介入封堵 2392 例房缺病例,发生各种并发症 184 例(7.69%)。房缺封堵术前应注意排除合并畸形,如部分性或完全性肺静脉异位引流、多孔型房缺、冠状动脉起源异常、心肌疾病及小直径房缺合并肺动脉高压等。另外,封堵术后应定期随访观察,警惕晚发并发症的发生。

Pawelec-Wojtalik 等比较儿童房缺介入封堵与外科手术后两组超声心动图随访结果,介入封堵组的右心室舒张末直径指数(RVEDI 1.00+/-0.20)小于手术组(RVEDI 1.18+/-0.20)(P=0.001),左心室舒张末期指数(LVEDI 1.04+/-0.08)大于手术组(LVEDI 0.99+1-0.07)(P=0.022),外科手术组等容舒张时间(IVRT 42.5+/-8.95)较介入封堵组(IVRT 50.00+/-9.65)短(P=0.02),因此作者认为,房缺介入封堵术后随访在左室舒张功能改善、左右心室大小改变方面优于外科手术。

第三节 动脉导管未闭

动脉导管是由第六对支气管动脉弓远端演化而成。在胎儿循环时,它将大部分右室入肺动脉的血流导入降主动脉送往胎盘进行氧合。出生后,动脉导管未闭可作为一个独立病变存在(可单独存在),也可与其他心血管畸形合并存在,如主动脉弓缩窄或中断、严重的主动脉狭窄、左心发育不全综合征及肺动脉闭锁,严重的肺动脉狭窄或者作为血管环的一部分。单纯的动脉导管未闭占所有先天性心脏病的 12%,占活产婴儿的 0.04%~0.06%。

一、病理解剖

动脉导管常位于左侧,肺动脉端开口起自左肺动脉近主肺动脉分叉处,主动脉端开口位于主动脉弓与降主动脉之间。如为右位主动脉弓,动脉导管可位于右侧。少数左位动脉导管发生于右位主动脉弓,连接左肺动脉与左头臂动脉。极少数动脉导管为双侧。

组织学上,动脉导管管壁中段主要由数层环状的沿长轴方向排列的平滑肌构成,而与肺动脉和主动脉连接之处主要由环状的弹力纤维构成。出生后 12 小时,由于中层平滑肌收缩,动脉导管出现功能性关闭。此后,由于内皮细胞增生、肌纤维由纤维组织替代而最终转化成纤维索,形成动脉韧带导致解剖性关闭,此过程约需 3 周到 3 个月。

二、病理生理

单纯的动脉导管未闭的血流方向通常由降主动脉向肺动脉分流,从而形成左向右分流。分流量取决于导管的粗细和体循环与肺循环血管阻力之间的压差。生后早期肺血管阻力较高,分流量较小。2个月后,随着肺血管阻力的降低,左向右分流逐渐增加。如导管管径较粗,左向右分流量多,肺静脉回流增多,则使左心容量负荷过重,左心房、左心室扩大。左心室容量负荷过重使左室舒张末期压力增大,导致继发性左心房压力增高,最终出现左心衰竭症状。

粗大的动脉导管未闭使肺循环血量增加过多,可造成肺动脉压力增高,体、肺循环的压力接近相等。此时,左向右分流量取决于体肺循环之间的相对阻力差。肺血流量的增多将会进一步减慢或阻止肺小动脉平滑肌的退化,导致持续肺动脉高压。持续的大型左向右分流可使肺小动脉中膜增厚,内膜增生,导致肺小动脉破坏,形成不可逆性的肺血管病变。此时,左向右分流减少。随着肺血管的进一步破坏以及肺血管阻力的增加,出现右向左分流,导致体循环血氧含量降低。

为维持正常体循环血量,机体进行了一系列的代偿。如通过 Frank Starling 机制左心室舒张末期容量增大以增加每搏量;增强交感神经兴奋性以增加心率和心肌收缩力,使心输出量进一步增加。年长儿代偿机制较完善,新生儿、早产儿较差。在存在中等流量的左向右分流时,早产儿比足月儿更早出现心力衰竭。肺毛细血管通透性增加可致肺水肿。此外,大的动脉导管在心脏舒张期的窃血现象可造成肠系膜动脉在舒张期出现血流缺如甚至逆向血流,易导致坏死性小肠结肠炎。

三、临床表现

1.早产儿

血氧分压升高可使动脉导管收缩,而前列腺素 E 可使之扩张,此反应的灵敏程度与胎龄有关。早产儿动脉导管未闭的发病率极高。在1750g 以下的早产儿约有半数伴有动脉导管未闭,而在体重不到1200g 者发生率可达 80% 左右。肺泡表面活性剂的应用改善了呼吸窘迫综合征的症状,使肺血管阻力降低,临床症状常在生后 3~4 天左右才开始出现。最初可在胸骨左缘第 2 肋间闻及短促、柔和的收缩期杂音,随着左向右分流的增加,周围血管搏动增强,心前区搏动活跃,杂音增强且延长至舒张期。在年长儿常见的典型连续性机器样杂音并不多见。肺动脉瓣区第二心音增强。未用呼吸机的患儿可表现为三凹征,腹部检查多有肝脏肿大。

2.婴儿和年长儿

婴儿或年长儿,较小的动脉导管未闭可不引起任何症状,只是在常规体检时偶然发现心脏杂音才引起重视,生长发育不受影响。心搏出量正常或轻度增加,无心脏肥大或心脏搏动异常,第一、第二心音正常。胸骨左上缘或左锁骨下可听到特征性的连续性杂音,杂音起初柔和,强度逐渐增强,到第二心音最响,至舒张期逐渐减弱。细小的导管未闭临床可能仅表现为局限于收缩期的柔和的喷射性杂音。

动脉导管中等或较大的婴儿,因肺血管阻力逐渐降低,左向右分流增加,生后 1~2 月可出现心力衰竭症状。此类患儿喂养困难,多汗,吸奶时呼吸短促,体重增长较慢,身长亦低于正常儿。可有呼吸急促及肋间隙凹陷等呼吸系统体征,大量左向右分流时可见哈里森沟。由于脉压增大,婴儿可表现为周围血管搏动增强,而年长儿则表现为搏动减弱。心前区心尖搏动增强,呈抬举样搏动及心脏肥大的征象。胸骨左上缘或左侧锁骨下可触及收缩期震颤。在有肺动脉高压时,右心室肥大,于胸骨左侧可触及心脏搏动。听诊第二心音亢进,第一、第二心音可被响亮的动脉导管杂音所掩盖,胸骨左上缘可闻及多发的收缩期喀喇音,乃因来自动脉导管与右心室的相对血流冲撞产生湍流所致。典型杂音为连续粗糙的机器样杂音,于收缩晚期最响。

少数未经治疗而存活的动脉导管粗大的患儿,由于肺血管阻力增加,将发生不可逆的肺血管病变。此时临床症状和体征将发生变化。由于肺血管阻力的增加,左向右分流逐渐减少,左心衰竭症状减轻。症状的改变常出现于生后 8~16 个月,表现为脉搏减弱,心前区搏动减弱,第二心音增强且单一,舒张期杂音消失,收缩期杂音时相变短并逐渐消失。随着右向左分流的产生,肢体末端出现发绀明显,心前区体征呈严重肺动脉高压时的表现。生后 15~18 个月,肺血管即可发生不可逆性改变。

四、辅助检查

1.心电图

心电图的改变取决于左室容量负荷和右室压力负荷的严重程度。动脉导管较细者心电图大致正常;粗大动脉导管未闭者,可出现电轴左偏、左室肥厚;伴有肺动脉高压时可出现双室肥厚,年长后如有梗阻性肺动脉高压,可有电轴右偏、右室肥厚。在某些肢体导联和左心前导联 P 波可有切迹、双峰或增宽,均提示肺血流量增多而使左房增大。左室容量负荷过重在年长儿的心电图上有特征性图形,II、III、aVF、V_5、V_6 导联 R 波高耸,Q 波深及 T 波高尖;S-T 段抬高呈弯钩状,V_1 导联的 S 波深。大量左向右分流肺动脉压升高时心电图示双室增大,在 V_1~V_6 上可表现为上下幅度相仿的 RS 波。

2.胸部 X 线

心脏的大小与分流量直接有关,婴儿期有心衰症状者,心脏明显增大,心胸比例多超过 0.6;幼儿和儿童患者约有 1/4 心脏大小正常,大多有心脏轻度增大,约有 10% 心胸比例超过 0.6,有肺动脉高压时可见肺动脉干突出,左右心室增大。升主动脉在婴儿期往往正常,年长后渐渐增粗,主动脉结亦大,此与其他左向右分流型先心病不同;但至动脉导管开口处因一部分主动脉血分流入肺动脉,所以入降主动脉的流量锐减,管径趋小,似漏斗,为本病特征性改变。

3.超声心动图

二维超声心动图及彩色多普勒超声对动脉导管的诊断有十分重要的作用,两者结合是目前最常用的无创诊断技术。M 型超声可显示左心容量负荷增加的表现:左心房、左心室扩大。经胸二维超声心动图可显示主动脉横断面、肺动脉增宽,在肺动脉分支处与降主动脉相连接的动脉导管,可测量未闭动脉导管的内径、长短,观察其形态,确定其类型。根据分流血流的速度可以估测肺动脉压。细小或扭曲的动脉导管在二维超声图像上可能不明显,然而彩色多普勒超声可显示其分流,有助于诊断。

4.CT 和磁共振显像

CT 和 MRI 可以较好地显示动脉导管未闭的直接征象,同时也能清楚显示主动脉弓等心脏结构对动脉导管未闭及合并畸形的诊断有重要价值,必要时作为超声心动图的辅助诊断技术。

5.心导管和造影检查

大部分 PDA 病例不需要心导管检查,如有肺动脉高压或有伴发其他畸形征象者,可进行心导管检查。如肺动脉(左分支尤明显)的血氧超过右室 0.6%～1.0% 容量者有诊断意义,但如肺动脉内压力升高,血氧差即缩小,甚至有降主动脉血氧低于升主动脉的反向分流证据。右心导管由右室至肺动脉,易入降主动脉,此为未闭导管存在的明证;造影可以确诊,宜将造影剂注射至降主动脉的导管口稍下,这样在舒张期造影剂可回入导管内。此外,经股动脉插管至主动脉峡部或近动脉导管开口处行左侧位造影,可清楚观察 PDA 的形态。

五、鉴别诊断

本病的特征为连续性杂音,典型者确诊不难,下列情况可有相似的杂音,要注意鉴别。

1.婴儿室间隔缺损合并主动脉瓣关闭不全

此杂音为收缩期舒张期双期杂音,但非连续性,非机器样,不向颈部传导,而向心尖传导,超声心动图检查可鉴别。

2.主动脉窦瘤破裂

破入右室或右房后产生连续性杂音,但破裂时有突发的休克样症状,杂音位置低,多在心前区最响,超声心电图显示扩张的主动脉窦并突入某心腔,升主动脉造影可见升主动脉与窦瘤破入的心腔同时显影。

3.主-肺动脉窗

杂音与动脉导管未闭类似,但位置低,以胸骨左缘三、四肋间明显,超声心动图在胸骨旁大动脉短轴切面显示升主动脉横断面与肺动脉主干之间回声缺失,右心导管在主肺动脉易直接进入升主动脉,同时升主动脉造影见肺动脉和升主动脉同时显影。

4.动-静脉瘘

如冠状动脉瘘,可产生与动脉导管相似的连续性杂音,但位置低,在胸骨左缘第四肋间明显,舒张期较收缩期明显,超声心动图可见扩大的冠状动脉及瘘入相应心腔的分流血流,升主动脉造影可见扩张的冠状动脉及瘘入相应心腔同时显影。肺内动静脉瘘可于不寻常部位听到连续性杂音,但如分流量之大足以发出可闻的杂音,则必有青紫。其他如一侧肺动脉起源于主动脉,动脉单干的肺动脉起源狭窄等,亦可有连续性杂音。

5.完全性肺静脉异位连接

肺静脉汇总后通过垂直静脉入左无名静脉,如无梗阻,由于流量很大,转弯又急,在左胸上部可听到连续性杂音,但由心电图,X 线及超声检查不难鉴别。

6.静脉杂音

颈静脉回锁骨下静脉的流向急转可产生连续性的嗡嗡声,但头颈的转动、体位和呼吸变化均有影响,压迫颈静脉和平卧可使杂音消失。

六、治疗

动脉导管未闭的治疗主要包括外科手术治疗和介入治疗。外科手术可分为两种,未闭动脉导管结扎术和未闭动脉导管离断并缝闭术,后者适合于动脉导管特别短而粗者。自 1938 年 Gross 结扎动脉导管首告成功后,至今手术治疗已经普及。手术简便,效果好。

PDA 的介入治疗始于 1967 年,当时 Postmann 首先采用动脉-动脉导管-静脉轨道法应用泡沫塑料堵塞动脉导管未闭成功,以后各国学者继续发展了多种介入性方法治疗 PDA,主要有 Postmann 法、Rashkind 双面伞法、Sideris 纽扣法、弹簧栓子法、Amplatzer 法等。其中前三种因封堵器材的不成熟而临床不再应用。目前主要应用后两种,其中尤以 1997 年推出的 Amplatzer 蘑菇伞封堵器的出现进一步推进了动脉导管未闭介入治疗的临床应用。对于 2mm 以下的 PDA 可应用弹簧圈堵闭,既经济又达到良好效果。近年来,随着国产 PDA 封堵器的成功研制和开发,大大降低了 PDA 介入治疗的费用。近年来,关闭动脉导管趋向首选介入疗法。动脉导管血管瘤需手术治疗,不宜介入治疗。

在小儿,动脉导管未闭可能并发生长发育迟缓,反复呼吸道感染,心脏增大和心力衰竭,肺叶气肿或不张,感染性动脉内膜炎,以及发展为不可回逆的肺动脉高压等,所以手术不宜犹豫延迟。在婴儿期如有心衰,可先用利尿剂、血管扩张剂及强心苷等治疗,心衰控制后择期手术;如心衰顽固,术前可先用肾上腺素、异丙肾上腺素或多巴胺等静脉滴注,使患婴循环稳定后,急症手术结扎动脉导管。年长儿如分流量不大,可无症状,但约有 40% 的患者在 45 岁以前死亡。手术或介入治疗均属安全,所以学龄前有患者都应堵闭,能有健康的条件开始学校生活。对已有肺动脉高压者术前必须谨慎思考,如心导管检查时肺动脉压力对血管扩张剂有反应者可以手术,如反应很小或毫无反应者,可插球囊导管堵塞动脉导管,以观察肺动脉的压力反应,如见下降可以手术;亦可于开胸后先束紧动脉导管,以观测阻断后对肺动脉压力的影响,临时决定切断与否。有的患儿反应虽小,但切断后肺动脉压力逐日下降。对已有右向左分流引起差异性青紫者手术应属禁忌。

如合并其他左向右分流型先天性心脏病如室间隔缺损、房间隔缺损等应同时手术治疗。

依赖动脉导管的严重心血管畸形,如肺动脉闭锁或主动脉闭锁,其肺循环或体循环的血源完全要依靠动脉导管供血,在此情况动脉导管不但不可以切断,而且吸氧也要慎重(因新生儿提高血氧可促使导管关闭)。相反,保持动脉导管畅通的措施对患婴有利,如用前列腺素 E_1 静脉点滴,使患婴有较好的条件接受手术。事实上,对肺血太少的发绀型先天性心脏病采用体、肺分流术,在功能上宛如建立动脉导管未闭。

七、早产儿动脉导管未闭

早产儿因关闭动脉导管的结构发育未臻成熟,而且对出生后关闭动脉导管最重要的刺激(肺开始呼吸后血氧提高)反应力很弱,早产后很多未能即时关闭;又加早产儿肺动脉分支的管壁平滑肌未充分发育,阻力很小,所以分流量很大,易致心衰甚至死亡。随着近年来诊疗技术的提高,又如辅助呼吸机的精良和静脉高营养的成功,使早产儿的呼吸和消化功能稚弱得到补救,于是对早产儿心力衰竭主要原因的动脉导管未闭遂引起儿科界的广泛兴趣。

1.临床表现

早产儿发育愈不成熟,PDA 发病率愈高,体重在 1750g 以下者,PDA 约占 45%,体重不到 1200g 者约占 80%,其症状轻重取决于左向右的分流多少和早产儿对肺血增多和左室超容的耐受能力,临床表现大致有三种类型。

(1)未伴发肺部疾病:患婴体重超过 1500g,出生一周左右先发现杂音,以后愈趋响亮和延长,心尖区可能有舒张期杂音,可致心衰,表现为心动过速,呼吸急促,肺底可能有啰音,动脉血 $PaCO_2$ 升高。如病程进展,可能发生心动过缓和呼吸暂停的发作。

(2)发生于肺部疾病的恢复期:体重多为 1000~1500g,出生数小时后发生呼吸窘迫综合征,于第三、四日缓解而出现动脉导管未闭的左向右分流表现。由于肺部疾病时肺循环阻力较高,分流量较小;肺部情况好转后阻力下降,发生了大量左向右分流。按理讲肺部疾病好转后血氧提高可促成导管关闭,但因早产儿对氧的反应迟钝,所以仍保持开放。这类患婴大多正在用呼吸机,宜在停用呼吸机时仔细听心脏杂音,肺部情况虽有好转但时有反复,所以杂音可时有时无。

鉴于早产儿的肺透明膜病大多伴有动脉导管未闭,两者相辅相成构成临床险象,所以有人认为早产儿的呼吸窘迫综合征是两种因素组成,一为缺乏表面活性物质,待二、三日呼吸窘迫好转,肺循环阻力下降,动脉导管即发生大量左向右分流,造成肺水肿,呼吸继续困难,即使应用表面活性物由气管给药,患婴因导管未闭仍不能脱离险境。

(3)与肺部疾病同发:此组患婴体重多不足 1200g,需用呼吸机以维持生命,但因导管未闭,所以需要较高的压力和频率。动脉 PCO_2 往往升高,杂音可能听不到,呼吸窘迫的症状因肺部情况或导管分流不易辨认,只能根据周围血管体征以识别。

2.诊断

早产儿体重1500g 以内如有左向右分流迹象者大多为动脉导管未闭,当然不除外其他畸形的可能性。X 线和心电图无法鉴别动脉单干或主-肺动脉隔缺损,除非合并其他畸形如主动脉弓右位等可为动脉单干的旁证。二维超声和多普勒超声可助鉴别,如有两组半月瓣,可排除动脉单干。通常不必行心导管或造影检查。

早产儿的未闭动脉导管即使分流量不很多,亦可导致舒张期体动脉的倒流,体循环血供减少,脉压很宽,血压偏低,使多脏器灌注不足,产生临床症状,如颅内供血不足或脉压增宽可产生颅内出血、肾功能减退、心肌尤以心内膜下的心肌供血不足、肠壁缺血致坏死性小肠结肠炎。动脉导管未闭的早产儿喂哺前应测量腹围和胃的容量及注意粪便有无血迹,早期关闭导管可以降低死亡率。所以早产儿凡有腹胀、喂前残留物增多、粪便或胃残留物中有血、肠蠕动音减弱尤以肠壁积气者应趁早关闭导管。

3.治疗

有贫血者应予以治疗,使血细胞比容在 45% 以上,以增加血液的携氧能,减轻稚弱心脏的负担。胎儿血红蛋白的氧离曲线左移,此有利于低氧时取氧,但不利于在组织中释氧,所以少量多次输成人血可使血流在组织中释氧便捷。电解质、葡萄糖及营养需要及时补充,必要时用静脉营养。钠和水的摄入须有控制,强心苷在早产儿效果不明显,大多不用。

药物治疗首推吲哚美辛,口服或静脉注射。本品可抑制前列腺素的合成,有关闭导管的作用。最好在生后 10 天内用药,剂量各家大同小异,一般初剂为 0.2mg/kg,由胃管鼻饲或静脉给药。以后的剂量依开始治疗时年龄而异,如不到 48 小时,以后两剂各为 0.1mg/kg;如为 2～7 天,0.2mg/kg;如超过 7 天用 0.25mg/kg;共三剂,间隔 12～24 小时,密切观察尿量,如尿量减少,给药间隔时间延长或剂量减少。如杂音消失后又出现杂音,应予第二疗程。鉴于常有复通,有学者主张小剂量维持数日。如有肾功能减退(肌酐>1.6mg/kg,或尿素氮>20mg/kg)、出血、休克、坏死性小肠结肠炎或心电图上有心肌缺血等为用药禁忌证。对肾脏的不良反应最为重要,所以用药的剂量应准确无误,如用药中过分限水,可致无尿;但大多低钠、少尿仅短暂存在,不留后遗。如体重不到 1000g,出生 72 小时内即显症状者应立即进行治疗。有学者主张出生第一天低出生体重者进行预防性给药,但并非所有早产儿都未闭,分流量不多者无心衰症状,自动关闭为日后意料中事,似不必进行预防。如内科治疗 48～72 小时心衰仍未控制,应予手术治疗。

第四节　心律失常

一、期前收缩

期前收缩(过早搏动,简称早搏)是指在正常心律或异位心律的基础上提早发生的心脏搏动。按其发生的部位分为房性、房室交接区性(结性)及室性期前收缩。

早搏多见于无器质性心脏病的小儿,但也可发生于有先天性心脏病、心肌炎等的小儿。另外急性感染、电解质紊乱、强心苷类药物过量等亦可引起早搏。

(一)诊断要点

1.临床表现

临床多无症状,年长儿偶诉心悸或心前区不适等。听诊可发现心律不齐,心脏搏动提前,其后常有一定时间的代偿间歇,第一心音强弱也不一致。

2.实验室和其他检查

心电图检查为主要诊断依据。摄胸片,作 ECG 运动试验、超声心动图、必要的化验检查,如心肌酶谱等。有条件者,作 24 小时动态心电图监护。

(二)治疗

1.一般治疗

生活规律,睡眠充足,避免过累与紧张。

2.病因治疗

心力衰竭时的早搏,如非强心苷引起,应用强心苷治疗。强心苷中毒发生的早搏,停用强心苷,给予氯化钾及苯妥英钠。风湿性心肌炎引起者可用肾上腺皮质激素。

3.抗心律失常药物的应用

（1）室上性早搏：健康新生儿和早产儿易伴各类早搏，可暂不用药，定期随访。如随访中发现心房扑动，必须治疗。1 岁以下婴儿在 24 小时心电图检测中见室上性心动过速，亦需治疗。幼儿和年长儿房性早搏频发，有阵发性室上性心动过速先兆时给予治疗，可先使用地高辛，如治疗后房性早搏仍频发，可酌情加用或改用普萘洛尔每日 1～3mg/kg，分 3 次口服；维拉帕米每日 2～3mg/kg，分 3 次口服；普罗帕酮每次 5～7mg/kg，每 8 小时或 6 小时 1 次口服；交接区性早搏的处理同房性早搏。

（2）室性早搏：

①小儿无症状，无器质性心脏病，室性早搏为单源性、配对时间固定，Q-T 间期正常，运动试验后早搏消失或减少，一般无需抗心律失常药物治疗，宜定期随访。

②有严重器质性心脏病，Q-T 间期延长，运动后早搏增多，24 小时动态心电图或运动试验后见短阵室性心动过速，应积极治疗。

③多源性室性早搏、形态和方向相反的成对室性早搏、室性早搏发生在 T 波上或并发完全性房室传导阻滞或长 Q-T 间期综合征时，多为室性心动过速或室性颤动的先兆，应及时处理。心室率缓慢者慎用异丙基肾上腺素，每分钟 0.05～0.5μg/kg，静脉维持，好转后减量，停药；或阿托品每次 0.01～0.02mg/kg，每 4～6 小时 1 次，口服或注射。室性早搏口服药可选用普萘洛尔、普罗帕酮或胺碘酮等。

二、阵发性室上性心动过速

（一）概述

阵发性室上性心动过速（PSVT）是儿科心血管疾病中最为常见的一种快速心律失常，其特点为突然发作和突然终止，每次发作持续数分钟或数小时至数天不等。患儿易并发心力衰竭和（或）心源性休克，为儿科心血管疾病的急重症。

（二）病因

本病患者绝大多数无器质性心脏病，常发生在有房室旁路或房室结双径路患儿，临床上以前者多见，文献报道显性预激综合征占 25％左右；少数可因激动房内折返、窦房折返以及心房自律性增加所致。某些心脏病患儿易伴发本病，如先天性心脏病 Ebstein 畸形、先天心脏病术后等。PSVT 可由上呼吸道感染、情绪激动、过度劳累等因素诱发；心导管检查、手术麻醉、败血症、洋地黄中毒及电解质紊乱等可引起 PSVT 发作。

（三）诊断

1.临床表现

小儿常常以突然的烦躁不安，面色苍白、青灰，皮肤湿冷，呼吸增快，脉搏细弱为表现，常伴有干咳，有时呕吐。年长儿童或可自诉胸闷、心慌、心悸、心前区不适、头晕等。发作时心率突然增快在 160～300 次/分，一次发作可持续数秒钟至数天，发作停止时心率突然减慢，恢复正常。此外，听诊时第一心音强度完全一致，发作时心率较固定而规则等为本病的特征。发作持续超过 24 小时者，易引发心力衰竭。

2.辅助检查

①心电图检查可确诊，QRS波呈室上型，QRS波时限正常，快而整齐，房室折返(含显性和隐性预激综合征)者多在QRS波后可见到逆行的P'波，R-P'>110毫秒，而房室结折返性室上速者QRS波后多无P'波(P'波融于QRS波中)，R-P'<70毫秒，有时可见假sS或假rR波。但房室折返性室上速逆传型、室上速伴有室内差异性传导及原有束支或室内阻滞的阵发性室上性心动过速，QRS波呈宽大畸形。②经由食管调搏检查，多数患者能诱发室上速，明确诊断，并可初步分型。③超声心动图，可以显示心内结构和血流有无异常以及检测心腔(房、室内径)大小和功能。

(四)鉴别诊断

在临床上尤其需注意房室折返性室上速逆传型、室上速伴室内差异性传导或原有束支阻滞的室上速，QRS波群常呈宽大畸形，应与室性心动过速相鉴别。

(五)治疗

应根据患儿病因、心功能及心律失常发生机制，选择适当方法终止急性发作，同时注意消除病因及纠正血流动力学改变。

首先给予一般治疗中的吸氧、镇静，控制输液量及速度。然后可根据患儿情况选择如下治疗：

1.兴奋迷走神经

通过血管压力感受器反射性增强迷走神经张力，延缓房室传导而终止发作。兴奋迷走神经有致血压下降、心搏骤停的可能，应监测心电图及血压，心动过速终止后，立即停用。适用于发病早期、无器质性心脏病及窦房结功能正常者。方法如下：①按压颈动脉窦，用于较大儿童。患儿取仰卧位，头略后仰，侧颈。按压颈动脉窦，位于下颌角，向颈椎横突方向用力，每次5~10秒。不可同时按压双侧颈动脉窦。②屏气法：适用于较大儿童。令患儿吸气后用力屏气10~20秒。③冰袋法：对新生儿及小婴儿效果较好。用装有4~5℃冰水的冰袋或用冰水浸湿的毛巾快速敷于患儿整个面部。可每隔3~5分钟施行一次，每次10~15秒，共用3次。较大儿童可令其深吸一口气，屏住呼吸，然后将面部浸入冰水盆中，每次15~20秒。

注：升压药适用于并发低血压及应用上述方法无效者，临床上很少应用。去氧肾上腺素0.01~0.1mg/kg加入生理盐水10mL，缓慢静脉注射。如血压较用药前升高1倍或发作终止，应立即停药。压迫眼球法可致视网膜脱落，已摒弃。

2.抗心律失常药

静脉用药应监测心电图，转复后静脉滴注或口服以维持疗效。

(1)逆传型房室折返性及房室结折返性心动过速常用下列药物：①普罗帕酮(心律平)：静脉注射每次1mg/kg，加入10%葡萄糖液10mL缓慢静脉推注，首剂无效，间隔15~20分钟给第二剂，一般不超过3次。北京儿童医院PSVT患儿应用普罗帕酮转复率达89%，平均复律时间为8分钟，不良反应小，是目前治疗PSVT首选药。有明显心功能不全及传导阻滞者禁忌使用。②维拉帕米(异搏定)：静脉注射每次0.1mg/kg，一次量不宜超过5mg，加入葡萄糖液10mL中缓慢注射，15~20分钟后未转复者可再给一剂。并发心力衰竭及低血压者禁用。严禁与β阻滞剂联合应用。疗效与普罗帕酮(心律平)相似，但不良反应较大。新生儿及小婴儿易致血压下降、心脏停搏。③腺苷:国内用三磷酸腺苷,快速静脉注射。有强烈兴奋迷走神经作用,可阻断房室结前向传导并抑制窦房结的自律性,静脉注射首剂 $40\sim50\mu g/kg$,2秒内快速注射,首剂无效,隔 $3\sim5$ 分钟可加倍递增用量重复应用,但最大量不超过 $250\mu g/kg$。有效率达 $80\%\sim100\%$,作用迅速,但易复发。注射后20秒起效,不良反应有脸红、呼吸困难、恶心、呕吐、头痛、窦性心动过缓、窦性静止、完全性房室阻滞,偶有发生室性心动过速,但持续短暂,多自行恢复。有房室阻滞、窦房结功能不全及哮喘患者不宜选用。腺苷对终止房室结折返的PSVT成功率高,而对房性心动过速无效,故可用于鉴别这两型室上性心动过速。④洋地黄制剂:伴有心力衰竭时,洋地黄制剂为首选药物,首剂用饱和量的 $1/2$,余量分两次,每 $6\sim8$ 小时一次。此药有正性肌力作用,起效慢,转复率低。洋地黄制剂可缩短房室旁路前传不应期,使冲动加速传导到心室,可导致室性心动过速或心室颤动,故逆传型房室折返性心动过速禁用。⑤胺碘酮:用于上述药物转复无效的顽固性PSVT病例,静脉注射每次 $2.5\sim5mg/kg$ 加入 10% 葡萄糖液中缓慢注射。有心力衰竭及高度房室阻滞禁用。由于不良反应多,故不作为第一线抗心律失常药。⑥其他药物:如普萘洛尔(心得安)、氟卡尼也可选用。

(2)逆传型房室折返性心动过速药物首选普罗帕酮或胺碘酮。禁用洋地黄制剂,因可引起严重室性心律失常而发生猝死。如并发心功能不全,应立即用同步直流电击复律或起搏治疗。

本病易复发,急性发作终止后应注意预防复发。新生儿及小婴儿患者不易早期发现,常并发心力衰竭、心源性休克,故终止发作后应用药预防复发,酌情选用地高辛、普罗帕酮维持量。此年龄组大多数患者常于1岁自行缓解,故预防用药至1岁以后可以逐渐停用。学龄儿童及青少年心脏无病变的患者,发作时有自觉症状,随即应用兴奋迷走神经手法可终止发作或药物控制发作,除反复发作和持续发作者外多不需用药预防复发。伴有晕厥、心力衰竭、心动过速心肌病的PSVT,尽量首选射频消融术根治。对于发作心动过速2次以上的较大儿童,家长要求也可行射频消融术根治。

3.电学治疗

它可采用:①同步直流电击复律:对并发心力衰竭、心源性休克或心电图示宽QRS波不能与室性心动过速区别者为首选。电击复律作用快,效果好,较安全。电能量 $0.5\sim1J/kg$,如未复律,可加大电能量重复电击,但不宜超过3次。②心房起搏:用食管心房起搏或右心房内起搏,以短阵快速起搏终止发作。

4.射频消融术

广泛用于治疗小儿室上性心动过速,可达到根治,避免长期服药。目前国内对小儿的房室旁路折返及房室交界性折返性心动过速的成功率达 90% 以上。由于部分患儿随着年龄增长可自愈,而且过量的X线照射对小儿有不良影响,以及射频消融的并发症问题难于面对,故应掌握适应证:①频繁发作2次以上,影响正常生活;②发作时有严重血流动力学障碍;③药物治疗无效或不能耐受。对婴幼儿患者应更加慎重。由于设备的不断改进,操作技术日益熟练,儿科射频消融术成功率的提高,透视时间的缩短和并发症的下降,与20世纪90年代初比较均有明显改善。

5.外科手术

手术切割旁路或用冷冻法阻断旁路可根治预激综合征并发PSVT。由于开胸手术不易为患者接受,近年手术治疗已被射频消融术所代替,仅有少数介入性治疗有困难或失败的病例以及伴有先天性心脏需手术矫治者,才用外科治疗。

三、室性心动过速

(一)概述

阵发性室性心动过速(PVT)是一种严重的快速心律失常,可引起心脏性猝死,小儿 PVT 不多见,近年由于心内手术的开展及诊断技术改善,发病率有上升趋势,小儿 PVT 从病因、发病机制、临床表现、心电图特点、预后及治疗反应上包括一组不同性质的室性心动过速,而心电图有以下共同的改变:①连续 3 次以上的室性期前收缩、QRS 波宽大畸形、婴儿 QRS 时间可不超过 0.08 秒,心室率150~250 次/分;②可见窦性 P 波,P 波与 QRS 波各自独立,呈室房分离,心室率快于心房率;③可出现室性融合波及心室夺获。小儿 PVT 分为阵发性室性心动过速、特发性室性心动过速、婴幼儿无休止室性心动过速及遗传性长 QT 综合征并发尖端扭转型室性心动过速等。

(二)病因

(1)器质性心脏病如冠心病、心肌病、心肌炎、心肌梗死等。

(2)药物中毒如抗心律失常药物、氯喹、洋地黄及锑剂,拟交感神经药物过量等。

(3)低血钾或低血镁。

(4)低温麻醉、手术及心导管检查等机械刺激诱发。

(5)部分见于无器质性心脏病,原因不明,为特发性室性心动过速。

(6)心肌普肯耶细胞瘤导致的婴幼儿无休止室性心动过速。

(7)遗传性长 QT 综合征并发尖端扭转型室性心动过速。

(三)诊断

1.临床表现

在心脏病的基础上发生的 PVT,临床上为危重症,可发生心源性休克或猝死;可呈阵发性发作、持续发作或间歇阵发性发作。临床上常见原发病为暴发性或重症心肌炎、扩张性心肌病晚期、先天性心脏术后,伴有器质性心脏病的室性心动过速。

特发性室性心动过速患儿,临床上表现不重,部分仅有头晕,面色苍白,心慌、心悸、心跳快等心前区不适症状,多不伴有严重的血流动力学改变,心力衰竭和心源性休克少见;临床上按照其起源部位分为:右室流出道来源的右心室特发性室性心动过速,和来源于左室间隔部位的左心室特发性室性心动过速。特发性室速发作具有突发突止的特点,心电图均为单形性 QRS 图形,心室率婴儿160~300 次/分,平均 200 次/分;儿童 120~180 次/分,平均 172 次/分。左室 IVT:QRS 波呈右束支阻滞型,伴电轴左偏;少数起源于左前分支普肯耶纤维网内,QRS 波呈右束支阻滞型,伴电轴右偏。右室 IVT:QRS 波呈左束支阻滞型,伴心电轴正常或右偏(+90°~360°),多数异位激动起源于右室流出道。

婴幼儿无休止的室性心动过速部分是由心肌普肯耶细胞瘤引起,部分患儿临床上无明显不适,严重可出现烦躁不安、哭闹、食欲缺乏等症状,重者可发生心力衰竭、心源性休克甚至猝死。曾报告心肌普肯耶细胞瘤 20 例,发病年龄<26 个月,平均 10 个月,均呈无休止性 VT,15 例发生心搏骤停或心力衰竭。新生儿 PVT 与母亲用药、窒息、感染有关,消除病因多数可自行恢复,预后较好。

遗传性长 QT 综合征发病者多见于幼儿和青少年。其临床特点为突然发生晕厥、抽搐甚至心搏骤停。多数在情绪激动(激怒、惊吓)或运动时发生,可呈反复发作。患儿出现尖端扭转型室性心动过速,往往是导致遗传性长 QT 综合征患儿猝死的原因。

PVT 预后主要取决于基础心脏病及其严重程度。

2.辅助检查

心电图检查可确诊,其心电图特点为连续 3 次以上的室性期前收缩、QRS 波宽大畸形、婴儿 QRS 时间可不超过 0.08 秒,心室率 150～250 次/分;P 波与 QRS 波各自独立出现,呈房室分离状态,心室率快于心房率;可出现室性融合波及心室夺获。洋地黄中毒呈双向性室性心动过速;婴儿 PVT 心率可达 300 次/分或更快,ORS 波可不增宽,但形状与窦性 QRS 波不同。

(四)鉴别诊断

阵发性室性心动过速应与加速性室性逸搏心律(非阵发性室性心动过速)区别,后者是一种加速的室性自主心律,其心室率与窦性心律接近或略快于窦性心律,不易引起血流动力学改变,患儿可无症状。另外,应与伴 QRS 波群增宽的阵发性室上性心动过速鉴别。

(五)治疗

1.积极治疗原发病,迅速解除病因。

2.有血流动力学障碍者

首选体外同步直流电击复律,电能量 2J/kg。婴儿用电击能量 25J,儿童 50J。无效时,隔 2～3 分钟可重复应用,一般不超过 3 次。洋地黄中毒者禁忌。如无电击复律条件,可在纠正异常血流动力学状态的同时加用药物复律。

3.无血流动力学障碍者

药物复律,药物选择如下:①利多卡因:1～2mg/kg 稀释后缓慢静脉注射,每隔 10～15 分钟可重复使用,总量不超过 5mg/kg。PVT 控制后以 20～50μg/(kg·min)静脉滴注维持。②普罗帕酮(心律平):1～2mg/kg 稀释后缓慢静脉注射,每隔 20 分钟可重复使用,但不超过 3 次。复律后以每次 5mg/kg,每 8 小时或 6 小时 1 次口服维持。③美西律(脉律定):1～3mg/kg 稀释后缓慢静脉注射有效后可每分钟 20～40μg/kg 静脉滴注维持。④普萘洛尔(心得安):0.05～0.15mg/kg 稀释后缓慢静脉注射,1 次量不超过 3mg。⑤胺碘酮:2.5～5mg/kg 稀释后缓慢静脉注射,可重复 2～3 次。⑥维拉帕米:仅用于左室间隔来源特发性室速,0.1～0.2mg/kg 稀释后缓慢静脉注射,每隔 20 分钟可重复使用,但不超过 3 次。复律后以 3～5mg/(kg·d),每 8 小时 1 次口服维持。

4.射频消融术

应用于特发性室性心动过速,发作频繁超过 2 次,家长要求可考虑使用射频消融术根治,成功率可达到 90% 以上。

5.植入性复律除颤器(ICD)

对于部分年长儿童的药物治疗无效,并且无法实施射频消融治疗的患儿可考虑。

6.预防

积极预防先心病，积极治疗原发病，防止电解质紊乱和酸碱失衡，如各种胃肠疾患、尿毒症、风湿热、病毒性心肌炎、心肌病、川崎病、神经系统因素、低温、麻醉与药物中毒等引起的心律失常。

第四章 消化系统病症

第一节 急性腹泻

一、概述

腹泻是一个症状,在小儿时期极为常见。根据 1987 年世界卫生组织统计亚非拉地区(中国除外)每年死于小儿腹泻的 5 岁以下儿童有 500 万,即约每分钟死亡 10 个。近年来腹泻的发病率与病死率均有明显下降,但仍有大量儿童因腹泻而死亡。2003 年 Black 统计全球每年死于腹泻儿童有 200 万。腹泻患者可引起水、电解液和酸碱紊乱;迁延性腹泻和慢性腹泻可引起蛋白质能量营养不良(PEM)和各种维生素和微量元素缺乏,严重影响小儿健康。由于维生素和微量元素缺乏,使患儿免疫力低下容易继发其他疾病。

(一)腹泻的定义

腹泻是指大便每日超过 3 次并且有大便性质的改变。性质改变是大便含水量多或大便中有脓、血、黏液或脱落的肠黏膜。必须指出母乳喂养儿童大便可呈糊状,大便次数每日 2～5 次也属正常。也有学者提出粪便量超过每日每平方米体表面超过 200mL 为腹泻;也有学者提出成人粪便超过 200g、婴儿每日大便量超过 10g/kg 为腹泻。

(二)急性、迁延性、慢性腹泻

我国的腹泻防治方案规定腹泻<2 周为急性腹泻,2 周至 2 个月为迁延性腹泻,>2 个月为慢性腹泻。国外有的文选和教科书把迁延性腹泻和慢性腹泻统称为慢性腹泻。

(三)腹泻病

腹泻是一个症状,急性腹泻中 70% 是感染引起的,少数是其他原因引起的;慢性腹泻中约半数是感染引起的。腹泻病因明确为感染引起的称为肠炎,如轮状病毒肠炎;明确不是感染引起的称腹泻,如双糖水解酶缺乏性腹泻;对未检查病因或检查后未能明确的称为腹泻病。由于腹泻病因检查较困难,需要一定设备条件,因此临床上多数腹泻患儿就诊断为腹泻病。

必须指出不能因为大便常规检查只有脂肪球或有少数白细胞就认为不是感染引起的,因为很多感染性腹泻大便中无脓细胞、白细胞、红细胞,而只有脂肪球和少数白细胞,如病毒性肠炎、毒素性大肠杆菌肠炎、致病性大肠杆菌肠炎、贾第鞭毛虫肠炎等。

二、病因

小儿腹泻病因极为复杂,且有些病例明确病因很困难。慢性腹泻病因更为复杂,明确病因难度更大。常见病因有以下几个方面：

(一)感染性腹泻

是小儿腹泻的主要原因,有些是急性腹泻,如病毒性腹泻,有些是慢性腹泻,如肠结核、贾兰鞭毛虫、阿米巴痢疾等,多数是可急性亦可慢性。

1.细菌性肠炎

如细菌性痢疾、沙门菌肠炎、耶尔森菌肠炎、空肠弯曲菌肠炎、埃希大肠杆菌肠炎、霍乱、铜绿假单胞菌肠炎、伤寒等。2009年据报告广州地区2006年1月至2007年12月两年中广州地区2409例腹泻患儿培养出病原菌448株,阳性率18.6%,其中志贺菌159株,致病大肠埃希菌141株,沙门菌76株,致泻弧菌11株,空肠弯曲株菌20株,真菌41株。

2.病毒性肠炎

如轮状病毒肠炎、诺沃克病毒肠炎等。

3.原虫性肠炎

如阿米巴痢疾、隐窝孢子虫肠炎、蓝氏贾第鞭毛虫肠炎等。

4.真菌性肠炎

如白念珠菌肠炎等。

5.肠道感染后吸收不良症

肠道感染后2个月内又发生慢性腹泻。腹泻发生机制有:①肠道病原微生物感染治愈后,原来的致病病原微生物感染复发或其他病原微生物肠道感染;②肠炎后肠道黏膜损伤导致继发性双糖水解酶缺乏所致渗透性腹泻;③肠炎后肠黏膜损伤导致肠道对食物过敏所致分泌性腹泻。

(二)抗生素相关性腹泻

婴幼儿长期使用抗生素可使有些肠道病原微生物,如隐窝孢子虫、真菌、梭状芽孢杆菌(伪膜性肠炎)等繁殖而致病,亦可使肠寄生的条件致病菌大量繁殖而致病。

(三)过敏性腹泻

是一组由过敏引起的腹泻,包括:①食物过敏性肠病:有明确的食物致敏原,多数为急性腹泻,但也有慢性腹泻,如乳糜泻,乳糜泻又称麸质敏感性肠病,是一种由于遗传易感个体摄入麦麸后引起的机体免疫应答。典型表现为腹泻、腹痛、腹胀等消化道症;②食物蛋白诱导的小肠结肠炎综合征(FPIES);③过敏性结肠炎:是一种摄入外源性蛋白引起的,免疫介导反应导致的慢性腹泻。变应原不明确,确诊根据结肠组织病理学检查黏膜各层有嗜酸性粒细胞浸润,在固有层轻中度浸润为主。

(四)消化酶缺乏性腹泻

这组病包括双糖水解酶活力减低或单糖转运障碍、胰腺囊性纤维化所致脂肪酶缺乏、乳糖不耐发症,蔗糖酶-异牙糖酶缺乏、葡萄糖-半乳糖吸收不良症、先天性氯化物腹泻等。由于消化酶缺乏使糖、脂肪等在小肠大量积聚,使水分由肠细胞渗透到肠腔,形成渗透性腹泻。以上疾病均为慢性腹泻。

(五)炎症性肠病(IBD)

这组病均为慢性腹泻,2009年报告179例慢性腹泻患儿中,明确病因154起,本病占

35.2%。本病包括非特异性溃疡性结肠炎（UC）、克罗恩病（CD），本病确切病因不明，虽病理检查有炎细胞浸润，但至今未找到病原微生物。

（六）其他

其他原因引起的腹泻还有：①免疫缺陷儿的慢性腹泻；②肿瘤引起的慢性腹泻；③内分泌疾病引起的慢性腹泻等。

三、临床表现

1.腹泻的共同临床表现

（1）轻型：常由饮食因素及肠道外感染引起。起病可急可缓，以胃肠道症状为主，食欲缺乏，偶有溢乳或呕吐，大便次数增多，但每次大便量不多，稀薄或带水，呈黄色或黄绿色，有酸味，常见白色或黄白色奶瓣和泡沫。无脱水及全身中毒症状，多在数日内痊愈。

（2）重型：多由肠道内感染引起。常急性起病，也可由轻型逐渐加重、转变而来，除有较重的胃肠道症状外，还有较明显的脱水、电解质紊乱和全身感染中毒症状，如发热、精神烦躁或萎靡、嗜睡，甚至昏迷、休克。①胃肠道症状：食欲不振，常有呕吐，严重者可吐咖啡色液体；腹泻频繁，大便每日十余次至数十次，多为黄色水样或蛋花汤样便，含有少量黏液，少数患儿也可有少量血便。②水、电解质及酸碱平衡紊乱：由于吐泻丢失体液和摄入量不足，使体液总量尤其是细胞外液量减少，导致不同程度（轻、中、重）脱水。由于腹泻患儿丧失的水和电解质的比例不尽相同，可造成等渗、低渗或高渗性脱水，以前两者多见。出现眼窝、囟门凹陷，尿少泪少，皮肤黏膜干燥、弹性下降，甚至血容量不足引起末梢循环的改变，如四肢末梢发凉、发花、毛细血管再充盈时间延长＞2秒。

急性腹泻患儿易合并代谢性酸中毒的原因：①腹泻丢失大量碱性物质；②进食少，肠吸收不良，热卡不足使机体得不到正常能量供应导致脂肪分解增加，产生大量酮体；③脱水时血容量减少，血液浓缩使血流缓慢，组织缺氧导致无氧酵解增多而使乳酸堆积；④脱水使肾血流量亦不足，其排酸、保钠功能低下使酸性代谢产物滞留体内。患儿可出现精神不振、口唇樱红、呼吸深大、呼出气有丙酮味等症状，但小婴儿症状可以很不典型。

低钾血症也很常见：其发生原因有：①胃肠液中含钾较多，呕吐和腹泻丢失大量钾盐；②进食少，钾的摄入量不足；③肾脏保钾功能比保钠差，缺钾时仍有一定量钾继续排出，所以腹泻病时常有体内缺钾。但在脱水未纠正前，由于血液浓缩、酸中毒时钾由细胞内向细胞外转移、尿少而致钾排出量减少等原因，体内钾总量虽然减少，但血清钾多数正常。随着脱水、酸中毒被纠正、排尿后钾排出增加、大便继续失钾以及输入葡萄糖合成糖原时使钾从细胞外进入细胞内等因素使血钾迅速下降，出现不同程度的缺钾症状，如精神不振、无力、腹胀、心律失常、碱中毒等。

低钙血症和低镁血症亦不少见：腹泻患儿进食少，吸收不良，从大便丢失钙、镁，可使体内钙、镁减少，活动性佝偻病和营养不良患儿中更多见。但是脱水、酸中毒时由于血液浓缩、离子钙增多等原因，不出现低血钙的症状，待脱水、酸中毒纠正后则出现低钙症状（手足搐搦和惊厥）。

极少数久泻和营养不良患儿输液后出现震颤、抽搐,用钙治疗无效时应考虑有低镁血症可能。

2.几种常见类型腹泻的临床特点

(1)轮状病毒肠炎:是秋、冬季婴幼儿腹泻最常见的病原,故曾被称为秋季腹泻。呈散发或小流行,经粪-口传播,也可通过气溶胶形式经呼吸道感染而致病。潜伏期 1~3 天,多发生在 6~24 个月婴幼儿,4 岁以上者少见。起病急,常伴发热和上呼吸道感染症状,无明显感染中毒症状。病初 1~2 天常发生呕吐,随后出现腹泻;大便次数多、量多、水分多,黄色水样或蛋花汤样便带少量黏液,无腥臭味。常并发脱水、酸中毒及电解质紊乱。近年报道,轮状病毒感染亦可侵犯多个脏器,可产生神经系统症状,如惊厥等;有的患儿表现为血清心肌酶谱异常,提示心肌受累。本病为自限性疾病,数日后呕吐渐停,腹泻减轻,不喂乳类的患儿恢复更快,自然病程约 3~8 天,少数较长。大便显微镜检查偶有少量白细胞,感染后 1~3 天即有大量病毒自大便中排出,最长可达 6 天。血清抗体一般在感染后 3 周上升。病毒较难分离,有条件可直接用电镜检测病毒,或用 ELISA 法检测病毒抗原和抗体,或 PCR 及核酸探针技术检测病毒抗原。

(2)诺沃克病毒性肠炎:主要发病季节为 9 月至次年 4 月,多见于年长儿和成人。潜伏期 1~2 天,起病急慢不一。可有发热、呼吸道症状。腹泻和呕吐轻重不等,大便量中等,为稀便或水样便,伴有腹痛。病情重者体温较高,伴有乏力、头痛、肌肉痛等。本病为自限性疾病,症状持续 1~3 天。粪便及周围血象检查一般无特殊发现。

(3)产毒性细菌引起的肠炎:多发生在夏季。潜伏期 1~2 天,起病较急。轻症仅大便次数稍增,性状轻微改变;重症腹泻频繁,量多,呈水样或蛋花汤样混有黏液,镜检无白细胞。伴呕吐,常发生脱水、电解质和酸碱平衡紊乱。自限性疾病,自然病程 3~7 天,亦可较长。

(4)侵袭性细菌(包括侵袭性大肠杆菌、空肠弯曲菌、耶尔森菌、鼠伤寒杆菌等)引起的肠炎:全年均可发病,多见于夏季。潜伏期长短不等。常引起志贺杆菌性痢疾样病变。起病急,高热甚至可以发生热惊厥。腹泻频繁,大便呈黏液状,带脓血,有腥臭味。常伴恶心、呕吐、腹痛和里急后重,可出现严重的中毒症状如高热、意识改变,甚至感染性休克。大便显微镜检查有大量白细胞及数量不等的红细胞。粪便细菌培养可找到相应的致病菌。其中空肠弯曲菌常侵犯空肠和回肠,且有脓血便,腹痛甚剧烈,易误诊为阑尾炎,亦可并发严重的小肠结肠炎、败血症、肺炎、脑膜炎、心内膜炎和心包炎等。另有研究表明吉兰-巴雷(格林-巴利)综合征与空肠弯曲菌感染有关。耶尔森菌小肠结肠炎,多发生在冬季和早春,可引起淋巴结肿大,亦可产生肠系膜淋巴结炎,症状可与阑尾炎相似,也可引起咽痛和颈淋巴结炎。鼠伤寒沙门菌小肠结肠炎,有胃肠炎型和败血症型,新生儿和<1 岁婴儿尤易感染,新生儿多为败血症型,常引起暴发流行,可排深绿色黏液脓便或白色胶冻样便。

(5)出血性大肠杆菌肠炎:大便次数增多,开始为黄色水样便,后转为血水便,有特殊臭味。粪便显微镜检查有大量红细胞,常无白细胞。伴腹痛,个别病例可伴发溶血尿毒综合征和血小板减少性紫癜。

(6)抗生素诱发的肠炎:①金黄色葡萄球菌肠炎,多继发于使用大量抗生素后,病程与症状常与菌群失调的程度有关,有时继发于慢性疾病的基础上。表现为发热、呕吐、腹泻、不同程度中毒症状、脱水和电解质紊乱,甚至发生休克。典型大便为暗绿色,量多带黏液,少数为血便。

大便显微镜检查有大量脓细胞和成簇的革兰阳性球菌,培养有葡萄球菌生长,凝固酶阳性。②伪膜性小肠结肠炎,由难辨梭状芽孢杆菌引起。除万古霉素和胃肠道外用的氨基糖苷类抗生素外,几乎各种抗生素均可诱发本病。可在用药1周内或迟至停药后4~6周发病。亦见于外科手术后或患有肠梗阻、肠套叠、巨结肠等病的体弱患者。此菌大量繁殖,产生毒素A(肠毒素)和毒素B(细胞毒素)致病。表现为腹泻,轻症大便每日数次,停用抗生素后很快痊愈;重症频泻,黄绿色水样便,可有假膜排出,为坏死毒素致肠黏膜坏死所形成的假膜。黏膜下出血可引起粪便带血,可出现脱水、电解质紊乱和酸中毒,伴有腹痛、腹胀和全身中毒症状,甚至发生休克。对可疑病例可行结肠镜检查。大便厌氧菌培养、组织培养法检测细胞毒素可协助确诊。③真菌性肠炎,多为白色念珠菌所致,2岁以下婴儿多见。常并发于其他感染或肠道菌群失调时。病程迁延,常伴鹅口疮。大便次数增多,黄色稀便,泡沫较多带黏液,有时可见豆腐渣样细块(菌落)。大便显微镜检查有真菌孢子和菌丝,如芽孢数量不多,应进一步以沙氏培养基作真菌培养确诊。

四、诊断

根据发病季节、病史(包括喂养史和流行病学资料)、临床表现和粪便性状可以做出临床诊断。必须判定有无脱水(程度和性质)、电解质紊乱和酸碱失衡。

五、治疗

腹泻病的治疗原则:预防脱水、纠正脱水、继续饮食、合理用药。

1.饮食疗法

腹泻时进食和吸收减少,而肠黏膜损伤的恢复,发热时代谢旺盛,侵袭性肠炎丢失蛋白等因素使得营养需要量增加,如限制饮食过严或禁食过久常造成营养不良,并发酸中毒,以致病情迁延不愈影响生长发育。故应强调继续饮食,满足生理需要,补充疾病消耗,以缩短腹泻后的康复时间。有严重呕吐者可暂时禁食4~6小时(不禁水),好转后继续喂食,由少到多,由稀到稠。病毒性肠炎多有继发性双糖酶(主要是乳糖酶)缺乏,对疑似病例可暂停乳类喂养,改为豆奶、发酵奶或免乳糖配方奶粉以减轻腹泻,缩短病程。腹泻停止后逐渐恢复营养丰富的饮食,并每日加餐1次,共2周。

2.纠正水、电解质紊乱及酸碱失衡

(1)口服补液:口服补液盐(ORS)可用于腹泻时预防脱水及纠正轻、中度脱水。轻度脱水口服液量约50~80mL/kg,中度脱水约80~100mL/kg,于8~12小时内将累积损失量补足。脱水纠正后,可将ORS用等量水稀释按病情需要随意口服。新生儿和有明显呕吐、腹胀、休克、心肾功能不全或其他严重并发症的患儿不宜采用口服补液。

(2)静脉补液:适用于中度以上脱水、吐泻严重或腹胀的患儿。输用溶液的成分、量和滴注持续时间必须根据不同的脱水程度和性质决定,同时要注意个体化,结合年龄、营养状况、自身调节功能而灵活掌握。第1天补液:①总量,包括补充累积损失量、继续损失量和生理需要量,一般轻度脱水为90~120mL/kg、中度脱水为120~150mL/kg、重度脱水为150~180mL/kg,

对少数合并营养不良，肺炎，心、肾功能不全的患儿应根据具体病情分别做较详细的计算。②溶液种类，溶液中电解质溶液与非电解质溶液的比例应根据脱水性质（等渗性、低渗性、高渗性）分别选用，一般等渗性脱水用 1/2 张含钠液，低渗性脱水用 2/3 张含钠液，高渗性脱水用 1/3 张含钠液。若临床判断脱水性质有困难时，可先按等渗性脱水处理。③输液速度，主要取决于脱水程度和继续损失的量和速度，对重度脱水有明显周围循环障碍者应先快速扩容，先给 20mL/kg 等渗含钠液，30~60 分钟内快速输入。累积损失量（扣除扩容液量）一般在 8~12 小时内补完，约每小时 8~10mL/kg。脱水纠正后，补充继续损失量和生理需要量时速度宜减慢，于 12~16 小时内补完，约每小时 5mL/kg。若吐泻缓解，可酌情减少补液量或改为口服补液。④纠正酸中毒，因输入的混合溶液中已含有一部分碱性溶液，输液后循环和肾功能改善，酸中毒即可纠正。也可根据临床症状结合血气测定结果，另加碱性液纠正。对重度酸中毒可用 1.4％碳酸氢钠扩容，兼有扩充血容量及纠正酸中毒的作用。⑤纠正低血钾，有尿或来院前 6 小时内有尿即应及时补钾；浓度不应超过 0.3％；每日静脉补钾时间，不应少于 8 小时；切忌将钾盐静脉推入，否则导致高钾血症，危及生命。细胞内的钾浓度恢复正常要有一个过程，因此纠正低钾血症需要有一定时间，一般静脉补钾要持续 4~6 天。能口服时可改为口服补充。⑥纠正低血钙、低血镁：出现低钙症状时可用 10％葡萄糖酸钙（每次 1~2mL/kg，最大量≤10mL）加葡萄糖稀释后静脉注射。低血镁者用 25％硫酸镁按每次 0.2mL/kg 深部肌内注射，每 6 小时 1 次，每日 3~4 次，症状缓解后停用。

第 2 天及以后的补液：经第 1 天补液后，脱水和电解质紊乱已基本纠正，第 2 天及以后主要是补充继续损失量（防止发生新的累积损失）和生理需要量，继续补钾，供给热量。一般可改为口服补液。若腹泻仍频繁或口服量不足者，仍需静脉补液。补液量需根据吐泻和进食情况估算，并供给足够的生理需要量，用1/3~1/5 张含钠液补充。继续损失量按"丢多少补多少"、"随时丢随时补"的原则，用 1/2~1/3 张含钠溶液补充。将这两部分相加于 12~24 小时内均匀静脉滴注。仍要注意继续补钾和纠正酸中毒的问题。

3.药物治疗

(1)控制感染：①水样便腹泻患者（约占 70％）多为病毒及非侵袭性细菌所致，一般不用抗生素，应合理使用液体疗法，选用微生态制剂和黏膜保护剂。如伴有明显中毒症状不能用脱水解释者，尤其是对重症患儿、新生儿、小婴儿和衰弱患儿（免疫功能低下）应选用抗生素治疗。②黏液、脓血便患者（约占 30％）多为侵袭性细菌感染，应根据临床特点，针对病原经验性选用抗菌药物，再根据大便细菌培养和药敏试验结果进行调整。大肠杆菌、空肠弯曲菌、耶尔森菌、鼠伤寒沙门菌所致感染常选用抗革兰阴性杆菌抗生素，如头孢菌素。金黄色葡萄球菌肠炎、假膜性肠炎、真菌性肠炎应立即停用原使用的抗生素，根据症状可选用新青霉素、万古霉素、利福平、甲硝唑或抗真菌药物治疗。

(2)肠道微生态疗法：有助于恢复肠道正常菌群的生态平衡，抑制病原菌定植和侵袭，控制腹泻。常用双歧杆菌、嗜酸乳杆菌、粪链球菌、需氧芽孢杆菌、蜡样芽孢杆菌等制剂。

(3)肠黏膜保护剂：能吸附病原体和毒素，维持肠细胞的吸收和分泌功能，与肠道黏液糖蛋白相互作用可增强其屏障功能，阻止病原微生物的攻击，如蒙脱石散。

(4)避免用止泻剂，如洛哌丁醇，因为它有抑制胃肠动力的作用，增加细菌繁殖和毒素的吸收,对于感染性腹泻有时是很危险的。

(5)补锌治疗:世界卫生组织(WHO)/联合国儿童基金会最近建议,对于急性腹泻患儿(>6个月),应每日给予元素锌20mg,疗程10~14天,6个月以下婴儿每日10mg,可缩短病程。锌有以下作用:有利于缩短病程、能减轻疾病严重程度、能防止腹泻愈后复发、改善食欲、促进生长。

第二节　呕吐

呕吐是新生儿时期常见症状,大部分由内科性疾病引起。外科性疾病引起的呕吐虽是一小部分,但必须及时诊断才不致延误手术时机。

一、病因及临床特点

1.内科性疾病引起的呕吐

(1)溢乳:由于新生儿食管的弹力组织及肌肉组织发育不全所致,不伴腹部肌肉强烈收缩,溢出时冲力不大,不属于真正的呕吐,不影响生长发育。见于喂养不当、食管闭锁、胃食管反流等。随着年龄的增长,于生后4~6个月内消失。

(2)喂养不当:约占新生儿呕吐的1/4。主要由于哺喂不定时、哺乳量过多或不足、配方奶配制浓度及温度不适宜、喂奶前剧哭吞入过多空气、奶头孔过小或奶头未充盈奶汁、哺喂后即平卧或过多、过早翻动新生儿等不良喂养史。母亲乳头下陷、乳头过大或过小均可引起呕吐。改进喂养方法即可防止呕吐。

(3)咽下综合征:约占新生儿呕吐的1/6。主要由于分娩过程中,尤其有宫内窘迫时吞咽污染的羊水或母血刺激胃黏膜所致。特点为:①多有宫内窘迫或出生窒息史;②可在生后尚未进食即出现呕吐,开奶后加重;③呕吐物为泡沫样黏液或咖啡色液体;④经1~2天,将吞入液体吐净后呕吐即可终止,严重者可于洗胃后停止。

(4)感染性疾病:新生儿腹泻常伴呕吐,多为胃内容物,也可有胆汁。控制感染、补液后呕吐多先消失。消化道外感染如上呼吸道感染、肺炎、化脓性脑膜炎、先天性肾盂积水伴肾盂肾炎等也都可引起呕吐,呕吐轻重不等,呕吐物不含胆汁。治疗原发病后呕吐缓解。

(5)颅内压增高:如脑膜炎、脑积水、颅内出血(尤其硬脑膜下出血)、缺氧缺血性脑病等所致的颅内压增高。呕吐呈喷射性,同时有神志改变、抽搐、尖叫、前囟张力增高、颅缝增宽或裂开、原始神经反射异常等神经系统症状体征。颅内高压缓解后呕吐停止。

(6)贲门-食管松弛症:与食管神经肌肉发育不全有关,有时与食管裂孔疝并存,或合并反流性食管炎和(或)食管溃疡。特点为:①常表现为溢乳,重者也可为喷射性呕吐。②呕吐物不带胆汁,如并发反流性食管炎,呕吐物可带有鲜血或咖啡样物。③24小时食管pH值监测是诊断为食管反流的最可靠、最敏感的方法,pH值<4所占时间超过总时间10%以上提示有病理性反流存在;碘油造影透视下可见碘油反流至食管。④采取半卧及右侧卧位后即停止呕吐,

生后 1~2 个月可痊愈。

(7)幽门痉挛:由于幽门括约肌阵发性痉挛所致。特点为:①呕吐多在生后 1 周内开始,常为间歇性,呈喷射性,呕吐物不含胆汁;②无明显腹胀,胃型及蠕动波均较少见;③试用阿托品治疗,症状缓解者支持本病诊断。

(8)胎粪性便秘:多与胎粪排出延迟有关。特点为:①常发生于早产儿、母亲产前用过麻醉剂或硫酸镁的新生儿,或有呼吸窘迫、颅脑损伤、败血症、甲状腺功能减退症、巨结肠等病的新生儿;②呕吐物呈褐绿色或褐黄色粪便状物,生后数日排便极少,或胎便排出时间延长,常伴有腹胀,并可触及粪块;③肛查或生理盐水灌肠排便后呕吐停止。

(9)遗传代谢病:多为顽固性呕吐,常伴其他症状,如氨基酸代谢障碍者可有精神症状、酸中毒、生长发育障碍、尿有特殊气味等;糖代谢障碍者可有腹胀、黄疸、肝大或白内障等;肾上腺皮质增生可有性征异常、色素沉着、失水等,并可有肾上腺危象。

2.外科性疾病引起的呕吐

(1)食管闭锁:①出生时有羊水过多史;②出生后即出现过多的流涎吐沫,或唾液积聚在咽部滚滚作响,喂乳后即呕吐,甚至发生吸入性肺炎;③下胃管受阻而由口腔或鼻腔反出,应高度怀疑;④碘油造影可明确诊断。

(2)幽门肥厚性狭窄:①出生后 2~3 周方出现呕吐,呈喷射状,呕吐物不含胆汁,量多;②右上腹可能触及坚硬活动的橄榄样肿块;③稀钡餐检查可见胃扩大,胃排空时间延长,若见到鸟嘴状的幽门管入口及延长而狭窄的幽门管,即可确诊。

(3)胃旋转:因为新生儿胃韧带松弛,胃呈水平位,故易发生胃扭转而呕吐。特点为:①多于生后 1~3 天发病;②进食后即刻发生呕吐,呕吐物为奶,可伴轻度腹胀,但无明显蠕动波;③钡餐造影见胃大弯位于胃小弯之上、有双胃泡双液面,可明确诊断。

(4)膈疝:食管裂孔疝以呕吐或呕血为主要症状,有呼吸困难、发绀表现,稀钡餐造影可明确诊断。

(5)肠梗阻:①梗阻部位越高,呕吐出现越早,呕吐物多含有胆汁;②多伴有腹胀,梗阻部位越低,腹胀越明显;③立位腹平片有助于明确梗阻部位,并根据肠道有无气体决定梗阻类型。

(6)先天性巨结肠:①先有胎便排出延迟、腹胀,而后出现呕吐;②肛检或灌肠后有大量气体及胎便排出,腹胀减轻,呕吐缓解;③钡剂灌肠常能明确诊断。

二、诊断

根据下列几点作出初步诊断。

1.详细询问病史

(1)生产史中羊水过多常提示消化道闭锁。

(2)从喂养史可了解喂养是否恰当。

(3)从呕吐开始时间可区别肠道闭锁或幽门肥厚性狭窄。

(4)呕吐方式如喷射状可能为先天性消化道畸形,溢乳则可能为贲门松弛。

(5)从呕吐物性质可帮助诊断梗阻部位,如只有黏液和唾液提示梗阻在食管,有乳汁或乳块提示梗阻在幽门或在十二指肠壶腹以上,呕吐物含胆汁表明梗阻在壶腹以下,如含粪质说明梗阻在小肠下部或在结肠。

(6)了解伴发疾病和呕吐的关系,如肺炎、肾盂肾炎等都可发生呕吐。

2.体格检查

(1)检查腹胀的部位、程度、胃型和肠型,对诊断梗阻的部位有帮助。幽门和十二指肠梗阻时腹胀仅限于上腹部,可看到胃型。梗阻部位越低腹胀越广泛,且可见肠型。

(2)幽门肥厚性狭窄时,在近脐部右上方可扪到橄榄大小硬块。肾盂积水可在一侧腰部扪及一软而大的块状物。

(3)身体其他部位的检查如有感染病灶,则呕吐可能是感染性疾病时的一个症状。

(4)肛门指检查对诊断肛门狭窄、先天性巨结肠、胎粪性便秘有重要意义。

(5)诊断脱水、酸中毒程度对液体治疗有关。

3.X线检查

直立位腹部平片可提示完全性梗阻的部位。对不完全性梗阻则需进一步用碘剂或钡餐检查,早产儿和体弱儿则以用碘剂为妥,因如发生呕吐和吸入时影响较少。疑有幽门肥厚性狭窄可作稀释钡剂检查以证实,诊断巨结肠可做钡剂灌肠。

4.特殊检查

如对肾上腺皮质增生症可做尿 17-酮类固醇测定,硬脑膜下出血可做硬膜下穿刺等。

三、治疗

1.明确诊断,治疗基本病因

喂养不当者,指导合理喂养;羊水吞入引起呕吐可用生理盐水或 1‰ NaHCO$_3$ 洗胃;幽门痉挛可在喂奶前 10～15 分钟服 1∶1000 阿托品 1 滴,每天增加 1 滴至面红为止,持续一段时间;胃食管反流可体位治疗并用多潘立酮(吗丁啉)每次 0.2mg/kg,或西沙比利每次 0.2mg/kg,奶前 20 分钟口服,一天 2～3 次。胃肠道先天畸形应及早手术治疗。

2.对症治疗

(1)内科性疾病引起呕吐者一般宜采取上半身抬高、右侧卧位,以防呕吐物呛入引起窒息或吸入性肺炎。

(2)外科性疾病引起呕吐者应禁食;腹胀明显应做胃肠减压。巨结肠患儿做结肠灌洗,一般不必禁食。

(3)纠正水电解质紊乱,供给适当热能。

第三节 腹胀

腹胀是一种主观感觉,自觉全腹部或局部胀满感,亦可为通过客观检查而发现的全腹部或局部胀满。正常小儿的腹部外形略显膨隆,形成"锅状腹",在婴幼儿期更为明显。腹部的大小可用腹围来衡量,测量方法为使小儿处于仰卧位,用皮尺经脐绕腹一周的长度。婴儿期腹围与胸围近似,随着年龄增大,腹围逐渐小于胸围。若小儿腹围大于胸围,提示有腹胀。视诊可见腹壁高于剑突与耻骨联合平面。正常情况下,脐在腹部正中,上下相等,左右对称。脐与腹壁相平或稍凹陷。腹胀在儿科疾病中常见且为不具特异性的症状和体征,可出现在各年龄组患儿,并涉及内、外科多系统疾病。

一、发生机制

1.胃肠道胀气

小儿腹胀以胃肠胀气为主,由于胃肠道内产气过多或排气障碍而发生腹腔胀气。一般胃肠道内的气体主要来源于哭闹、吸吮或鼻塞等吞咽的大量气体,和消化道内经细菌作用产生的气体;在肺炎患儿存在呼吸功能障碍时,静脉血二氧化碳分压高于肠腔内二氧化碳分压,气体可向肠腔内弥散,发生腹胀。肠腔内气体在消化过程中部分被肠壁吸收,部分经肛门排除。当肠道发生炎症或蠕动变慢、甚至麻痹及梗阻时,则影响其吸收,发生胀气。

2.肠管蠕动功能障碍

正常肠管蠕动使肠道内气体和液体随时被吸收或向下推进。交感神经兴奋对肠蠕动有抑制作用。当重症患儿如重症肺炎、肠炎或脓毒症等交感神经过度兴奋,抑制肠蠕动而发生肠麻痹,发生腹胀。

3.腹腔积液

腹腔内集聚过多的液体,当进入腹腔内的液体速度超过腹膜吸收的速度,则形成腹水。小儿腹水常见原因是低蛋白血症,此外如肝硬化、腹腔内炎症或肿瘤均可使腹腔内液体增加,超过一定限度引起腹胀。

4.腹腔内占位性病变

巨脾、卵巢囊肿、肿瘤或肾盂积水等占据腹腔内一定位置,压迫肠道,影响排气,均可引起腹胀。

二、病因

患儿主观感觉、腹围改变,腹腔内容物变化及腹部肌肉的运动,构成腹胀的病理生理四个因素,独立或联合起作用引起腹胀。生理情况下婴幼儿常见腹胀可由哭闹、进食时吸吮大量气体或食物不消化所致。而引起腹胀的病因较多,不同系统的疾病都有可能引起腹胀。

1.感染性腹部疾病

急性胃肠炎、急慢性肝炎、急慢性胰腺炎、细菌性痢疾、原发性腹膜炎、消化道穿孔、肠道/胆道感染引起的继发性腹膜炎、气腹、急性坏死性小肠结肠炎、肠套叠、蛔虫毒素反应、幽门/肠梗阻和慢性萎缩性胃炎等。

2.非感染性腹部疾病

先天性巨结肠、先天肥厚性幽门狭窄、胃翻转、肛门直肠畸形、乳糜腹、肾积水、胆总管囊肿、急性胃扩张、胃轻瘫、假性肠梗阻、肠易激综合征、功能性便秘、肠扭转、脾曲综合征、小儿痉挛症、腹部肿瘤、尿潴留、血管栓塞和腹水等。

3.腹外疾病

重症肺炎、重症脑炎、伤寒、脓毒症或感染性休克等可以导致腹胀。非感染性因素包括窒息、创伤、急性中毒、药物作用、结缔组织病、脊髓病变、心绞痛或心律失常亦可引起反射性腹胀、肿瘤、电解质紊乱（低钾）、心力衰竭、缩窄性心包炎、先天性甲状腺功能减退等。

4.小儿肠痉挛

多见于3～4个月以下的婴儿，其发生可能与小儿中枢神经系统发育不完善、肠道功能不成熟、喂养食品及方法不当或寒冷饥饿等因素有关。患儿突发阵发性腹部绞痛，以脐周明显，发作时因小儿不能诉说，则以突发哭闹、烦躁不安表达。腹部检查全腹胀，腹肌紧张，可历时数分钟至数十分钟缓解入睡，间歇期如正常儿一样。应与外科疾病肠套叠、肠扭转及腹膜炎鉴别。必要时做腹部透视、胃肠钡餐、空气或钡餐灌肠等检查。

5.肠套叠

80％发生于2岁以下小儿，病因不清，以腹痛、血便、呕吐、腹胀及肿块为表现，严重者可呈现全身衰竭状态。腹部B超可见横切面"同心圆"或靶环状影，纵切面"套筒"块影。

6.先天性巨结肠

由于结肠远端无神经节细胞，直肠或结肠远端持续痉挛，粪便淤积近端结肠，以致肠管扩大肥厚而形成巨结肠。临床表现为胎便排出延缓、顽固性便秘和腹胀，呕吐、营养不良和发育迟缓，直肠指检壶腹部空虚，拔出后可排出恶臭气体及大便。

7.肠易激综合征

由精神、遗传、感染、食物、肠道分泌及蠕动功能紊乱等多因素引起的慢性、反复发作的，以肠道运动功能障碍为主，无器质性病变的肠道功能紊乱综合征。临床表现为腹痛、腹胀、腹泻、便秘及肠鸣音增强等。

8.假性肠梗阻

为肠道肌肉神经病变，引起消化道运动功能障碍，临床表现为恶心、呕吐、腹胀、腹痛等肠梗阻表现，病程持久者可引起营养不良，并影响生长发育。临床可由于肠平滑肌或神经系统病变或者EB病毒、巨细胞病毒、肠道病毒等病毒感染所致。常无机械性肠梗阻证据。

三、诊断思路

（一）了解患儿的特点

1.年龄特点

年龄不同，出现腹胀的原因也不一样，新生儿及小婴儿有腹胀应考虑胃肠道畸形、幽门梗阻、先天性巨结肠及严重感染等，小儿腹胀以胃肠胀气为主，一般胃肠道内的气体主要来源于吞咽下的气体及消化道内经细菌作用产生的气体。先天性肥厚性幽门狭窄患儿常于出生后2～4周出现症状。

2.性别特点

如遇女童发热、腹痛、下腹胀、排尿痛及排尿困难，应注意尿道感染。对青春期后女性患儿应注意妇科疾病引起的腹胀。

3.食物特点

进食过量豆类、花生、薯类等食物易引起腹胀。若患儿有乳糖酶缺乏、乳糖不耐受或食物过敏的患儿接触过敏源也可引起腹胀。

4.病程特点

对急性起病,时间短者需要考虑肠套叠、肠梗阻、消化道穿孔、腹膜炎或重症感染等所致,而反复腹胀,病程长的患儿需要考虑如肠易激综合征,肾病综合征,结缔组织疾病,营养性、肝性、肿瘤性、代谢性疾病等所致腹水。

(二)观察腹胀的形状

1.视诊

(1)腹胀范围:要注意是全腹胀、中腹胀、下腹胀、偏左或偏右侧的腹胀。引起全腹胀的内科病多见于胃肠炎、感染、中毒或电解质紊乱引起的肠麻痹;全腹胀常见的外科原因是低位性肠梗阻、气腹、血腹、腹腔感染及各种原因引起的腹水。全腹胀呈均匀圆形隆起,而脐部凹陷,应考虑肥胖或胃肠胀气、麻痹性肠梗阻等。若脐部凸起则多为腹水或腹内肿物。局限性腹胀常与该部位的脏器有关,如先天性胆管扩张症常表现右上腹的局限性腹胀。右上腹胀见于肝、胆肿大,中上腹胀胃肠道疾患,左上腹胀常由脾肿大、急性胃炎、功能性消化不良、肝硬化、幽门梗阻、胃扩张或血液系统等引起,下腹胀见于尿潴留,右下腹胀可能为阑尾周围脓肿。

(2)胃肠道蠕动:胃型及蠕动波提示幽门或十二指肠近端梗阻;小肠型常表示相应部位的小肠梗阻;先天性巨结肠则表现为沿结肠走行的宽大结肠型。

2.触诊

腹部触诊时要注意有无压痛及压痛部位。因年幼儿不能用语言表达,而年长儿因有惧怕心理不能如实表达,所以在判断腹部压痛时,要注意观察患儿对触压腹部的反应,以此判断有否压痛。压痛部位可协助判断原发病器官,如胰腺炎时左上腹压痛,胆囊炎时右上腹压痛,阑尾炎时右下腹压痛。肌紧张和反跳痛是腹膜炎的表现,往往提示存在外科疾病,但个别内科疾病也可致腹肌紧张,如糖尿病并发酮症酸中毒,应注意鉴别。触诊对腹部占位病变的诊断很有帮助,可了解囊性包块张力、实性肿物质地及表面光滑度,还可了解包块与脏器的关系,以确定肿物来源。

3.叩诊

腹部叩诊可提示腹胀是由气体、液体还是实性物引起。叩诊时气体为鼓音,液体为浊音,实性物为实音。少到中量气体位于肠腔内或腹腔,常需结合其他辅助检查确定,大量气腹可致肝浊音界消失而提示诊断。中量腹水时叩诊可发现移动性浊音。

4.听诊

腹部听诊对鉴别机械性肠梗阻或麻痹性肠梗阻意义最大,机械性肠梗阻时肠鸣音亢进,并可听到气过水音;而麻痹性肠梗阻时肠鸣音减弱或消失。如果发热腹胀患儿,发展为腹壁发红,并伴腹部压痛和肌紧张,肠鸣音消失,往往提示肠穿孔的可能。

(三)注意伴随症状

1.腹胀伴腹痛

伴剧烈腹痛时应考虑急性胆囊炎、胰腺炎、肠梗阻、急性腹膜炎.肠系膜血管栓塞或血栓形成、肠扭转、肠套叠等病变的可能。腹胀伴肠型或异常蠕动波多见于肠梗阻,如胃部有振水音时,多考虑为胃潴留或幽门梗阻。

2.腹胀伴呕吐

多见于幽门梗阻、肠梗阻等病变,其次可见于肝胆道及胰腺病变,功能性消化不良及吞气症等功能性病变有时也可发生呕吐。

3.腹胀伴嗳气

常见于吞气症性消化不良,慢性萎缩性胃炎、溃疡病及幽门梗阻等。腹胀伴肛门排气增加多见于食物在肠道发酵后结肠内气体过多、肠易激综合征等。

4.腹胀伴便秘

见于习惯性便秘,肠易激综合征(便秘型),肠梗阻,先天性巨结肠等。

5.腹胀伴腹泻

多见于急性肠道感染,肝硬化,慢性胆囊炎、慢性胰腺炎,吸收不良综合征等。

6.腹胀伴发热

多见于伤寒,急性肠道炎症,肠结核,结核性腹膜炎及败血症、脓毒症等。

(四)辅助检查

1.实验室检查

血常规、CRP、血沉及降钙素原等检查可提示患儿是否存在全身、肠腔内、腹腔或脏器的感染。尿、便常规可鉴别是否为尿路或肠道感染。对腹水患儿应首先通过腹水常规检查,确定为漏出液或渗出液。有时通过腹腔穿刺抽出少量液体即可确诊为炎症、出血、消化道或胆道穿孔。另外,腹腔肿瘤或转移瘤时,可在穿刺液中找到肿瘤细胞。

2.X线腹部立位片

由于正常新生儿和小婴儿腹部存在生理积气,因此无论气体增多或减少均提示可能存在病变。肠梗阻时腹部立位片可显示阶梯状液平面,直肠或结肠无气提示完全性肠梗阻;腹腔渗液增多,肠绊张力低,可能为绞窄性肠梗阻。腹部立位片如显示有腹下游离气体,可确诊胃肠道穿孔。因此,当怀疑肠梗阻胃肠道穿孔时应首选腹部立位片。腹部CT检查对因腹部肿物或肿瘤引起的腹胀具有诊断意义。CT检查不仅可测量肿物大小,还可确定肿物为实性或囊性,确定囊壁的厚度及囊内容物大概情况。但CT检查为静态图像,对功能方面的显示常不如B超。

3.腹部B超

B超检查易于显示软组织(如肝、脾)、液体、肾积水及胆总管囊肿、腹腔脓肿等囊性病变。对发现腹部占位性病变,并确定其性质及其与腹腔脏器的关系非常有意义。彩色多普勒可显示脏器血液供应和脉管系统形态,并可提示血流方向和速度,与CT和腹平片比有独到之处。在肠套叠早期,腹部B超比X线片更为敏感,并能为急性阑尾炎提出诊断依据。

四、治疗

根据临床表现及辅助检查确定。如属内科疾病引起者可采取积极的非手术疗法,如系外科疾病所致应迅速采取外科疗法及手术治疗。另外可采取对症治疗措施如肛管排气、胃肠减压、清洁灌肠,应用增强肠蠕动的药物,另外如抽放腹水、排除腹腔内游离气体等。

第四节　肝脾大

肝脏大在新生儿并不少见,除肝脏疾病本身以外,许多非肝脏疾病也可引起肝脏增大。临床遇到新生儿肝脏肿大应尽快查找原因,区别是良性自限性疾病,或是恶性病变。肝脏增大的病理改变有充血、库普弗细胞增生、脂肪浸润、炎性反应、某些物质沉积和肝内肿瘤等。脾脏增大最常见的病理改变是淋巴组织增生和脾静脉窦充血。

一、病因

1.按临床是否常见

新生儿肝脾大最常见的病因是感染和溶血。新生儿败血症和新生儿肝炎可使肝脾均肿大。新生儿血型不合溶血病是新生儿期最常见的溶血性疾病,其次是 G-6-PD 酶缺陷、遗传性球形红细胞增多症、珠蛋白生成障碍性贫血(地中海贫血)和镰状细胞贫血。其他可引起脾大的疾病,如大理石骨病、戈谢病(高雪病)、黏多糖病等均少见。

新生儿肝脾大的原因很多,按临床是否常见,排列顺序如下:

(1)感染性:如由各种细菌感染引起的败血症,宫内或产时感染引起的新生儿肝炎,原虫感染的弓形虫病等。引起新生儿肝炎的病毒较常见的有乙型肝炎病毒、巨细胞病毒、风疹病毒和带状疱疹病毒等。

(2)血液病:如新生儿母婴血型不合溶血病、遗传性球形红细胞增多症、珠蛋白生成障碍性贫血等。

(3)心脏病:肝脏增大由充血性心力衰竭引起,可见于窒息后缺氧缺血性心肌损害,也可见于各种先天性心脏病如大型室间隔缺损、大血管移位、左心室发育不良和主动脉狭窄等。

(4)胆道疾病:主要为先天性胆道畸形。

(5)遗传代谢性疾病:如糖原贮积症、半乳糖血症、高脂血症和类脂质贮积症等。

(6)细胞增生和肿瘤:如先天性白血病、恶性组织细胞增生症、淋巴网状细胞肉瘤、肝脏囊肿与肝脏肿瘤等。

2.按是否伴有黄疸

新生儿肝脏肿大的病因按是否伴有黄疸分为两大类。伴有黄疸的有新生儿肝炎、新生儿溶血病、败血症、肝外胆道闭锁、胆总管囊肿、遗传代谢性疾病等。不伴有黄疸的有心力衰竭、免疫性与非免疫性胎儿水肿、糖原贮积症、溶酶体病和肝脏囊肿等。

二、临床表现

1.检查方法

(1)新生儿期扪到肝脏并不表示肝大,正常新生儿肝脏下缘约在右侧肋弓下 2.0cm,剑突下更易扪及,也为 2.0cm 左右。肝脏位置下降见于肺过度膨胀、胸廓变形、胸腔占位性病变,如积液、气胸或脓肿;此外,当腹壁肌肉松弛如周身肌张力减退或先天性腹壁缺损时,肝脏位置也下降。触诊新生儿肝脏时用力要轻。新生儿腹壁很薄,肝组织质地较软,用力触诊时,使指尖位置过深,到达肝脏边缘的下面,因而在呼吸时指尖无法感觉到肝脏的边缘。肝脏上缘通常由叩诊确定,若肝上缘在右锁骨中线第五肋间,扪到肝下缘在肋弓下 2.0cm 以上,表明肝脏确实增大;若肝上缘低于第 5 肋间,扪到肝脏可能是因胸腔疾病将肝脏向下推移所致。若肝脏上缘无法清楚地从叩诊确定,可采用抓刮法检查,即将听诊器放在肝脏中央部位,用手指轻轻抓刮胸部皮肤,从肝区外逐渐向肝区内移动,当听到的声音从遥远、低钝变成清晰的抓刮声时,肝脏边缘便可确定。声音的变化是因肝脏为实质性脏器,对声音的传导较周围充气组织更好。肝的长度即肝脏在右锁骨中线上的高度,每个有肝脏增大的婴儿都必须测量。新生儿正常肝脏长度有个体差异,最高可达 8.0cm。除了确定肝脏大小和位置外,还应检查肝脏的硬度,表面是否光滑或有结节,以及肝脏边缘是否锐利。脂肪肝的特点是质地软,表面光滑,边缘钝;纤维化肝质地硬,表面有结节,边缘清楚锐利;糖原贮积症的肝脏像干土样硬;肝脏肿瘤表面常有结节;肝脏有血管瘤时在肝区可听到血管音。

(2)正常新生儿约 1/4 可触及脾的下缘,其特点为质地软,位置表浅,不被结肠遮盖,脾的上部在肋弓后面,不能触及。

2.肝脏肿大的程度

肝脏肿大的程度可分轻、中、重三度。轻度指肝在肋下可以触知或肝脏下缘在锁骨中线肋缘点与脐连线的中点水平线以上;中度为肝脏下缘在该连线中点以下到脐水平之间;重度为肝下缘在脐水平以下。肝脏中度到重度肿大者要考虑由各种病原体引起的感染,充血性心力衰竭,先天性胆道畸形,肝糖原贮积症,黏多糖病,类脂质病和半乳糖血症等。

三、实验室检查

实验室检查对确定肝脾大的原因和判定肝脏功能极为重要,有时临床症状并不明显但化验检查已显示肝功能异常。实验室检查对评估肝脏损害程度及其预后也是必不可少的。

测定血清胆红素浓度是新生儿肝脏肿大最常做的化验,新生儿期血液病是新生儿黄疸最常见原因之一,很多肝大伴有黄疸的疾病都需要与其鉴别,尤其在生后第 1 周内。若血清胆红素持续增高至生后 2 周以上,并且以直接胆红素增高为主,便应考虑为肝脏疾病。

肝功能试验中的脑磷脂絮状试验、硫酸锌浊度试验等在新生儿期常不呈阳性反应。丙氨酸氨基转移酶(ACT)和天冬氨酸氨基转移酶(AST)在心脏和肌肉组织中含量也较多,窒息缺氧后此类酶可大量释放至血流。乳酸脱氢酶在肝炎时增高,阻塞性黄疸时不增高,提示胆汁淤积的酶有碱性磷酸酶、亮氨酸氨基转肽酶和 γ-谷酰转肽酶等,血清 5′-核苷酸酶在胆道闭锁时也明显增高。

为确诊血型不合溶血病须做抗人球蛋白直接试验、游离抗体测定和抗体释放试验。疑有糖代谢异常者应测定血糖及糖耐量试验。考虑有血液病或恶性细胞增生时应做骨髓穿刺,对诊断不明的肝脾肿大或疑为肿瘤者可考虑肝脾穿刺后取活体组织检查。

四、影像诊断

应用超声扫描可观察肝脏位置、形态、大小,检查横膈运动,显示肝脏与相邻器官的关系。B型超声对肝囊肿、肝脓肿和肝肿瘤等肝内肿物的鉴别极有用,肝硬化、脂肪肝和淤血肝也能在超声图像下区别。超声检查可以观察脾脏的位置、形态和大小,新生儿合作程度、腹肌紧张和腹水等因素对其影响较小。利用超声检查判断脾大较触诊更敏感和正确,并可显示内部结构,可区别淤血性脾肿大、淋巴肉芽肿、脾的原发性肿瘤和脾被膜下血肿等。

放射性核素检查也可用于肝脾肿大的诊断,胶体^{99m}Tc注入静脉,可显示肝影像,用于了解肝脏的位置、形态、大小和探测肝内有无占位病变。脾脏可与肝同时显影,脾功能正常时,脾影较肝右叶淡;脾功能亢进时,脾影可浓于肝影,对脾内占位病变和浸润病变的诊断,也很有用。

五、治疗

寻找病因,根据病因进行治疗。对于巨脾应绝对避免挤压腹部,防止发生脾破裂。

第五章　泌尿系统疾病

第一节　急性肾小球肾炎

急性肾小球肾炎(简称急性肾炎)是小儿时期最常见的肾小球疾病。临床上是以急性起病、血尿、高血压、水肿及肾小球滤过率可有所降低为特点的一个综合征;小儿时期以链球菌感染后发生者多见。临床上常区分为链球菌感染后或非链球菌感染者两大类。

由 A 族 β 溶血性链球菌感染引起者常为免疫复合物性肾炎。病理为弥漫性毛细血管内增生性肾炎。电镜下还可见本症特征性的"驼峰"病变。免疫荧光见有 IgG 和 C3 于肾小球沉积。

一、临床表现

1.学龄儿多见

发病前1~3周常有呼吸道或皮肤的链球菌感染史,自前驱感染至临床发病有一无症状间歇期。

急性起病。多以晨睑肿为主诉,重者偶延及全身。血尿为另一常见主诉。可为洗肉水样,也可为深茶色尿。此外可有乏力、头痛、头晕、恶心、腹痛、腰部钝痛等症状。查体除非可凹水肿外,常有血压增高。

2.严重病例

有以下几种表现:

(1)严重的循环充血或心力衰竭:烦躁、气急、端坐呼吸、肺底湿性啰音、心率增快,甚至奔马律、肝大等。

(2)高血压脑病:表现有头痛、呕吐、一过性视力障碍、甚至惊厥、昏迷。

(3)急性肾衰竭:持续尿少、严重氮质血症、电解质紊乱(高钾、低钠、高磷血症)、代谢性酸中毒等。

3.不典型病例

(1)亚临床病例:有链球菌感染史或密切接触史,但无明显临床表现;但血补体测定常呈规律性降低继之恢复的动态变化。

(2)肾外症状性肾炎:患儿无明显尿液改变,但临床有水肿、高血压、甚至呈急性循环充血、高血压脑病。如行反复尿化验及血补体水平的动态观察多可发现其异常。

(3)蛋白尿表现显著者可达肾病综合征水平,甚至有相应的血生化改变。

4.实验室和其他检查

(1)尿液检查:以血尿为主要所见。尿沉渣还可见红细胞管型、颗粒管型及白细胞。尿蛋白一般为+~++。

(2)可见轻度贫血。血沉常增快。

(3)有关链球菌感染的检查:例如咽或皮肤病灶细菌培养(阳性率一般仅 20%～30%),血中抗链球菌溶血素 O(ASO)滴度增高(阳性率 70%～80%),但皮肤感染引起者 ASO 常不增高。

(4)血中补体测定:总补体及 C3 急期明显下降,6～8 周恢复。

(5)肾功能检查:暂时性血尿素氮(BUN)及肌酐(Cr)升高,肌酐清除率(Ccr)下降。

二、诊断

1.诊断依据(根据中华医学会儿科学会肾脏病学组方案)

(1)急性起病,1～3 周前有前驱感染,如咽炎、扁桃体炎、脓皮病等。

(2)尿常规检查以血尿为主,伴不同程度的蛋白尿。离心尿沉淀红细胞每高倍视野＞5 个,不离心尿红细胞每高倍视野＞3 个,白细胞每高倍视野＜10 个。蛋白(+～+++),一般＜1g/24h。

(3)可有水肿、高血压(学龄前儿童＞120/80mmHg,学龄儿童＞130/90mmHg)和(或)肾功能不全。

(4)起病 6～8 周内血清补体降低。有链球菌感染的血清学证据如抗链球菌溶血素 O(ASO)升高。

具有上述 4 项可确诊为急性链球菌感染后肾小球肾炎。

2.肾功能的诊断(中华医学会儿科学会肾脏病学组制订)

(1)肾功能正常期:血 BUN、Cr 及肌酐清除率(Ccr)正常。

(2)肾功能不全代偿期:血 BUN、Cr 正常,Ccr 为 50～80mL/(min・1.73m^2)。

(3)肾功能不全失代偿期:血 BUN 增高≥10.7mmol/L,血 Cr≥176μmol/L,Ccr 为 30～50mL/(min・1.73m^2)。

(4)肾衰竭期(尿毒症期):Ccr 为 10～30mL/(min・1.73m^2),血 BUN＞21.4mmol/L,血 Cr＞353.6μmol/L,并出现临床症状,如疲乏、不安、胃肠道症状、贫血、酸中毒等。

(5)终末期:Ccr＜10mL/(min・1.73m^2),如无肾功能替代治疗则难以生存。

3.鉴别诊断

(1)其他病原体感染后引起的肾炎:已知多种病原体感染可引起肾炎,其致病原可为细菌(葡萄球菌、肺炎球菌等)和病毒(乙肝病毒、流感病毒、EB 病毒、水痘病毒和腮腺炎病毒等),也可为肺炎支原体及原虫所致。临床表现与急性肾炎相似,应根据病史、先驱感染、前驱期长短及各自的临床特点进行鉴别。如病毒性肾炎,一般前驱期短,3～5 天,临床症状轻,无明显水肿及高血压,以血尿为主,补体 C$_3$ 不降低,ASO 不升高。

（2）其他原发性肾小球疾病：如 IgA 肾病，起病与急性肾炎相同，多数患者于上呼吸道感染后 1～2 天内即以血尿起病，血尿反复发作，通常不伴有水肿和高血压，血清补体正常，鉴别主要依靠肾活检。

（3）慢性肾炎急性发作：此类患儿有肾脏病史，急性发作者多于感染后 1～2 天内即出现症状，无明显的前驱期；且常有严重贫血，持续性高血压和肾功能不全，尿比重低而固定。

（4）紫癜性肾炎：临床表现与急性肾炎相同，但有过敏性紫癜的病史。

三、治疗

以休息、对症治疗为主，防治感染及致死性并发症，保护肾功能，以利恢复。

（一）一般治疗

1.休息

急性期应卧床休息至肉眼血尿消失、水肿消退、血压恢复正常，儿童患者一般在发病 4～6 周后可恢复上学，持续尿检异常（镜下血尿或蛋白尿）时应定期门诊随访。

2.饮食

高血压、水肿及少尿明显者应限制每日液体入量，每日液体入量应控制为：前一日尿量＋不显性失水量＋显性失水量－内生水。低盐饮食，食盐以 60mg/(kg·d) 为宜。氮质血症者应限蛋白，进食优质动物蛋白 0.5g/(kg·d)。

（二）药物治疗

1.控制感染灶

（1）抗生素应用目的：急性肾小球肾炎属免疫性疾病，并非由病原菌直接感染肾脏造成，而是病原菌入侵机体其他部位（呼吸道、皮肤）引起的一种免疫反应性疾病，尤其是以溶血性链球菌感染后导致的急性肾炎为多见。用抗生素的目的是消除上述部位的残存病灶。

（2）常用药物：选用的抗生素首先应针对溶血性链球菌。如青霉素，是治疗 A 组溶血性链球菌感染的首选药物，常用剂量为 10 万～20 万单位/(kg·d)，分 2～4 次肌内注射或静脉滴注。对青霉素过敏的患儿，可选用大环内酯类抗生素，如红霉素、罗红霉素等，或改用头孢菌素类抗生素，如头孢拉啶、头孢唑啉等。禁忌用磺胺类药物。对病程 3～6 个月以上，尿仍异常且考虑与扁桃体病灶有关者可于病情稳定时作扁桃体摘除术。

肾功能轻度减退（GFR＞5mL 次/分）时，青霉素仍按常用剂量使用；中度减退（GFR 为 10～50mL 次/分）时，给予常用剂量的 75%；重度减退（GFR＜10mL 次/分）时，减量为常用剂量的 20%～50%。

2.消除水肿

对经限水、限盐、卧床休息治疗后仍存在明显水肿者，应使用利尿药治疗。如氢氯噻嗪，剂量为 1～2mg/(kg·d)，分 2～3 次口服；肾功能受损及噻嗪类效果不明显者，可应用利尿药，如呋塞米，口服剂量 2～5mg/(kg·d)，注射剂量每次 1～2mg/kg，每日 1～2 次，静脉注射剂量过大可有一过性耳聋。禁止使用渗透性利尿药和保钾利尿药，如螺内酯。

3.控制血压

(1)理想的血压:即尿蛋白<1g/d 时,血压应在 130/80mmHg 以下;尿蛋白≥1g/d 时,血压应在 125/75mmHg 以下。

(2)降压治疗:如经休息、控制饮食及利尿后血压仍高者,均应给予降压治疗。

①硝苯地平:为降压首选药物,属钙通道阻滞药。开始剂量为 0.25mg/(kg·d),最大剂量为 1mg/(kg·d),分 3~4 次口服或舌下含服。

②肼屈嗪:剂量为 1~2mg/(kg·d),分 3~4 次口服。

③利血平:适用于严重高血压者,剂量为每次 0.07mg/kg,一次最大量不超过 1.5mg/kg 肌内注射,血压控制后按 0.02~0.03mg/(kg·d),分 3 次口服维持治疗。此药可致鼻塞、嗜睡及心动过缓,可与肼屈嗪合用,彼此可起协同作用,并互相校正其对心率的影响。

(3)严重表现时的治疗

①高血压脑病的治疗:降压首选硝普钠,剂量为 5~20mg,溶于 5% 葡萄糖液 100mL 中以 1μg/(kg·min)的速度持续静脉滴注或用输液泵泵入,在监测血压的基础上可适当加快滴速,但一般不应超过 8μg/(kg·min),以防发生低血压。滴注时针筒、输液瓶、输液器等应避光,以免药物遇光分解。同时应用呋塞米,每次 2mg/kg 静脉推注。高血压脑病出现抽搐时,可给予地西泮,每次 0.3~0.5mg/kg,静脉缓慢推注,并给予吸氧辅助治疗。脑水肿明显者,可选用 20% 甘露醇,快速静脉滴注,每 4~6 小时 1 次以降低颅内压。

②严重循环充血的治疗:严格限制水和钠盐的摄入,治疗的重点是应用利尿剂等药物,如呋塞米,每次 2mg/kg 静脉推注;酚妥拉明,剂量为 0.2~0.3mg/kg(每次用量不应超过 5mg)加入 5% 葡萄糖溶液中缓慢持续的静脉滴注。洋地黄类药物一般不用。可加用硝普钠(剂量及用法同上)治疗。难治性病例可采用透析或血液滤过治疗。

③急性肾功能不全的治疗:严格控制液体入量,每日液体入量=前 1 日尿量+不显性失水(每日 300mL/m²)+吐泻丢失量-内生水量(每日 250~350mL/m²),保持水、酸碱度和电解质的平衡,监测血钾变化,浓度较高时应积极纠正,达到透析指标时尽早透析。

(三)其他治疗

1.手术治疗

对于反复发作的扁桃体炎,可考虑做扁桃体切除术。手术时机以病情稳定、无临床症状及体征,尿蛋白低于(+),尿沉渣红细胞<10 个/高倍视野,且扁桃体无急性炎症为宜,手术前后需应用青霉素 2 周。

2.血液净化

对于较长时间无尿或少尿伴急性肾衰竭,或急性肾衰竭合并肺水肿、脑水肿、高血钾、严重代谢性酸中毒的患儿,应紧急行血液透析、血液滤过或腹膜透析治疗,以帮助患儿渡过急性期。由于本病具有自限性,肾功能多可恢复,一般不需要长期维持透析。

3.中医治疗

急性肾炎多由于风寒、风热及湿邪所致,疾病发展期可采用祛风利水、清热解毒、凉血止血等治法。方剂有越婢加术汤、麻黄连翘赤小豆汤、五味消毒饮加减;恢复期主要为余邪未尽,正气虽有损耗,但临床表现虚证不明显,仍以祛邪为主。

第二节　急进性肾小球肾炎

急进性肾小球肾炎(RPGN)简称急进性肾炎,系急进性肾炎综合征。临床上急性起病,出现血尿、蛋白尿、管型尿、水肿、高血压并且持续性少尿或无尿,呈进行性肾功能不全,最终在数月内(3个月左右)出现尿毒症。由于其主要的病理改变是广泛的肾小球新月体形成,因此,RPGN也常从病理角度被叫做"新月体性肾炎"。此外,RPGN多在2~3个月内出现肾衰竭,因而从肾衰出现时间上也有时被称为"亚急性肾小球肾炎"。本病在儿童时期发病率较低,一般约占小儿肾小球肾炎的2%。

一、病因

急进性肾炎是多种不同病因引起,有共同临床和病理表现的综合征。按照病因不同,可分为原发性新月体性肾炎和继发于感染性疾病、药物、其他系统疾病以及继发于其他原发性肾小球疾病基础上等。

1.感染性疾病

①链球菌感染后肾小球肾炎;②感染性心内膜炎;③隐匿性内脏脓毒血症;④乙型肝炎病毒感染(伴血管炎和/或冷球蛋白血症)。

2.多系统疾病

①系统性红斑狼疮;②过敏性紫癜;③全身性坏死性血管炎(包括韦格肉芽肿和显微镜下小动脉炎);④Goodpasture综合征;⑤原发性混合性冷球蛋白血症;⑥恶性肿瘤;⑦复发性多软骨炎;⑧类风湿性关节炎(伴血管炎)。

3.药物

青霉胺、肼屈嗪、别嘌呤醇(伴血管炎)及利福平等。

4.原发性肾小球疾病

(1)特发性新月体性肾小球肾炎:①Ⅰ型:IgG线状沉积(抗肾小球基底膜抗体型)。②Ⅱ型:胞IgG颗粒状沉积(免疫复合物型)。③Ⅲ型:少或无沉积(寡免疫反应型);包括:a.抗中性粒细胞胞浆抗体阳性,b.抗中性粒细胞抗体阴性。④Ⅳ:Ⅰ型和Ⅲa型结合型。

(2)在其他原发性肾小球疾病基础上广泛新月体形成膜增生性肾小球肾炎(尤其是Ⅱ型)、膜性肾病及Berger病(IgA肾病)等。

二、病理

光镜的特征性表现是广泛性毛细血管外增生,形成新月体(早期以细胞成分为主,后期胶原组织及成纤维细胞浸润而渐成纤维性新月体);常伴有肾小球毛细血管袢节段性或弥漫性坏死。肾小球病变的范围和程度也不相同,然而,肾功能迅速恶化者,70%以上肾小球有环状新月体形成。如毛细血管内增生明显,则提示存在感染;如有节段性或弥漫性毛细血管坏死,则提示有潜在的血管炎。在新月体内,用特殊染色或免疫荧光,常可见到纤维蛋白原相关抗原的沉积,肾小球基底膜和/(或)Bowman囊有裂隙或断裂。免疫荧光检查可分别出现线状、颗粒状 IgG 沉积或者无 Ig 沉积。

电镜下可见新月体内除上皮细胞外,尚有纤维素及红细胞,肾小球基底膜断裂及纤维素样沉积,内皮下及系膜区甚至上皮下可见电子致密物。

三、临床表现

主要的临床特点有:

1.起病与前驱症状

本病多发生于年长儿童,男孩多于女孩。1/3~1/2 有前驱病史,表现为病前 2~3 周内出现发热、乏力、关节痛及肌痛等上感症状或非特异性表现。

2.急性肾炎表现

起病初期与急性肾小球肾炎类似,表现为水肿、少尿、血尿、蛋白尿及高血压等。但 2~3 周后,上述症状不仅不能缓解,反而加剧,出现持续性少尿、严重高血压及循环充血。

3.肾功能进行性减退

肾功能在 2~3 个月内进行性降低,并出现尿毒症及酸中毒的表现:如恶心、呕吐、厌食、面色苍白、皮肤瘙痒、鼻出血、紫癜、呼吸深大、精神萎靡及表情淡漠等。

4.各种引起 RPGN 的原发病表现

如由过敏性紫癜所致者,可出现双下肢伸侧对称性紫癜、腹痛、便血及关节痛等症状;由系统性红斑狼疮(SLE)所致者,可出现多种 SLE 的表现;由 Goodpasture 综合征所致者,可出现咯血等症状。

四、实验室检查

1.尿液分析

常见肉眼血尿、大量蛋白尿、白细胞尿及管型尿,尿比重及渗透压降低。

2.血常规

多有严重贫血,白细胞及血小板可正常或增高。

3.肾功能不全

表现为血尿素氮、肌酐浓度进行性升高,肌酐清除率明显降低。

4.免疫球蛋白

多增高,表现为球蛋白增高、IgG 增高、C_3 可正常或降低,降低主要见于狼疮性肾炎及急性链球菌感染后肾炎的患者。

5.血中抗肾小球基底膜抗体

阳性主要见于 Good-pasture 综合征,还可通过 ELISA 定量检测抗肾小球基底膜抗体的浓度。

6.抗中性粒细胞胞浆抗体(ANCA)

阳性见于 ANCA 阳性的 RPGN。ANCA 可分为 C-ANCA 及 P-ANCA,前者阳性主要见于韦格肉芽肿,后者阳性主要见于显微镜下结节性多动脉炎即所谓特发性RPGN,该病可能是显微镜下结节性多动脉炎的一种特殊形式,仅局限于肾小球毛细血管内。

7.超声波检查

双肾明显肿大且皮质回声增强,皮髓质交界不清。

8.肾活组织检查

诊断本病最重要的手段。光镜下超过50%的肾小球形成新月体,而且新月体的体积占肾小球体积的50%以上则可从病理上诊断为新月体性肾炎。免疫荧光改变则有助于病因判断。

五、诊断

RPGN的临床诊断并不困难,凡在发病3个月内出现肾功能进行性减退,逐渐少尿或无尿,并有蛋白尿及血尿等肾实质受损表现就要考虑为急进性肾炎。如果肾组织病理提示50%以上的肾小球形成新月体且新月体面积占肾小球截面积的50%以上则可明确诊断。通过实验室检查及肾脏病理检查有望明确RPGN的病因。

六、鉴别诊断

RPGN为一临床综合征,病因不同其预后及治疗也有所不同,因此除与其他临床综合征相鉴别,还需对其病因作鉴别诊断。

1.急性链球菌感染后肾炎

病初多有链球菌感染病史,抗"O"高,少尿持续时间短(2周左右)。极期补体C_3多下降,但随病情好转逐渐恢复。早期虽可有氮质血症,但多可较快恢复。急进性肾炎时少尿持续时间长,C_3多不降低,肾功能持续减退并进行性恶化,肾活体组织检查以新月体形成为主。病理改变主要为内皮和系膜细胞的增殖及多形核白细胞的渗出。

2.溶血尿毒综合征

多见于婴幼儿,主要表现为溶血性贫血、急性肾功能不全及血尿(或血红蛋白尿),需与本例鉴别。但贫血多较严重,网织红细胞升高,周围血红细胞形态异常,可见较多破碎红细胞及盔状红细胞等异形细胞,血小板减少,出血倾向明显,对鉴别有帮助。

3.继发性肾小球疾病

如系统性红斑狼疮、过敏性紫癜、坏死性血管炎及肺出血肾炎综合征等均可引起急进性肾炎,全身症状可不明显或被忽略或被掩盖,易致误诊。鉴别主要在于提高对原发病的认识,注意全身各系统症状,针对可能的原发病进行必要检查以明确诊断。

七、治疗

RPGN病情险恶,20年前有报道90%以上的该病患者于发病1年内发展为终末期肾衰。随着诊治水平的提高,特别是甲泼尼龙冲击疗法及血浆置换等技术的应用,近来疗效已大为提高。

1.一般治疗

卧床休息及低盐饮食等一般治疗与急性肾炎相同。肾衰竭后还应摄入低蛋白饮食,每日热量 230～251kJ/kg(55～60kcal/kg)，以维持基础代谢及氮平衡。每日入量不可太多，以减少肾脏负荷。利尿可采用新型利尿合剂即多巴胺和酚妥拉明各 0.3～0.5mg/kg、呋塞米 1～2mg/kg，一起加入 10%葡萄糖 100～200mL 中静脉滴注，利尿效果优于单用呋塞米。降压可选用硝苯地平(心痛定)每次0.25～0.5mg/kg，一日 3～4 次；或普洛尔(心得安)每次 0.5～1mg/kg，一日 3～4 次，并可逐步加量；还可选用哌唑嗪每次 0.02～0.05mg/kg，尼卡地平每次 0.5～1mg/kg·一日 2 次，卡托普利(巯甲丙脯酸)1～2mg/(kg·d)，一日 2～3 次。

2.肾上腺皮质激素冲击疗法

首选甲泼尼龙 20～30mg/kg，总量每日＜1g，溶于 100～200mL 10%葡萄糖中静脉滴注，一般应在 1～2 小时内滴完，每日 1 次，连续 3 次为一疗程。3 天之后可开始第二疗程，隔日冲击 1 次，共冲击 3 次。然后改为泼尼松 2mg/(kg·d)，隔日一次顿服。

3.免疫抑制剂

在 Kincaid-smith 提倡的四联疗法中，最初免疫抑制剂是采用环磷酰胺(CTX)3mg/(kg·d)或硫唑嘌呤(AZT)2mg/(kg·d)口服，现多改良为环磷酰胺静脉冲击治疗，剂量为每次 0.5～0.75g/m²，间隔 0.5～1 个月冲击一次。

据报道，患者经上述皮质激素及免疫抑制剂二类药物合用后，可取得不同程度的成功，特别是Ⅰ、Ⅱ型者，伴有血管炎者效果更可获得改观。有大约 2/3 以上的患者，经数次甲泼尼龙冲击治疗后，肾功能获得改善，从而避免了血透治疗。

4.血浆置换或免疫吸附治疗

血浆置换主要目的是清除致病抗体如抗肾小球基底膜抗体、免疫复合物及炎性因子等。每次置换 50mL/kg，隔日 1 次，持续 2 周或直至血中抗基底膜抗体消失。免疫吸附主要是选择性地清除各种 IgG 抗体，可连续吸附数次，直至血中抗体消失。据报告，此法对Ⅱ、Ⅲ型均可取得 70%的疗效，对Ⅰ型疗效也达 45%，并对咯血有明显效果。

本法主要适应证：①有肺出血的 Goodpasture 综合征；②早期抗 GBM 型急进性肾炎，仍未少尿，血肌酐＜530μmol/L，应用冲击疗法效果不佳，或循环抗 GBM 抗体滴度高者；③狼疮性肾炎及混合性冷球蛋白血症。

5.抗凝治疗

可用肝素 0.5～1mg/(kg·d)，每日 1～2 次，疗程 10～14 天，可连用 2～3 个疗程。还可选用低分子肝素，其出血及降血小板的不良反应要小于肝素。病情稳定后改为华法林，初始剂量 2.5mg tid，3～5 天后按凝血酶原时间调整，共用 6 月。双嘧达莫 5～8mg/(kg·d)，一日 3 次，可连续应用 6 个月。

6.四联疗法

指采用泼尼松 2mg/(kg·d)、环磷酰胺 3mg/(kg·d)或硫唑嘌呤 2mg/(kg·d)、肝素或华法林以及双嘧达莫 5～8mg/(kg·d)四种药物口服联合治疗。现多改进为甲泼尼龙及环磷酰胺冲击治疗后，采用泼尼松、双嘧达莫、肝素或华法林持续口服及环磷酰胺间断冲击治疗。有报道认为，此法对Ⅲ型 RPGN 可取得 70%以上的疗效，但对Ⅰ型效果不佳。

7.透析疗法

尿毒症或严重高血钾、严重循环充血时可用腹膜透析或血液透析治疗。

8.肾移植

Goodpasture综合征患儿肾移植后,血中抗肾小球基底膜抗体可作用于移植肾引起复发,因此肾移植前需透析半年直至血中抗体阴转后才能进行。

9.中药

可用川芎嗪4mg/(kg·d)静脉滴注2～4周,可起到抗凝治疗效果。尿毒症前期可用生大黄0.3～0.5mg/(kg·d)口服或保留灌汤治疗,还可试用尿毒清5g/次,一天3次。

上述各种治疗的关键是要在早期进行,即于临床上仍未出现少尿或血肌酐<530μmol/L(6mg/dL)之前,或病理上以细胞型新月体为主时进行。如已属疾病后期,使用激素和/(或)免疫抑制剂不仅无效,反而加重氮质血症。

八、预后

RPGN预后差,由抗基底膜抗体介导者,往往一发病即表现为70%以上肾小球有新月体形成,少尿,GRF极度下降(<5mL/min),预后最差。虽然治疗有很大进展,但仍有一半的患者在发病后6个月内,需要维持性血透治疗。个别新月体性肾小球肾炎患者有较长的病程。自然缓解少见,但在感染基础上形成抗原抗体复合物的患者,当抗原清除后,可自行缓解。此外,继发于SLE及坏死性血管炎者也有望在积极治疗下逆转病情,获得缓解。

第三节　肾病综合征

肾病综合征是由于肾小球滤过膜对血浆蛋白通透性增高,大量血浆蛋白质自尿中丢失,导致一系列病理生理改变的一个临床综合征。表现有大量蛋白尿、低白蛋白血症、高脂血症、水肿。可由多种病因和病理改变引起。依是否有明确病因可区分为原发和继发二种。又视有否血尿、高血压、氮质血症、血中补体低下否而进一步区分为肾炎型或单纯型。病理可呈多种改变,小儿时期以微小病变多见。

一、临床表现

(1)水肿常为主诉,为可凹性水肿。始自颜面,可及全身、甚至体腔积液,即伴胸水、腹水、心包积液。肾炎型者可有血压增高。

(2)实验室和其他检查

①尿液检查:尿蛋白定性≥＋＋＋,定量24时≥50mg/(kg·d)。尿沉渣镜检常见透明或颗粒管型。还可见红细胞、肾上皮细胞。

②血液生化检查:血清白蛋白下降(<30g/L)。血脂增高,总胆固醇增高显著,此外甘油三酯、极低密度脂蛋白(VLDL)和低密度脂蛋白(LDL)也常增高。血电解质一般正常。血钙有偏低倾向。

③肾功能:单纯型者多属正常。

二、诊断要点

1.临床诊断

肾病综合征虽多表现前述四大临床特点,确诊则以大量蛋白尿[定性≥＋＋＋,定量以≥50mg/(kg·d)为准]和低白蛋白血症(＜30g/L)为必具条件。在诊为肾病综合征后应区分为原发或继发。对原发者需进一步区别为单纯型及肾炎型。只具以上特点者为单纯型;凡具以下表现之一项或多项者即诊为肾炎型。即:①尿中红细胞＞10/HPF(两周内3次离心尿检查)。②反复出现或持续性高血压,学龄儿童＞17.3/12.0kPa(即130/90mmHg)、学龄前儿童＞16.0/10.7kPa(即120/80mmHg),并排除因应用糖皮质激素所致者。③氮质血症:血尿素氮＞10.7mmol/L(30mg/dL),并排除血容量不足所致者。④血总补体活性或C3反复降低者。

根据泼尼松每日1.5～2.0mg/kg治疗8周时的效应而区分为:①激素敏感型(完全效应),指尿蛋白阴转者。②激素耐药(无效应),尿蛋白仍≥＋＋＋。③激素依赖型,用药后虽可缓解,但减量或停药2周内复发,恢复用药或再次用药仍有效,并重复3次以上者。

2.病理诊断

典型表现的肾病综合征一般不需肾活检,一经临床诊断即应开始治疗。仅下述情况可考虑肾活检以获病理诊断:①激素耐药;②不典型病例如伴持续肉眼血尿或高血压者;③病程中肾功能急剧恶化,或呈缓渐的肾功能减退者;④疑有间质性肾炎或有新月体形成者。

3.合并症的诊断

本征病程长、病理生理改变显著,又常采用糖皮质激素、免疫抑制剂等治疗,故易发生各种合并症。而后者一旦发生则病情进一步复杂,影响预后,严重者甚至死亡。常见者如下:

(1)感染:常见有呼吸道、尿路感染及皮肤感染。多种病原体如细菌、病毒、真菌均可致病。还需注意在长期应用糖皮质激素者体内结核病灶的活动或播散。

(2)高凝状态及血栓栓塞合并症:由周缘血管栓塞而引发的症状比较明显。肾静脉血栓形成如急性发生且累及双侧时则有腹痛、血尿、腹部偶可触及肿大肾脏,肾功能减退;如缓慢发生时仅呈持续不缓解的蛋白尿。

肺部血管受累时,轻者可无症状,重则咯血、呼吸急促、X线有浸润或梗死影,血气示低氧血症。

(3)电解质紊乱:常见低钠血症及低钾血症,并引起相应症状。此外多有低钙血症。

(4)低血容量休克:表现为体位性低血压,四肢末梢发凉、皮肤发花、脉细数、心音低钝、血压下降。在出现此类情况时,除考虑血容量减少的各种病因外,还需考虑有无肾上腺皮质的功能不足。

(5)急性肾(功能)衰竭:此可由于:①持续的低血容量/肾灌注减少,终至肾小管缺血坏死;②肾间质水肿,大量管型阻塞肾小管致肾小囊静水压增高,肾小球有效滤过减少;③伴发了双侧肾静脉血栓;④伴发间质性肾炎;⑤病理类型于某些诱因(如感染)影响下的恶化。表现为少尿、氮质血症,水电解质紊乱及酸中毒。

(6)急性间质性肾炎:常系由药物致之过敏性间质性肾炎。表现有发热、皮疹、血中嗜酸细胞及 IgE 升高;尿中出现嗜酸性粒细胞。肾功能减退。

(7)肾小管功能异常:病程久者可见一定程度的肾小管功能紊乱,尤其是近端小管功能改变,表现为糖尿、氨基酸尿、肾小管性蛋白尿、尿中失磷、失钾、肾小管酸中毒等。少数有浓缩功能障碍。

三、治疗

目前儿童 NS 主要以肾上腺皮质激素治疗为主,辅以对症治疗。

1.一般治疗

(1)休息:一般不需卧床休息。水肿显著或并发感染,或严重高血压除外。病情缓解后逐渐增加活动量。注意预防感染。病程中一般不接受疫苗接种。

(2)饮食:水肿和高血压患儿应短期限制水钠摄入,病情缓解后不必继续限盐。活动期病例供盐 1～2g/d。蛋白质摄入 1.5～2g/(kg·d),以含优质蛋白的动物蛋白(乳、鱼、蛋、禽、牛肉等)为宜。在应用糖皮质激素过程中每日供给足够的维生素 D 及钙剂。应每日给予维生素 D 400U 及适量钙剂。

(3)防治感染:有感染存在时要抗感染治疗。

(4)利尿:有水肿及高血压患儿需使用利尿药。可用氢氯噻嗪,剂量为 1～2mg/(kg·d),分 2～3 次口服;无效者则用强有力的袢利尿药,如呋塞米口服剂量 2～5mg/(kg·d),注射剂量每次 1～2mg/kg,每日1～2 次。但需密切观察出入水量、体重变化及电解质紊乱。利尿药无效可用利尿合药。即低分子右旋糖酐、血管活性药物、呋塞米联合应用。重度水肿可连用 5～10天。

2.糖皮质激素治疗

糖皮质激素是诱导肾病缓解的主要药物。应用糖皮质激素要遵循以下三个原则:尽快诱导缓解、防止复发、尽可能减轻药物不良反应。

(1)初治病例诊断确定后应尽早选用泼尼松治疗。

①短程疗法:泼尼松 2mg/(kg·d)(按身高标准体重,以下同),最大量 60mg/d,分次服用,共 4 周。4 周后改为泼尼松 1.5mg/kg 隔日晨顿服,共 4 周,全疗程共 8 周,然后骤然停药。短程疗法易于复发,国内少用。

②中、长期疗法:可用于各种类型的 NS。先以泼尼松 2mg/(kg·d),最大量 60mg/d,分次服用。若 4 周内尿蛋白转阴,则自转阴后至少巩固 2 周方始减量,以后改为隔日 2mg/kg 早餐后顿服,继用 4 周,以后每 2～4 周减总量 2.5～5mg,直至停药。疗程必须达 6 个月(中程疗法)。开始治疗后 4 周尿蛋白未转阴者可继服至尿蛋白阴转后 2 周,一般不超过 8 周。以后再改为隔日 2mg/kg 早餐后顿服,继用 4 周,以后每2～4 周减量一次,直至停药,疗程 9 个月(长程疗法)。

(2)复发和糖皮质激素依赖性肾病的激素治疗

①调整糖皮质激素的剂量和疗程:糖皮质激素治疗后或在减量过程中复发者,原则上再次恢复到初始疗效剂量或上一个疗效剂量。或改隔日疗法为每日疗法,或将激素减量的速度放

慢,延长疗程。同时注意查找患儿有无感染或影响糖皮质激素疗效的其他因素存在。

②更换糖皮质激素制剂:对泼尼松疗效较差的病例,可换用其他糖皮质激素制剂,如地塞米松、曲安西龙(阿赛松)、曲安奈德(康宁克通 A)等。

③甲基泼尼松龙冲击治疗:慎用,宜在肾脏病理基础上,选择适应证。

(3)激素治疗的不良反应:长期超生理剂量使用糖皮质激素可见以下不良反应:①代谢紊乱,可出现明显库欣貌、肌肉萎缩无力、伤口愈合不良、蛋白质营养不良、高血糖、尿糖、水钠潴留、高血压、尿中失钾、高尿钙和骨质疏松。②消化性溃疡和精神欣快感、兴奋、失眠甚至呈精神病、癫痫发作等;还可发生白内障、无菌性股骨头坏死,高凝状态,生长停滞等。③易发生感染或诱发结核灶的活动。④急性肾上腺皮质功能不全,戒断综合征。

3.免疫抑制剂

此类药物主要用于 NS 频繁复发,糖皮质激素依赖、耐药或出现严重不良反应者。在小剂量糖皮质激素隔日使用的同时可选用下列免疫抑制剂。

(1)环磷酰胺:一般剂量 2.0～2.5mg/(kg·d),分 3 次口服,疗程 8～12 周,总量不超过200mg/kg。或用环磷酰胺冲击治疗,剂量 10～12mg/(kg·d),加入 5％葡萄糖盐水 100～200mL 内静脉滴注 1～2 小时,连续 2 天为 1 个疗程,用药时嘱多饮水,每 2 周重复 1 个疗程,累积量<150～200mg/kg。不良反应有:白细胞减少,秃发,肝功能损害,出血性膀胱炎等,少数可发生肺纤维化。最令人瞩目的是其远期性腺损害。病情需要者可小剂量、短疗程,间断用药,避免青春期前和青春期用药。

(2)其他免疫抑制剂:可根据病例需要选用苯丁酸氮芥、环孢素 A、硫唑嘌呤、霉酚酸酯及雷公藤多苷片等。

4.其他药物治疗

(1)抗凝血药:肝素 1mg/(kg·d),加入 10％葡萄糖液 50～100mL 中静脉滴注,每日 1次,2～4 周为 1 个疗程。亦可选用低分子肝素皮下注射。病情好转后改口服抗凝血药,如双嘧达莫维持治疗。

(2)免疫调节药:一般作为肾病综合征的辅助治疗,适用于常伴感染、频繁复发或糖皮质激素依赖者。可选左旋咪唑 2.5mg/kg,隔日用药,疗程 6 个月。不良反应可有胃肠不适,流感样症状、皮疹、中性粒细胞下降,停药即可恢复。

(3)血管紧张素转换酶抑制药(ACEI):对改善肾小球局部血流动力学,减少尿蛋白,延缓肾小球硬化有良好作用。尤其适用于伴有高血压的 NS。常用制剂有卡托普利、依那普利、福辛普利等。

(4)中医药治疗:NS 属中医"水肿""阴水""虚劳"的范畴。可根据辨证施治原则立方治疗。

第四节　过敏性紫癜肾炎

过敏性紫癜肾炎是指过敏性紫癜时肾实质受累者。本症是全身性疾患累及肾脏的常见原因之一,紫癜肾炎病程有迁延倾向,也是小儿慢性肾衰竭主要病因之一。

一、临床表现

过敏性紫癜可见于各年龄组,但婴儿少见。起病前30%～50%病儿有上呼吸道感染史。

1.肾外主要症状

(1)皮肤:绝大多数患者以紫癜为首发症状,也是诊断的主要根据。典型表现为大小不等,微突于皮表的紫癜,对称分布于下肢伸侧、踝关节处,并可累及臀部,偶及全身。皮损初起可为荨麻疹样或多形红斑样后转呈出血性紫癜。年幼儿还常见手、足背、眼周、阴囊、头皮血管神经性水肿。皮损可分批出现,少数患儿多次发作,持续3～30天,10%小儿可多次反复发生,甚至1年后仍可再发。

(2)胃肠道表现:小儿患者中2/3有胃肠症状以腹痛多见,常为脐周或下腹疼痛,可反复发生,虽疼痛较剧,但阳性体征不多。其次为程度不等的胃肠出血,轻者仅粪便潜血阳性,也可有黑便或血便。偶有发生肠套叠、穿孔、肠坏死者,个别报道有蛋白丢失性胃肠病,并导致低白蛋白血症。

(3)关节症状:1/2～2/3小儿患者有关节痛,常累及膝、踝、腕、肘关节。主要因关节周围水肿所致,多为一过性症状,消退后不留后遗症。若关节症状作为首发症状,即发生于皮损前时,易误诊为风湿性关节炎。

2.紫癜肾

过敏性紫癜时肾受累之发生率报道不一,此与患者年龄、检查方法、诊断标准、随访长短等因素有关。急性期可因急进性肾炎致死,或转入慢性肾功能不全;或发病后缓慢进展至肾功能减退;在小儿终末期肾衰竭病因分析中5%～28%可能系本病所致。

紫癜肾炎表现为血尿(包括肉眼血尿),往往伴程度不等的蛋白尿,水肿一般不重,20%～40%患儿起病时有高血压。临床上因肾受累程度不一而表现亦不同。轻者仅镜下血尿,无水肿、高血压;部分患者呈急性肾炎样改变,即血尿、水肿、高血压,其后水肿高血压逐渐减退但尿异常可持续较久;还有表现为肾病综合征者;极少数呈急进性肾炎样改变,度过急期后部分病儿逐渐进入慢性肾功能减退状态。临床表现与病理类型有一定相关。

3.其他组织器官受累

中枢神经可因血管炎或高血压脑病而有一过性偏瘫、抽搐;呼吸系统可见肺出血、胸膜炎;心血管受累可有心律紊乱、心包炎;此外还偶有累及腮腺、胰、胆囊、肾上腺、睾丸、骨骼肌和周围神经者。

二、实验室检查

末梢血象可有中性粒细胞增加,血小板计数及出、凝血时间正常。

尿化验有程度不等的血尿、蛋白尿。尿中红细胞为肾小球源性严重变形,但有明显肉眼血尿者可以正常形态者为主。蛋白尿多为中度或低选择性蛋白尿。肾功能则视肾受累轻重而异。

血中IgA水平可增高、IgG、IgM一般正常,血中补体C3、C1q、C4正常,但备解素及其转化酶可下降。此外还可检出冷球蛋白血症、IgA 免疫复合物。皮肤及肾活检改变见前述病理改变部分。

三、诊断

根据典型皮肤紫癜、胃肠、关节症状及肾实质受累的尿改变(血尿、蛋白尿)可作出临床诊断。至于极少数以肾受累为首发症状,其后才出现皮肤改变者,在皮肤紫癜出现前作出诊断有一定困难。

在皮疹等肾外症状表现不明显时应注意与急性链球菌感染后肾炎鉴别。一般而言,后者水肿、高血压、血尿表现比较明显;而且血中补体 C_3 于起病 6~8 周内下降可资鉴别。此外还应与兼有皮疹及肾炎性尿改变的疾病鉴别,前者如结节性多动脉炎、Wegener 肉芽肿,后者如狼疮肾炎、冷球蛋白血症等。根据各自临床特点,必要时辅以肾穿刺、皮肤活检可以鉴别。

四、治疗

本病病情轻重不一,一般治疗同过敏性紫癜,临床可按分型区别治疗,若有条件也应结合病理分级予以治疗。

1.孤立性血尿或病理Ⅰ级

给予双嘧达莫和(或)清热活血中药。

2.血尿和蛋白尿或病理Ⅱa级

雷公藤总甙 1mg/(kg·d)(每日最大量<45mg),疗程 3 个月,必要时可稍延长。

3.急性肾炎型(尿蛋白>1.0g/d)或病理Ⅱb、Ⅲa级

雷公藤总甙,疗程 3~6 月。

4.肾病综合征型或病理Ⅲb、Ⅳ级

泼尼松+雷公藤多苷,或泼尼松+环磷酰胺冲击治疗。泼尼松不宜大量、长期应用,一般于 4 周后改为隔日顿服。

5.急进性肾炎型或病理Ⅳ、Ⅴ级

甲泼尼龙冲击+环磷酰胺+肝素+双嘧达莫四联疗法(方法同原发性肾小球疾病),必要时透析或血浆置换。

第六章　内分泌系统疾病

第一节　生长激素缺乏症

一、概述

身材矮小是指在相似生活环境下,儿童身高低于同种族、同年龄、同性别个体正常身高 2 个标准差(s)以上,或者低于正常儿童生长曲线第 3 百分位数。在众多因素中,内分泌的生长激素(GH)对身高的影响起着十分重要的作用。患儿因 GH 缺乏所导致的矮小,称为生长激素缺乏症,以前又称为垂体性侏儒症。GH 缺乏症是儿科临床常见的内分泌疾病之一,大多为散发性,少部分为家族性遗传。

二、病理生理和病因分类

(一)病理生理

1.生长激素基因

生长激素由腺垂体嗜酸性粒细胞分泌,其基因 GH_1 的表达产物含 191 个氨基酸,分子量 22kD,属非糖基化蛋白质激素,GH 的半衰期为 15～30 分钟。人类 GH 基因定位于第 17 号染色体长臂 q22～24 区带,由 5 个外显子和 4 个内含子组成。GH 基因突变包括错义突变、无义突变及移码突变等。

2.GH 的分泌

在胎龄 3 个月内,垂体尚无 GH 分泌,其后血中 GH 水平逐步增高。至 12 周时,GH 血浓度可达到 $60\mu g/L$,30 周时达 $130\mu g/L$,以后 GH 浓度逐渐下降,出生时为 $30\mu g/L$,以后进一步下降。GH 分泌一般呈脉冲式释放,昼夜波动大,在分泌低峰时,常难以测到,一般在夜间深睡眠后的早期分泌最高。在血循环中,大约 50% 的 CH 与生长激素结合蛋白(GHBP)结合,以 GH-GHBP 复合物的形式存在。

3.GH 的分泌调节

在垂体生长激素细胞中,GH 基因的表达受三种下丘脑激素的控制:生长激素释放激素(GHRH)刺激 GH 释放,生长抑素则抑制 GH 释放,以及 Ghrelin 的调节。CHRH 和生长抑素的交替性分泌可以解释 GH 的节律性分泌。GH 的分泌高峰发生在 CHRH 的分泌高峰,同时又是生长抑素分泌的低谷。GH 分泌呈脉冲式,其高峰在睡眠期间。Ghrelin 由下丘脑的弓形核产生,胃部也产生较大量的 Ghrelin。GH 的释放受下丘脑-垂体-门脉循环和体循环的 Ghrelin 永平的影响,饥饿能刺激 Ghrelin 释放入体循环,而进食能抑制 Ghrelin 释放入体循环。

4.GH 与受体的结合

GH 通过与靶细胞表面的受体分子相结合而发挥作用。GH 受体是一个具有 620 个氨基酸的单链分子;GH 受体有细胞外区,单体的跨膜区以及胞质区。细胞外区的蛋白水解片段,循环于血浆中,充当为一种 GH 结合蛋白。与细胞因子受体族的其他成分一样,GH 受体的胞质区缺乏内在的激酶活性,而 CH 的结合,可以诱导受体的二聚作用和一种与受体相连的 Jak2 的活性。该激酶及其他蛋白质底物的磷酸化作用可引起一系列的反应。

5.GH 的生理作用

GH 的生理作用非常广泛,既促进生长,也调节代谢。其主要作用是:

(1)促进骨生长。

(2)促进蛋白质合成。

(3)促进脂肪降解。

(4)对糖代谢作用复杂,能减少外周组织对葡萄糖的利用,亦降低细胞对胰岛素的敏感性。

(5)促进水、矿物质代谢。

(6)促进脑功能效应,增强心肌功能,提高免疫功能等作用。

6.类胰岛素生长因子-1(IGF-1)

IGF-1 为肝脏对 GH 反应时产生的一种多肽,这是一种单链多肽,由 70 个氨基酸组成,基因定位于第 12 号染色体长臂,含有 6 个外显子,IGF-1 与胰岛素具有相当的同源性。血中 90% 的 IGF-1 由肝脏合成,其余由成纤维细胞及胶原等细胞在局部合成。GH 通过增加 IGF-1 的合成,介导其促进有丝分裂的作用。循环中的 IGF-1 与数种不同的结合蛋白相结合,其中主要的一种是分子量为 150kD 的复合物 IGFBP$_3$,IGFBP$_3$ 在 GH 缺乏症的儿童中是降低的,但在因其他原因引起矮小的儿童中则仍在正常范围。

(二)病因分类

根据下丘脑-CH-IGF 生长轴功能缺陷,病因可分为原发性、继发性 GH 缺乏症,单纯性 GH 缺乏症或多种垂体激素缺乏。

1.原发性

(1)遗传:正常生长激素功能的维持,需要下丘脑 GHRH 的分泌到 GH、IGF-1 的分泌,受体效应都要完整,目前下丘脑-垂体-IGF-1 轴的多种基因都已发现突变,导致功能障碍,包括与垂体发育有关的基因缺陷、GH、IGF-1 的编码基因和受体基因,例如 PROP-1、POU1F1、GH-RH、GHRH 受体、GH、GH 受体、IGF-1 以及 IGF-1 受体等。

(2)特发性:下丘脑功能异常,神经递质.神经激素信号传导途径的缺陷。

各种先天原因引起的垂体不发育、发育不良,空蝶鞍及视中隔发育异常等。

2.继发性

(1)肿瘤:下丘脑、垂体或颅内其他肿瘤,例如颅咽管瘤、神经纤维瘤以及错构瘤等可影响 GH 的分泌,造成 GH 缺乏。

（2）放射性损伤：下丘脑、垂体肿瘤放疗后，有一大部分存在生长激素缺乏，患急性淋巴细胞白血病的儿童，接受预防性头颅照光者也属于这一类。放疗和化疗引起典型的生长缓慢见于治疗1～2年后，由于GH缺乏，患者身高逐渐偏离正常。除GH缺乏外，亦可有TSH和ACTH缺乏发生。

（3）头部创伤：任何疾病损伤下丘脑、垂体柄及腺垂体均可导致垂体激素缺乏。由于这种病变是非选择性的，常存在多种垂体激素缺乏，例如在产伤、手术损伤以及颅底骨折等情况发生时。创伤还包括儿童受虐待、牵引产、缺氧及出血性梗死等损伤垂体、垂体柄及下丘脑。

三、临床表现

GH缺乏症的部分患儿出生时有难产史、窒息史或者胎位不正，以臀位和足位产多见。出生时身长正常，5个月起出现生长减慢，1～2岁明显。多于2～3岁后才引起注意。随年龄的增长，生长缓慢程度也增加，体型较实际年龄幼稚。自幼食欲低下。典型者矮小，皮下脂肪相对较多，腹脂堆积，圆脸，前额略突出，小下颌，上下部量正常、肢体匀称，高音调声音。学龄期身高年增长率不足5cm，严重者仅2～3cm，身高偏离在正常均数－2s以下。患儿智力正常。出牙、换牙及骨龄落后。青春发育大多延缓（与骨龄成熟程度有关）。

伴有垂体其他促激素不足者，多为促性腺激素缺乏，表现为青春发育延缓，男孩小阴茎、小睾丸，女孩乳房不发育，原发闭经；若伴有ACTH缺乏，则常有皮肤色素沉着和严重的低血糖表现；伴有促甲状腺激素不足，则表现为甲状腺功能低下。部分病例伴有多饮多尿，呈部分性尿崩症。

多种垂体激素缺乏患者根据病因有不同的激素缺乏和相应的临床表现。垂体MRI表现多数为腺垂体发育不良，蝶鞍常增大或正常，但患者中也有少数表现出增大的垂体（腺垂体增生）、垂体囊性肿物（似颅咽管瘤，或Rathke囊肿）或插入垂体前后叶之间的信号不增强的垂体肿物。

继发性GHD可发生于任何年龄，并伴有原发疾病的相应症状。当病变是一个进展性的肿瘤时，可有头痛、呕吐、视力障碍、行为异常、癫痫发作、多尿及生长障碍等表现。生长缓慢出现在神经系统症状体征出现前，尤其多见于颅咽管瘤。但以垂体激素缺乏症状为主诉就诊者仅约10%。颅咽管瘤的儿童常见有视野缺损、视神经萎缩、视盘水肿及中枢神经瘫痪。外科手术后可首先出现垂体功能减退。

四、实验室检查

1.血GH测定

血清GH呈脉冲式分泌，半衰期较短，随机取血检测GH无诊断价值，不能区别正常人与GH缺乏症。通过GH刺激试验，GH缺乏或低水平可明确诊断。临床多采用药物激发试验来判断垂体分泌GH状况，常用药物激发剂有胰岛素、精氨酸、L-多巴及可乐定。由于各种药物激发GH反应途径不同，各种试验的敏感性及特异性亦有差异，故通常采用至少2种作用途径不同的药物进行激发试验才能作为判断的结果。当两个不同激发试验的GH峰值均低于

$10\mu g/L$ 时可确诊为 GHD。一般认为两种试验若 GH 峰值均<$5\mu g/L$，为完全性 GH 缺乏症；GH 峰值在 $5.1\sim9.9\mu g/L$ 为部分性 GH 缺乏；GH 峰值≥$10\mu g/L$ 为正常反应。单次试验约有 20％的正常儿童呈阴性反应。GH 激发试验前需禁食 8 小时以上。

2.血清 IGF-1 及 $IGFBP_3$ 测定

血循环中 IGF-1 大多与 $IGFBP_3$ 结合（95％以上），$IGFBP_3$ 有运送和调节 IGF-1 的功能，两者分泌模式与 GH 不同，IGF-1 呈非脉冲性分泌和较少日夜波动，故血中浓度稳定，并与 GH 水平呈一致关系，是检测下丘脑-GH-IGF 生长轴功能的指标。IGF-1 浓度与年龄有关，亦受其他内分泌激素和营养状态影响。

3.影像学检查

颅脑磁共振显像（MRI）可显示蝶鞍容积大小，垂体前、后叶大小，可诊断垂体不发育、发育不良，空蝶鞍及视中隔发育不良等，在区分蝶鞍饱满还是空蝶鞍上 MRI 优于 CT。并且可发现颅咽管瘤、神经纤维瘤及错构瘤等肿瘤。生长激素缺乏者，骨成熟常明显延迟。骨龄落后实际年龄。TSH 和 GH 同时缺乏者骨龄延迟更加明显。

4.染色体检查

对女性矮小伴青春期发育延迟者应常规作染色体检查，以排除染色体病，如 Turner 综合征等。

5.其他垂体功能检查

除了确定 GHD 诊断外，根据临床表现可选择性地检测血 TSH、T_3、T_4、PRL、ACTH、皮质醇及 LHRH 激发试验等，以判断有无甲状腺和性腺激素等缺乏。垂体功能减退时血浆 PRL 水平升高，强烈提示病变在下丘脑而不是垂体。

五、诊断与鉴别诊断

（1）对身高低于同种族、同年龄、同性别正常儿童平均身高 2 个标准差或第 3 百分位数以下者都应分析原因，仔细了解母亲孕期、围生期、喂养和疾病等情况，结合体格检查和实验室资料，进行综合分析诊断和鉴别诊断。GHD 患儿的年增长速率往往<5cm，骨龄延迟一般可大于 2 年以上，GH 激发峰值<$10\mu g/L$。

（2）家族性矮小症：父母身高都矮，身高常在第 3 百分位数左右，但其年增长速率>5cm，骨龄与年龄相称，智能与性发育均正常，GH 激发峰值>$10\mu g/L$。

（3）体质性青春期延迟：属正常发育中的一种变异，较为常见。多见男孩。出生时及生后数年生长无异常，以后则逐年的身高增长及成熟缓慢，尤于青春发育前或即将进入青春发育期时，性发育出现可延迟数年。骨龄落后与性发育延迟相关，亦与身高平行。父母中大多有类似既往史。

（4）宫内发育迟缓：本症可由母孕期营养或供氧不足、胎盘存在病理性因素、宫内感染以及胎儿基因组遗传印迹等因素导致胎儿宫内发育障碍。初生时多为足月小样儿，散发起病，无家族史，亦无内分泌异常。出生后极易发生低血糖，生长缓慢。

（5）染色体异常：典型 Turner 综合征不难鉴别，但部分患儿系因 X 染色体结构异常（如等臂畸形及部分缺失等)或各种嵌合体所致病。其临床表现不甚典型,常仅以生长迟缓为主,应进行染色体核型分析鉴别。21-三体综合征除身材矮小外,同时伴有智能落后及特殊面容等特征,故临床诊断一般不易混淆。

(6)骨骼发育异常:如各种骨、软骨发育不良等,都有特殊的体态和外貌,可选择进行骨骼X线片及相关溶酶体酶学测定、基因分析等,以明确诊断。

(7)其他:包括心、肝、肾等慢性疾病,长期营养不良,遗传代谢病(如黏多糖病及糖原累积症等),以及精神心理压抑等因素导致者,都应通过对病史、体检资料分析和必要的特殊检查予以鉴别。

六、治疗

(1)生长激素:基因重组人生长激素(rhGH)替代治疗已被广泛应用,目前大都采用 0.1U/kg,每晚临睡前皮下注射 1 次(或每周总剂量分 6～7 次注射)的方案。为改善身高,GHD 患儿的 rhGH 疗程宜长,可持续至身高满意或骨骺融合。治疗时年龄越小,效果越好,以第 1 年效果最好,身高增长可达到每年 10～12cm 以上,以后生长速率可有下降。

约 30%～50% 的 GHD 患儿成人后生长激素缺乏状态仍持续存在,发展为成人 GHD。一旦成人 GHD 诊断确立,为改善脂代谢紊乱、骨代谢异常、心功能等,应继续 rhGH 治疗。但治疗剂量较小。

rhGH 治疗过程中可能出现甲状腺功能减退,故须进行常规监测,必要时加用左甲状腺素维持甲状腺功能正常。治疗前需全面评价甲状腺功能,若存在甲状腺功能减退,在 rhGH 治疗前,需调整甲状腺功能至正常。

rhGH 长期治疗可降低胰岛素敏感性,增加胰岛素抵抗,部分患者出现空腹血糖受损、糖耐量受损。但多为暂时可逆的,极少发展为糖尿病。绝大多数患者在 rhGH 治疗过程中血糖维持在正常范围。在 rhGH 治疗前及治疗过程中均需定期进行空腹血糖、胰岛素水平的检查,必要时行 OGTT 试验,排除糖尿病及糖代谢异常。有糖尿病、高血脂等代谢性疾病家族史的患者以及 TS、PWS、SGA 等 2 型糖尿病的高危人群,应根据病情权衡利弊,在充分知情同意的前提下决定是否进行 rhGH 治疗,并在治疗过程中密切监测患儿糖代谢相关指标。

血清 IGF1 水平检测可作为 rhGH 疗效和安全性评估的指标。在治疗过程中应维持 IGF1 水平在正常范围内。在依从性较好的情况下,若生长情况不理想,且 IGF1 水平较低,可在批准剂量范围内增加 rhGH 剂量;在最初治疗 2 年后,若血清 IGF1 水平高于正常范围,特别是持续高于 2.5SDS,可考虑减量。

应用 thCH 治疗的不良反应较少,主要有:①注射局部红肿,与 rhGH 制剂纯度不够以及个体反应有关,停药后可消失;②少数患者注射后数月会产生抗体,但对促生长疗效无显著影响;③暂时性视盘水肿、颅内高压等,比较少见;④股骨头骺部滑出和坏死,但发生率甚低。

目前临床资料未显示 rhGH 治疗可增加肿瘤发生、复发的危险性或导致糖尿病的发生,但对恶性肿瘤及严重糖尿病患者建议不用 rhGH 治疗。rhGH 治疗前应常规行头颅 MRI 检查,以排除颅内肿瘤。

（2）同时伴有性腺轴功能障碍的生长激素缺乏症的患儿骨龄达 12 岁时可开始用性激素治疗。

男性可注射长效庚酸睾酮 25mg，每月 1 次，每 3 个月增加 25mg，直至每月 100mg；女性可用炔雌醇 1～2μg/d，或妊马雌酮，自每天 0.3mg 起酌情逐渐增加，同时需监测骨龄。

第二节　先天性甲状腺功能减低症

一、概述

因先天性或者遗传因素引起甲状腺发育障碍、甲状腺激素合成障碍、甲状腺激素产生不足或者分泌减少，导致患儿生长障碍，智能落后，称为先天性甲状腺功能减低症（先天性甲低），先天性甲低是儿科最常见内分泌疾病。

先天性甲低根据病因可为两大类：散发性和地方性。散发性甲低是由于先天性甲状腺发育不良、异位或甲状腺激素合成途径缺陷所致；地方性甲低多见于甲状腺肿流行的地区，系由于地区性水、土和食物中碘缺乏所致。随着新生儿疾病筛查的推广和碘盐的食用的普及，先天性甲低的临床发病率已经大大降低。

二、流行病学

世界各地的新生儿疾病筛查结果表明，先天性甲低的发病率在不同国家，不同民族之间差异较小，约为 1/3000～1/50000。

三、病理生理和发病机制

（一）甲状腺的胚胎发育

妊娠第 3 周，胎儿甲状腺起始于前肠上皮细胞突起的甲状腺原始组织，妊娠第 5 周甲状舌导管萎缩，甲状腺从咽部向下移行，第 7 周甲状腺移至颈前正常位置。妊娠第 10 周起，胎儿脑垂体中可测出 TSH，妊娠 18～20 周脐血中可测到 TSH。

（二）甲状腺激素的调控

胎儿甲状腺能摄取碘及碘化酪氨酸，耦联成三碘甲腺原氨酸（T_3）及甲状腺素（T_4），并释放甲状腺激素至血循环。妊娠 8～10 周，甲状腺滤泡内出现胶状物，开始合成 T_4。妊娠 20 周时 T_4 水平升高，但在 20 周前胎儿血清中 TSH、T_3、T_4、游离 T_3（FT3）及游离 T_4（FT_4）水平均十分低，甚至测不出。胎盘不能通过 TSH，很少通过甲状腺激素，说明胎儿的垂体-甲状腺轴与母体是彼此独立的。至妊娠中期，胎儿下丘脑-垂体-甲状腺轴开始发挥作用，TSH 分泌水平渐增高，一直持续至分娩。TSH 在母亲整个孕期均无明显变化，羊水中 TSH 在正常情况下测不出。

甲状腺激素的分泌受 TSH 调控，TSH 是由腺垂体产生和分泌的糖蛋白。TSH 可激活甲状腺的腺苷酸环化酶而促进甲状腺激素的合成与释放。TSH 由两个非共价结合的亚单位(链)α 和 β 组成。α 亚单位与黄体生成素(LH)、卵泡刺激素(FSH)和绒毛膜促性腺激素相同,每种激素的特性是由 B 亚单位决定。TSH 的合成和释放是由 TSH 释放激素(TRH)刺激产生的,TRH 在下丘脑合成并释放入垂体。TRH 是由 3 个氨基酸组成的短肽,除了有内分泌功能外可能还是一种神经递质。甲状腺激素生成减少时,TSH 和 TRH 会增加。外源性的甲状腺激素或甲状腺激素合成增加会抑制 TSH 和 TRH 的生成。

新生儿 TSH 正常值逐日变化,生后不久,约 $30\sim90$ 分钟,由于冷环境刺激,血中的 TSH 突然升高,于 $3\sim4$ 天后降至正常,在 TSH 影响下,T_3 与 T_4 在生后 $24\sim48$ 小时内亦升高。了解以上这些激素浓度的生理性变化,可正确地估价新生儿期的甲状腺功能。

循环中甲状腺激素水平在外周组织中受到进一步的调控。机体所需的 T_3 约 80% 是 T_4 经周围组织 $5'$-脱碘酶的作用转化而来。在许多非甲状腺疾病情况下,甲状腺以外的组织产生 T_3 的能力降低;空腹、慢性营养不良、急性疾病和某些药物等因素可以抑制脱碘酶的活性。T_3 水平可显著降低,而游离 T_4 和 TSH 水平仍可正常。

(三)甲状腺激素的合成和分泌

甲状腺的主要功能是合成 T_4 和 T_3。目前所知碘的生理作用只有参与合成这些激素,碘的推荐摄入量为:婴儿每天 $40\sim50\mu g$,儿童 $70\sim120\mu g$,青少年和成人 $150\mu g$。甲状腺组织对碘具有特殊的亲和力,能够摄取、转运并在滤泡腔内浓集,用于合成甲状腺激素。碘的转运是由钠、碘同向转运体完成的。

甲状腺激素的合成分以下几个步骤:

1.碘在甲状腺组织的浓集

食物中的碘经肠道吸收后以无机碘化物形式进入血液,通过甲状腺上皮细胞膜上碘泵浓集,进入细胞内。此时的碘化物是无机碘。

2.碘化物的氧化及酪氨酸的碘化

被摄取的碘化物在与酪氨酸反应前,必须先被氧化,这一反应由甲状腺过氧化物酶催化完成。在过氧化酶的作用下,碘化物氧化成活性碘,并与酪氨酸结合成单碘酪氨酸(MIT)及二碘酪氨酸(DIT)。

3.碘酪氨酸的耦联

两分子 DIT 缩合成一分子 T_4,MIT、DIT 各一分子缩合成一分子 T_3。T_4 与 T_3 均是甲状腺激素。

4.甲状腺激素的分泌

酪氨酸的碘化及 T_3、T_4 的合成,均是在球蛋白分子上进行的,此种球蛋白称为甲状腺球蛋白(TG),经溶酶体的蛋白水解酶作用,释放出 T_3、T_4 和 TG,透过滤泡细胞膜和血管壁进入血液,发挥生理效应。

甲状腺激素分泌入血后,绝大部分和血浆蛋白质结合,约 75% 的 T_4 和 TBG 结合,约 15% 和甲状腺素结合前白蛋白(TBPA)结合,约 10% 和白蛋白结合。T_3 约 $65\%\sim70\%$ 与 TBG 结合,约 8% 与 TBPA 结合,其余与白蛋白结合。仅 $0.03\%T_4$ 和 $0.3\%T_3$ 呈游离状态。T_3 的活性比 T_4 强 $3\sim4$ 倍。成人甲状腺每天约产生 $100\mu g$ 的 T_4 和 $20\mu g$ 的 T_3。

（四）甲状腺激素的生理作用

游离的甲状腺激素进入细胞，T_4 在细胞内脱碘转化为 T_3。胞内的 T_3 再进入细胞核，与甲状腺激素受体结合。甲状腺激素受体属于类固醇激素受体超家族的成员，该超家族包括糖皮质激素、雌激素、黄体酮及维生素 D 等。T_3 与甲状腺激素受体结合后激活甲状腺激素受体的反应元件，导致靶细胞内编码的 mRNA 的转录、特异性蛋白合成和分泌，产生生理作用，其主要功能包括：

1.产热作用

甲状腺激素能刺激物质氧化，使氧化磷酸化作用加强，促进新陈代谢。

2.蛋白质代谢

生理剂量的甲状腺激素使蛋白质和核酸合成增加，氮的排泄减少，若给大剂量甲状腺激素则抑制蛋白质的合成，血浆、肝和肌肉中游离的氨基酸浓度增高。

3.糖代谢

甲状腺激素能促进小肠吸收葡萄糖和半乳糖，并使脂肪组织和肌肉组织摄取葡萄糖的速度增加，还可加强儿茶酚胺和胰岛素对糖代谢的作用，使细胞儿茶酚胺受体对肾上腺素的敏感性增强。

4.脂肪代谢

甲状腺激素可以增强脂肪组织对儿茶酚胺及胰高血糖素的敏感性，这些激素的作用都是通过腺苷酸环化酶系统，活化细胞内的脂肪酶，促使脂肪水解。

5.水盐代谢

甲状腺激素具有利尿作用，甲低时细胞间液增多，并聚积大量白蛋白与黏蛋白，称为黏液性水肿。

6.促生长发育

甲状腺激素通过对蛋白质的合成作用促进生长，与生长激素一起在促进生长方面具有协同作用。甲低患者生长缓慢，骨龄发育落后。

7.促进大脑发育

胎儿脑细胞数目在妊娠末 3 个月增长最快，出生后第一年仍快速增长。在脑细胞增殖、分化期，甲状腺激素必不可少，尤其是妊娠后半期与生后第一年期间更为重要。甲低发生越早，脑损害越重，且常不可逆。

四、病因

先天性甲低可分为 2 大类：散发性先天性甲低和地方性先天性甲低。散发性先天性甲低的病因及发病率，多见于甲状腺发育不全或者异位。地方性先天性甲低主要发生在甲状腺肿流行地区，与缺碘有关。随着含碘盐供应的普及，缺碘在我国已经基本控制，但在个别地区还可见到。

根据血清 TSH 浓度，先天性甲低可分为：

1.TSH 浓度增高

(1)原发性甲低：包括甲状腺缺如，发育不良，异常；甲状腺素合成障碍。

(2)暂时性甲低：包括孕母在服用抗甲状腺药物；未成熟儿等。

2.TSH 浓度正常

(1)下丘脑,垂体性甲低。

(2)低甲状腺结合球蛋白。

(3)暂时性甲低,可见于未成熟儿及非甲状腺疾病等情况。

目前尚未明确阐明先天性原发性甲低的分子病因学,但一些研究已表明,其发病可能与某些在甲状腺胚胎发育和分化中发挥作用的基因变化有关,例如调控甲状腺胚胎发育的甲状腺转录因子 I(TTF-I)、甲状腺转录因子 II(TTF-II)、Pax8 基因及促甲状腺激素受体基因(TSH-R)等,甲状腺特异转录因子的靶基因 NIS、TG 及 TPO 等,这些基因的改变也可导致甲状腺发育不良。

甲状腺激素合成途径障碍多为常染色体隐性遗传病。甲状腺激素的合成需各种酶参与(钠碘转运体、过氧化物酶、耦联酶、脱碘酶及甲状腺球蛋白合成酶),任何因素引起酶的先天缺陷都可导致甲状腺激素水平低下。

五、临床表现

主要特点是生长发育落后,智能低下和基础代谢率降低。

1.新生儿及婴儿

大多数新生儿无甲低症状和体征,但仔细询问病史及体检常可发现可疑线索,如孕妇怀孕时常感到胎动少、过期产、面部呈臃肿状、皮肤粗糙、生理性黄疸延迟、嗜睡、少哭、哭声低下、纳呆、吸吮力差、体温低、便秘、前囟较大、后囟未闭、腹胀、脐疝、心率缓慢以及心音低钝等。

2.幼儿和儿童期

多数先天性甲低常在出生后数月或 1 岁后因发育落后就诊,此时甲状腺激素缺乏严重,症状典型。甲状腺激素缺乏严重度和持续时间长短与症状严重程度密切相关。

(1)特殊面容:头大,颈短,面部臃肿,眼睑水肿,眼距宽,鼻梁宽平,唇厚舌大,舌外伸,毛发稀疏,表情淡漠,反应迟钝。

(2)神经系统功能障碍:智能低下,记忆力及注意力均下降。运动发育障碍,行走延迟,常有听力下降,感觉迟钝,嗜睡,严重可产生黏液性水肿及昏迷。

(3)生长发育迟缓:身材矮小,表现躯体长,四肢短,骨龄发育落后。

(4)心血管功能低下:脉搏微弱,心音低钝,心脏扩大,可伴心包积液及胸腔积液,心电图呈低电压、P-R 延长及传导阻滞等。

(5)消化道功能紊乱:纳呆,腹胀,便秘,大便干燥,胃酸减少。

六、实验室检查

1.甲状腺功能检查

血浆 TSH 和总 T_3、总 T_4 浓度。TBC 正常浓度为 $160\sim750nmol/L$。血浆 T_3、T_4 受TBG 影响较大,测定 FT_3 及 FT_4 能较好反映甲状腺功能。

2.甲状腺同位素显像(^{99m}Tc,^{123}I)

可判断甲状腺位置、大小、发育情况及摄碘功能。甲状腺 B 超亦可了解甲状腺位置及大小。

3.骨龄测定

骨龄是发育成熟程度的良好指标,它可以通过 X 线片观察手腕、膝关节骨化中心和骨骺闭合情况来加以判断。

七、诊断

典型的先天性甲低根据临床特殊表现及血甲状腺激素测定可以确诊。

目前广泛开展的新生儿疾病筛查可以在先天性甲低出现症状、体征之前,但是血生化已经有改变时就作出早期诊断。新生儿甲低筛查采用于血滤纸片方法,在新生儿生后 3 天采集足跟毛细血管血测定 TSH。必须指出,测定 TSH 进行新生儿疾病筛查,但下丘脑.垂体性甲低无法检出。此外,无论采用何种筛查方法,由于生理指标的变化和个体的差异,新生儿疾病筛查会出现一定百分比的假阴性,对甲低筛查阴性病例,如临床表现有可疑甲低,仍应提高警惕,作进一步详细检查。

八、鉴别诊断

1.21-三体综合征

特殊面容,外眼角上吊,眼内眦皮,舌尖外伸,皮肤细,毛发软,关节松弛,拇趾与余 4 趾分开较明显,小指中节短,通贯手,常合并先天性心脏病,染色体为 21-三倍体,而甲状腺功能正常。

2.软骨发育不全

侏儒中最多见类型之一,是因软骨骨化障碍,主要表现四肢短,尤其上臂和股部,直立位时手指尖摸不到股骨大粗隆,头大,囟门大,额前突,鼻凹,常呈鸡胸和肋骨外翻,指短分开,腹膨隆,臀后翘,X 线检查有全部长骨变短,增粗,密度增高,干骺端向两侧膨出。

3.先天性巨结肠

临床表现顽固性便秘,营养不良,发育迟缓,本症常有误诊,将先天性甲低当作巨结肠手术。腹部立位平片多显示低位结肠梗阻,钡剂灌肠侧位片中可见典型痉挛肠段和扩张肠段,血 T_3、T_4 及 TSH 检查均正常。

4.黏多糖病

本病属遗传性疾病,患儿出生时正常,不久出现症状,表现头大,鼻梁低平,舌、唇厚呈丑陋容貌,角膜混浊,毛发增多,肝脾增大,有脐疝,腹股沟斜疝,X 线检查蝶鞍变浅,椎体前部呈楔状,肋骨呈飘带状,长骨骨骺增宽,掌骨及指骨短,智力落后,身材矮小。

九、治疗

无论是先天性原发性甲减还是继发性甲减,一旦确定诊断都应该立即治疗。新生儿筛查发现的阳性患者应早期诊断,尽早治疗,以避免先天性甲减对脑发育的损害。一目.诊断确立,应终身服用甲状腺制剂。

治疗首选左旋甲状腺素(L-T$_4$),新生儿期初始治疗剂量 $10\sim15\mu g/(kg\cdot d)$,每天 1 次口服,尽早使 FT$_4$、TSH 恢复正常,FT$_4$ 最好在治疗 2 周内,TSH 在治疗后 4 周内达到正常。对于伴有严重先天性心脏病的患儿,初始治疗剂量应减少。治疗后 2 周抽血复查,根据血 FT$_4$、TSH 浓度调整治疗剂量。

在随后的随访中,甲状腺激素维持剂量须个体化。血 FT$_4$ 应维持在平均值至正常上限范围之内,TSH 应维持在正常范围内。L-T$_4$ 治疗剂量应随静脉血 FT$_4$、TSH 值调整,婴儿期一般在 $5\sim10\mu g/(kg\cdot d)$,$1\sim5$ 岁 $5\sim6\mu g/(kg\cdot d)$,$5\sim12$ 岁 $4\sim5\mu g/(kg\cdot d)$。

患儿一般治疗数周后食欲好转,腹胀消失,心率维持在正常范围,活动增多,语言进步,智能及体格发育改善。药物过量患儿可有颅缝早闭和甲状腺功能亢进临床表现,如烦躁、多汗等,需及时减量,4 周后再次复查。

对于 TSH 大于 10mU/L,而 FT$_4$ 正常的高 TSH 血症,复查后 TSH 仍然增高者应予治疗,L-T$_4$ 起始治疗剂量可采用维持剂量,4 周后根据 TSH 水平调整。对于 TSH 始终维持在 $6\sim10$mU/L 的婴儿的处理方案目前仍存在争议,在出生头几个月内 TSH 可有生理性升高。对这种情况的婴儿,需密切随访甲状腺功能。

对于 FT$_4$ 和 TSH 测定结果正常,而总 T$_4$ 降低者,一般不需治疗。多见于 TBG 缺乏、早产儿或者新生儿有感染时。

对于幼儿及年长儿下丘脑-垂体性甲减,L-T$_4$ 治疗需从小剂量开始。如伴有肾上腺皮质功能不足者,需同时给予生理需要量皮质素治疗,防止突发性肾上腺皮质功能衰竭。如发现有其他内分泌激素缺乏,应给予相应替代治疗。

十、随访

患者治疗后 2 周应进行首次复查。如有异常,调整 L-T$_4$ 剂量后 1 个月复查。1 岁内每 $2\sim3$ 个月复查一次,1 岁以上 $3\sim4$ 个月复查一次,3 岁以上 6 个月复查一次,剂量改变后应在 1 个月后复查。治疗后在 1 岁、3 岁、6 岁时需进行智力发育评估和体格发育评估。

部分高 TSH 血症患者在随访过程中可发现血 FT$_4$ 增高,需逐步减少服用的 L-T$_4$ 剂量,直至停药观察。

先天性甲减伴甲状腺发育异常者需要终生治疗,其他患儿可在正规治疗 $2\sim3$ 年后尝试停药 1 个月,复查甲状腺功能、甲状腺 B 超或者甲状腺放射性核素显像。对于用药剂量较大的患者如要停药检查,可先减半量,1 个月后复查。如 TSH 增高或伴有 FT$_4$ 降低,应给予甲状腺素终生治疗。停药后甲状腺功能正常者为暂时性甲状腺功能减退症,继续停药并定期随 1 年以上,注意部分患者 TSH 会重新升高。

十一、预防

(1)新生儿筛查:我国已将先天性甲减列入新生儿筛查的疾病之一,足月新生儿出生 72 小时至 7 天,经充分哺乳后足跟采血,滴于专用滤纸片上测定干血滤纸片 TSH。该方法只能检出原发性甲减和高 TSH 血症,无法检出中枢性甲减、TSH 延迟升高的患者。有些国家采用 T_4＋TSH 同时筛查的方法,但是筛查成本高。由于技术及个体差异,约 5％的先天性甲减患者无法通过新生儿筛查系统检出。因此,对甲减筛查阴性病例,如有可疑症状,临床医生仍然应该采血,再次检查甲状腺功能。

(2)孕妇的甲状腺功能监测:对患甲状腺疾病的孕妇进行甲状腺功能的监测,将甲状腺功能调整到正常范围,防止孕母甲减对胎儿的影响。

(3)防治碘缺乏和碘过量:对地方性碘缺乏地区应适量补充碘盐,防止碘缺乏,同时,对非缺乏地区,防止碘过量对甲状腺功能的影响。

(4)对伴有生长发育迟缓等症状的患儿及时进行甲状腺功能检测,防止甲状腺功能减退症对儿童生长发育的不良影响。

第三节　甲状腺功能亢进症

一、概述

甲状腺功能亢进症(甲亢)是指由于甲状腺激素分泌过多所致的临床综合征,常伴有甲状腺肿大、眼球外突及基础代谢率增高等表现。儿童甲亢主要见于弥漫性毒性甲状腺肿(Graves病)。患有 Graves 病孕妇的胎儿约有 2％在出生后会呈现甲亢症状,这是由于母体内高浓度的促甲状腺素受体刺激性抗体经胎盘进入胎儿所致,新生儿甲亢通常在生后 3 个月左右逐渐缓解。

二、流行病学

根据一项 20 年回顾性统计,甲亢在成年女性中的发病率约 1：1000/年。15 岁以下儿童甲亢约占总甲亢发生率 5％,多见于青少年。女性发病率约是男性的 7～10 倍。

三、病理生理和发病机制

弥漫性毒性甲状腺肿是一种自身免疫性疾病,约 15％患者亲属中患有同样疾病,近半数亲属中呈现抗甲状腺抗体阳性。患者及其亲属 HLA 的某些类型的等位基因分布频率增高。国内外资料都已证实本病与 HLA-Ⅱ类抗原的某些等位基因类型及自身免疫有关。在白种人中,Graves 病与 HLA-B8 和 HLA-DR3 有关,后者发生甲亢的危险增加 7 倍。该病还可并发其他与之相关的疾病,例如 Addison 病、重症肌无力、1 型糖尿病、全身性红斑狼疮.类风湿性关节炎、白癜风、特发性血小板减少性紫癜和恶性贫血等。

患者的甲状腺功能状态与甲状腺自身抗体关系密切,可在体内测到多种甲状腺自身抗体。据报道,80％～100％的患者可测到 TSH 受体抗体,此抗体为甲状腺刺激免疫球蛋白,能产生刺激甲状腺功能作用,使甲状腺对碘的摄取增加,cAMP 介导的甲状腺激素合成和甲状腺球蛋白合成增加,促进蛋白质合成与细胞生长。甲亢经治疗后随着 TSH 受体阻断抗体的升高,疾病也逐步缓解。在部分甲亢病例中可发现一些其他抗甲状腺的抗体,如甲状腺球蛋白抗体(TGAb)及甲状腺过氧化物酶抗体(TPOAb)。这些抗体在部分正常人中也可存在,其特异性不如 TSH 受体抗体。

四、病理

Craves 病的甲状腺腺体呈对称性肿大,滤泡细胞增多,由立方形变为柱状,滤泡内胶质丧失或仅少量染色极浅的胶质,在上皮及胶质间有大量排列成行的空泡,血管明显增多,淋巴组织也增多,有大量淋巴细胞浸润。在电镜下可见滤泡细胞内高尔基体肥大,内浆网和核蛋白体增多,微绒毛数量增多而且变长,呈分泌活跃的表现。组织化学方面,滤泡细胞的过氧化酶活性增强,胞浆内核糖核酸增多,间质毛细血管内皮细胞碱性磷酸酶活性增强,胞质内出现 PAS 染色阳性的胶质小滴。致密的淋巴样集合物内以辅助 T 细胞(CD4⁺)为主,在细胞密度较低的区域内则以细胞毒性 T 细胞(CD8⁺)为主。甲状腺内浸润的活化 B 淋巴细胞的百分率高于在周围血管中者。推测是由于 T 抑制细胞的功能障碍,使得 T 辅助细胞得以表达,被 TSH 抗原所激活,然后与 B 细胞发生反应。这些细胞分化成为浆细胞,产生促甲状腺激素受体刺激抗体。

目前认为 Graves 病浸润性突眼发生机制是抗甲状腺抗体和抗眼眶肌肉抗体与眼外肌和眼眶内成纤维细胞结合,产生毒性反应。亦有人认为浸润性突眼是眼眶肌肉内沉积甲状腺球蛋白-抗甲状腺球蛋白免疫复合物,引起免疫复合物的炎性反应。

除了 Graves 病外,有少数病例甲状腺内有结节(包括腺瘤),称结节性毒性甲状腺肿伴功能亢进。能引起儿童甲状腺功能亢进的其他病因有慢性淋巴性甲状腺炎、亚急性甲状腺炎、甲状腺腺瘤、Mc Cune Albright 综合征、甲状腺癌、碘过多诱发甲亢、TSH 分泌过多、垂体性腺瘤、下丘脑性甲亢以及医源性甲亢等。

五、临床表现

大多数患儿在青春期发病,<5 岁者发病少见。儿童甲亢临床过程个体差异很大,症状逐渐加重,症状开始到确诊时间一般在 6～12 个月。本症初发病时症状不甚明显、进展缓慢,常先呈现情绪不稳定,上课思想不集中,易激惹、多动和注意力不集中等轻微行为改变。典型的症状与体征有以下表现:

1. 交感神经兴奋性增加,基础代谢率增加

如消瘦、多汗、怕热、低热及食欲增加,但体重下降,大便次数增多,睡眠障碍和易于疲乏等。因交感神经系统过于兴奋,出现心率加快、脾气急躁,大龄儿童常感到心悸,严重病例可出现心律紊乱,心房颤动。两手常有细微而迅速的震颤。

甲状腺"危象"是甲状腺功能亢进症的一种类型,表现为急性发病、高热、严重的心动过速和不安,可迅速发展为谵妄、昏迷以至死亡。

2.所有患儿都有甲状腺肿大

肿大程度不一,一般为左右对称,质地柔软,表面光滑,边界清楚,可随吞咽动作上、下移动。在肿大的甲状腺上有时可听到收缩期杂音或者扪及震颤。结节性肿大者可扪及大小不一、质硬、单个或多个结节。有时患者表现有颈部不适,压迫感,吞咽困难。

3.眼部变化

是甲亢特有表现,由于眼球突出常作凝视状,不常瞬目,上眼睑挛缩,眼向下看时上眼睑不能随眼球立即下落,上眼睑外翻困难。眼征还包括眼裂增宽、眼睑水肿、结膜水肿及角膜充血等。

4.其他

可有青春期性发育缓慢,月经紊乱,闭经及月经过少等。

六、实验室检查

主要测定血清 FT_3、FT_4 及超敏感 TSH 浓度。患者 FT_4、FT_3 浓度都升高。甲亢疾病初期,临床症状轻微时,常先出现 FT_3 升高,以后再出现 FT_4 增高,并出现典型临床症状。甲亢复发早期亦常见 FT_3 先升高,后再出现 FT。升高的情况。甲亢治疗中症状尚未完全控制时,亦可只见 FT_3 升高。认识 T_3 型甲亢,对甲亢早期诊断和甲亢的复发监测具有重要意义。甲亢时 TSH 降低,TSH 水平受抑制而低于正常。

在多数新近被诊断为 Graves 病的患者中,可测出 TSH 受体刺激抗体(TRSAb),这种抗体的消失预告本病的缓解。测定抗甲状腺球蛋白抗体(TGAb)及抗甲状腺微粒体抗体(TMAb)以便明确是否为桥本病引致甲亢。

甲状腺 B 超可以显示甲状腺大小,显示结节及囊肿等,必要时进行甲状腺同位素扫描。

七、诊断及鉴别诊断

甲亢典型者根据临床症状、实验室检查发现总 T_3 和 FT_3 增高而 TSH 水平低下可确立诊断,TRSAb 的存在可确定弥漫性毒性甲状腺肿的原因。

淋巴细胞性甲状腺炎(桥本病)在病程早期可呈现甲亢症状,但多数是一过性的,经随访可区别,检测 TGAb 和 TPOAb 有助于与弥漫性毒性甲状腺肿鉴别,但无法区别两者同时并存的患儿。当甲状腺可触及结节或血清 T_3 值极度增高时,应进行甲状腺 B 超和(或)同位素扫描检查,以正确诊断结节性甲状腺肿和鉴别癌肿;对甲状腺轻度肿大和甲亢症状轻微的患儿应考虑亚急性甲状腺炎(病毒感染所致)的可能性,必要时可以考虑同位素扫描检查和细针穿刺细胞学检查。

新生儿甲亢较少见,大多属暂时性,常见于患有甲亢的孕妇。极少数是由于 TSH 受体基因激活性突变引起。多数新生儿甲亢在出生时即有症状,表现为突眼、甲状腺肿大、烦躁、多动、心动过速、呼吸急促,严重可出现心力衰竭,血 T_3、T_4 升高,TSH 下降。这些症状经 6～12 周后,随体内甲状腺刺激免疫球蛋白水平下降而缓解。

单纯性甲状腺肿多发生在青春期,心率正常,大便次数正常,血 FT_3、FT_4 正常。

八、治疗

1.一般治疗

(1)护理:避免患儿情绪激动,病情严重者应卧床休息,监测患儿的心率情况,对伴有眼病的患儿,注意保护眼角膜及球结合膜。

(2)营养管理:无碘饮食,补充足够热量和营养,饮食富含蛋白质、糖类及维生素,多饮水,忌服浓茶、咖啡等兴奋性饮料。

(3)心理治疗:关心体贴患儿,说话和蔼,给予患儿精神上的安慰,以避免患儿情绪波动。

2.对因治疗

(1)抗甲状腺药物治疗:甲状腺功能亢进症患儿首选抗甲状腺药物(ATD)治疗,首选药物为甲巯咪唑(MMI),剂量为 $0.1\sim1mg/(kg\cdot d)$,常用剂量为 $0.2\sim0.5mg/(kg\cdot d)$,可 1 次或分次口服,经治疗 $1\sim3$ 个月患儿甲状腺功能亢进症症状缓解、甲状腺功能恢复正常后逐渐减量,每 $2\sim4$ 周减量 1 次,药量每次减 $1/3\sim1/2$,同时监测甲状腺功能。若药物减量后病情稳定,甲状腺功能正常,可逐步减至维持量,即 $2.5\sim10mg/d$,疗程 $1\sim2$ 年甚至更长。青春期患儿可适当延长疗程。抗甲状腺药物丙硫氧嘧啶(PTU)因可能引起儿童严重的肝损伤,现在临床上一般不用。只有当甲状腺功能亢进症患儿在使用 MMI 治疗产生毒性反应,且放射性核素[131]I治疗和手术治疗均禁忌使用时才考虑使用丙硫氧嘧啶治疗儿童甲状腺功能亢进症,初始治疗剂量为 $5\sim10mg/(kg\cdot d)$,分 3 次口服。甲巯咪唑的不良反应是皮疹、皮肤瘙痒、白细胞减少症、粒细胞减少症、中毒性肝病和血管炎等,一般发生在开始治疗 6 周内。用药前必须检查血常规、肝功能(包括转氨酶、碱性磷酸酶、胆红素等)。若白细胞计数 $<4\times10^9/L$、中性粒细胞计数 $<1.5\times10^9/L$ 时,应停药观察。

(2)[131]I碘(^{131}I)治疗:2009 年中华医学会内分泌学分会发布的《中国甲状腺疾病诊治指南》做了补充和细化,将青少年和儿童甲状腺功能亢进症,用 ATD 治疗失败、拒绝手术或有手术禁忌证作为[131]I治疗的相对适应证。2011 年美国甲状腺学会《甲状腺功能亢进症和其他病因甲状腺毒症诊治指南》建议,Graves 病患儿经 ATD 治疗 $1\sim2$ 年不缓解可考虑使用[131]I治疗。年龄 <5 岁者应避免使用[131]I治疗;>5 岁者,可接受剂量 $<10mCi$ 的[131]I治疗;>10 岁者,治疗剂量为 $150\sim300\mu Ci/g$ 甲状腺组织。[131]I治疗甲状腺功能亢进症的目的是消除甲状腺组织,达到甲状腺功能低下。[131]I治疗后 1 周内患儿可能有甲状腺部位的轻度不适感,经非甾体类抗炎药治疗 $24\sim48$ 小时可好转。

(3)手术治疗:适用于抗甲状腺药物治疗效果差者。手术术式为甲状腺次全切或全切。可能发生的手术并发症有①永久性甲状腺功能亢进症。②甲状旁腺功能减退症(分为一过性甲状旁腺功能减退症和永久性甲状旁腺功能减退症)。③喉返神经损伤。手术应由经验丰富的甲状腺外科医师进行。手术治疗一定要在患儿的甲状腺功能亢进症病情被控制的情况下进行。

(4)碘剂:碘剂的主要作用是抑制甲状腺激素从甲状腺释放。适应于①甲状腺次全切除的准备;②甲状腺危象;③严重的甲状腺毒症心脏病;④甲状腺功能亢进症患者接受急诊外科手术。碘剂通常与ATD同时给予。

3.其他治疗

(1)β受体阻滞药:适于心率增快者,最常用普萘洛尔(心得安)$1\sim2mg/(kg\cdot d)$,分3次服用。

(2)各种维生素:维生素B_1、维生素B_6等。

(3)左甲状腺素:在抗甲状腺药物治疗过程中出现甲状腺功能减退或甲状腺明显增大时可酌情加用左甲状腺素$12.5\sim50\mu g/d$。

九、并发症及处理

1.甲状腺危象的治疗

甲状腺危象也称为甲亢危象,是甲状腺功能亢进症最严重的并发症,常由于感染、手术、创伤、精神刺激等诱发。临床表现为持续高热、大汗淋漓、心动过速(140/min以上)、烦躁不安、呼吸急促、谵妄、恶心、呕吐、腹泻,严重患者可有心力衰竭,休克及昏迷。采取的治疗为:①去除诱因如抗感染治疗等。②注意保证足够热量及液体补充,保持水、电解质和酸碱平衡。③抑制甲状腺素合成,甲巯咪唑1mg/kg,每8小时1次,口服或鼻饲。④使用抗甲状腺药物1h后使用碘剂,复方碘溶液(Lugol液)$1\sim5$滴,每$6\sim8$小时1次,口服或鼻饲。⑤糖皮质激素如地塞米松或氢化可的松每$6\sim8$小时1次,静脉滴注。⑥普萘洛尔1mg/kg,每$6\sim8$小时1次,但对休克、心力衰竭、房室传导阻滞、哮喘患者慎用或禁用。⑦退热镇静,禁用阿司匹林。

2.Graves眼病

儿童Graves眼病病程一般呈自限性,治疗以局部治疗和控制甲状腺功能亢进症为主。

3.甲状腺功能亢进症

性心脏病过多的甲状腺激素对心脏的直接或间接作用引起的一系列心血管症状和体征,包括心脏扩大、心功能不全、心律失常等,在控制甲状腺功能亢进症的同时给予对症支持治疗。

4.周期性瘫痪

通常在控制甲状腺功能亢进症后可好转。

第四节　中枢性性早熟

一、概述

中枢性性早熟(CPP)是指女童8岁前、男童9岁前出现第二性征,并具有与正常青春发育类同的下丘脑-垂体-性腺轴(HPGA)发动、性成熟的程序性过程,直至生殖系统成熟。

二、病因

CPP主要由各种原因致下丘脑提前分泌和释放促性腺激素释放激素(GnRH),激活垂体分泌促性腺激素使性腺发育并分泌性激素,从而使内、外生殖器发育和第二性征呈现。

1.中枢神经系统器质性病变

常见病因分先天性和后天获得性病变两类。

(1)先天性:蛛网膜囊肿、脑积水、下丘脑错构瘤、鞍上囊肿等。

(2)后天性获得性病变:①中枢感染性病变后:脑或脑膜脑炎、脑脓肿等。源于炎症本身影响或继发病变所致,如脑积水等。②下丘脑、垂体肿瘤:分泌 LH 的腺瘤、星形细胞瘤胶质瘤等。③颅脑外伤、手术、化疗或放疗后。④暂时可逆性病变:占位性或其他原因引起颅内压升高性病损,如酮症酸中毒或其他病因所致脑水肿。脑水肿缓解后发生早熟。

2.外周性性早熟转变而来

如先天性肾上腺皮质增生症、McCune-Albright 综合征、卵巢囊肿等开始表现为外周性性早熟,以后可转变为 CPP。

3.特发性中枢性性早熟

未能发现中枢器质性病变或无外周早熟前驱的,称为特发性中枢性性早熟((ICPP)。ICPP 患儿是否受遗传易感基因的影响也是一直在探索的问题。目前已明确 KISS1-KISS1R 基因和 MKRN3 基因突变与某些 ICPP 有关。

4.不完全性中枢性性早熟

它是 CPP 的特殊类型,指患儿有第二性征的早现,其机制也有部分的下丘脑一垂体一性腺轴的发动,但它的性征发育呈自限性,不具有 CPP 的程序性进展。最常见的类型为单纯性乳房早发育,若发生于 2 岁以内女孩,可能是由于下丘脑-性腺轴处于生理性活跃状态,又称为"小青春期"。

女孩以 ICPP 为多,占 CPP 的 90% 以上;而男孩则相反,60%～80% 是器质性病变引起的。

此外,单纯性阴毛早发育和单纯性早初潮也是变异的类型。单纯性阴毛早发育是指阴毛早现但无其他第二性征,是肾上腺轴的提前发动。需排除肾上腺器质性病变后才能诊断。单纯性早初潮是仅有周期性阴道出血,但无任何第二性征,无下丘脑-垂体-性腺轴发动依据;诊断必须进行行局部检查排除子宫-生殖道器质性病变。

三、临床表现

1.女孩

乳房发育是首个体征。可以先一侧乳房增大,开始时会有硬结和轻触痛,数月后另一侧才开始发育。乳房发育约 6 个月后身高增长加速,其后才有阴毛发育(约在 B3 期时)。一般在乳房开始发育至少 2 年后初潮呈现,如在 2 年内呈现初潮应视为快速进展型。

2.男孩

睾丸增大(≥4mL)是首发表现,继而阴茎增大,身高增长速度加快(迟于女孩,在睾丸达 8～10mL 时),阴毛发育,一般在睾丸开始增大后至少 2 年才变声和遗精;如在 2 年内发生应视为快速进展型。

不完全性中枢性性早熟中最常见的类型为单纯性乳房早发育,表现为只有乳房早发育而不呈现其他第二性征,乳晕无着色,呈非进行性自限性病程,乳房多在数月后自然消退;也有维持在 B2～B3 期状态不进展,或 2～3 年后消退。

四、辅助检查

1.性腺轴激素基础值

血卵泡刺激素(FSH)、促黄体生成素(LH)、雌二醇(E_2)、睾酮(T),男童应加测绒毛膜促性腺激素(HCG)、泌乳素(PRL)。

2.GnRH 刺激试验

中枢性性早熟患儿血浆 FSH、LH 基础值可能正常,需借助于 GnRH 刺激试验明确诊断。一般采用静脉注射戈那瑞林 $2.5\mu g/kg$(最大剂量不超过 $100\mu g$),于注射前(Omin)和注射后30 分钟、60 分钟、90 分钟及 120 分钟分别采血测定 LH 和 FSH。用免疫化学发光法测定时,LH 峰值$>5U/L$(女),LH/FSH>0.6,可以认为其性腺轴功能已经启动,诊断中枢性性早熟。

3.骨龄测定

根据手和腕部 X 线片评定骨龄,判断骨骼发育是否超前。性早熟患儿一般骨龄超过实际年龄 1 岁以上。

4.B 超检查

选择盆腔 B 超检查女孩卵巢、子宫的发育情况;男孩注意睾丸、肾上腺皮质等部位。中枢性性早熟女童盆腔 B 超显示卵巢容积$>1mL$,并可见多个直径$\geq 4mm$ 的卵泡;中枢性性早熟男童睾丸容积$\geq 4mL$。

5.CT 或 MRI 检查

对怀疑颅内肿瘤或肾上腺疾病所致者,应进行头颅或腹部 CT 或 MRI 检查。

6.其他检查

根据患儿的临床表现可进一步选择其他检查,如怀疑甲状腺功能低下可测定 T_3、T_4、TSH;性腺肿瘤睾酮和雌二醇浓度增高;先天性肾上腺皮质增生症患儿的血 17 羟孕酮(17-OHP)、ACTH 和脱氢异雄酮(DHEA)明显增高。

五、鉴别诊断

1.单纯乳房早发育

是女孩不完全性性早熟的表现。起病年龄小,常<2 岁,乳房仅轻度发育,且常呈现周期性变化。这类患儿不伴有生长加速和骨骼发育提前,不伴有阴道出血。血清雌二醇和 FSH 基础值常轻度增高,GnRH 刺激试验中 FSH 峰值明显增高,但 LH 升高不明显,且 FSH/LH>1。由于部分患者可逐步演变为真性性早熟,故此类患儿应注意定期随访。

2.外周性性早熟

多见于误服含雌激素的药物、食物或接触含雌激素的化妆品,女孩常有不规则阴道出血,且与乳房发育不相称,乳头、乳晕着色加深。女孩单纯出现阴道出血时,应注意排除阴道感染、异物或肿瘤等。对男孩出现性发育征象而睾丸容积仍与其年龄相称者,应考虑先天性肾上腺皮质增生症、肾上腺肿瘤、生殖细胞瘤。单侧睾丸增大者需除外性腺肿瘤。

3.McCune-Albright 综合征

多为女性,是由于 Gs 基因缺陷所致。患儿除性早熟征象外,尚伴有皮肤咖啡色素斑和骨纤维发育不良,偶见卵巢囊肿。少数患儿可能伴有甲状腺功能亢进症或库欣综合征。其性发育过程与特发性性早熟不同,常先有阴道出血,尔后有乳房发育等其他性征出现。

4.原发性甲状腺功能减退症伴性早熟

仅见于少数未经治疗的原发性甲状腺功能减退症。多见于女孩,其发病机制可能和下丘脑-垂体-性腺轴调节紊乱有关。甲状腺功能减退症时,下丘脑分泌 TRH 增加,由于分泌 TSH 的细胞与分泌 PRL、LH、FSH 的细胞具有同源性,TRH 不仅促进垂体分泌 TSH 增多,同时也促进 PRL 和 LH、FSH 分泌。临床除甲状腺功能减退症症状外,可同时出现性早熟的表现,如女孩出现乳房增大、泌乳和阴道出血等,由于 TRH 不影响肾上腺皮质功能,故患儿不出现或极少出现阴毛或腋毛发育。给予左甲状腺素替代治疗使甲状腺功能减退症症状缓解或控制后,性早熟症状也随即消失。

六、治疗

1.一般治疗

(1)护理:消除患儿及家属心理上的焦虑,加强患儿体育锻炼,保证充足的夜间睡眠,对性发育患儿进行青春期教育,懂得乳房、生殖部位的自我保护。行 GnRH 激发试验时,宜选择粗大而较固定的血管放置留置针头,于用药前、后准时抽血,避免因人为因素引起误差而影响检测结果,身高由专人定期在同一时段,用同一标尺进行测量。需要应用促性腺激素释放激素类似物(GnRHa)治疗时告知家属药物治疗时间较长,应持之以恒、定期随访、规则、足量的进行治疗。

(2)营养管理:尽量避免服用营养滋补品、激素污染食品,避免误服避孕药,保证饮食营养均衡、多样化。

(3)心理治疗:由于患儿因第二性征比同龄人明显提前出现,容易产生较大的心理压力和心理行为异常,首先向患儿及家属解释性早熟的相关知识,告知家长治疗的方法、疗程、效果、费用及可能出现的不良反应。尽量消除患儿及家长的焦虑和思想压力。

2.对症治疗

一般应用促性腺激素释放激素类似物治疗特发性中枢性性早熟。GnRHa 抑制垂体-性腺轴,使 LH、FSH 和性腺激素分泌减少,从而控制性发育,延迟骨骼成熟,最终改善成人期身高。目前应用的缓释剂主要有曲普瑞林和亮丙瑞林。GnRHa 的适用指征为骨龄明显提前,预测身高低于遗传身高,生长潜能明显受损的患儿。国内推荐起始剂量:每次 $80\sim100\mu g/kg$,最大量 3.75mg,每 4 周注射 1 次(不超过 5 周),3 个月后复查 GnRH 激发试验,若 LH 激发峰值回复至青春前期值则说明药物抑制满意,剂量可减至 $60\sim80\mu g/kg$。GnRHa 疗程一般至少需要 2 年,女童在骨龄 12~12.5 岁时宜停止治疗。

3.对因治疗

肿瘤引起者应手术摘除或进行化疗、放疗；甲状腺功能低下所致者给予甲状腺素制剂纠正甲状腺功能；先天性肾上腺皮质增生症患者可采用肾上腺皮质激素治疗。

4.预防

避免摄入含有性激素类的食物和药物,反季节蔬菜、水果及滋补品,避免应用成年化妆品。

第七章 血液系统疾病

第一节 贫血

一、概况

贫血是指外周血液中单位容积内红细胞计数、血红蛋白含量及血细胞比容低于正常低限。按世界卫生组织(WHO)对海拔 0 米时小儿贫血血红蛋白的标准规定:6 个月~6 岁,<110g/L;6~12岁,<120g/L 时称为贫血。海拔每升高 1000 米,血红蛋白低限标准应相应提高 4%。<6 个月婴儿,因生理性贫血等因素,血红蛋白变化较大,目前尚无统一标准。

(一)贫血的分级

小儿贫血程度分级见表 7-1-1。

表 7-1-1 小儿贫血程度的分级

分级	血红蛋白(g/L)婴幼儿童
轻度	90~110
中度	60~90
重度	30~60
极重度	<30

(二)贫血的分类

1.形态学分类

根据红细胞体积的大小以及血红蛋白在红细胞内的含量即色素的高低来判断贫血的类型。代表红细胞体积大小的指标为平均红细胞体积(MCV)和平均红细胞血红蛋白含量(MCH),代表红细胞内血红蛋白含量或色素高低的指标为平均红细胞血红蛋白浓度(MCHC)其正常值及有关贫血的种类。

2.病因分类

根据贫血发生的原因和发病机制进行分类,对临床诊断与治疗均有指导意义。

二、生理性贫血

刚出生的正常足月新生儿红细胞计数可高达 $5 \times 10^{12} \sim 7 \times 10^{12}$/L,血红蛋白可达 190~

220g/L。在无任何病理因素存在的情况下,出生后1周内红细胞计数与血红蛋白均逐渐下降,直至8周后方停止。出生后2月～3月时,红细胞计数与血红蛋白含量降至最低点,前者可低至$3×10^{12}/L$,后者可降至90g/L,呈现轻度贫血的表现。临床上患儿一般情况良好,除有轻度贫血貌外,无其他阳性体征。由于这种轻度贫血的过程是生理性的,故称生理性贫血。目前认为,这种贫血是胎儿出生后子宫外生命的生理性适应过程。

(一)可能的发生机制

①红细胞生成停止:婴儿出生后自主呼吸的建立,动脉血氧饱和度上升至95%时,红细胞生成作用迅速停止;②红细胞生成素(EPO)水平较低:可能是由于新生儿期EPO的产生部位在肝脏而非肾脏所致,因为肝脏EPO的释放对组织低氧相对不敏感,且EPO的半衰期缩短;③血液稀释:生后头3个月,体重迅速增加,血容量也相应增加,导致血液稀释而使红细胞计数和血红蛋白含量下降。

(二)生理性贫血时机体的生理性适应过程

当血红蛋白降至110g/L以下时,为了满足机体供氧需要,新生儿期血清2,3-二磷酸甘油醛(2,3-DPG)增加,有利于正常成人型血红蛋白(HbA)中氧的释放,减少组织低氧的程度。随着婴儿肾脏的不断成熟,肾脏分泌EPO的能力逐渐增加,红细胞生成作用也随之增加。如无喂养不当以及其他病理因素存在的情况下,血红蛋白含量将于生后5～6个月恢复至110g/L以上。

(三)未成熟儿的生理性贫血

早产儿也可发生生理性贫血,发生因素与足月儿相同,但这些因素的作用更加明显,血红蛋白下降更快、更严重。血红蛋白最低可降至70～90g/L,通常发生于出生后3周～6周龄。与足月儿不同,未成熟儿EPO产生的代偿能力较差,致血红蛋白浓度的下降更加明显。值得注意的是,因诊断和监护的需要而进行反复静脉穿刺采血,可以成为患儿贫血的主要原因,需进行输血治疗。由于早产儿输入了含有HbA的成人血后,其氧离曲线向右漂移,有利于氧在组织中的释放。因此,对早产儿贫血的定义以及需不需要输血,不仅应根据Hb水平,而且还要根据氧需要和婴儿循环中Hb释放氧的能力来决定。

(四)可加重生理性贫血的因素

(1)生理性贫血的程度可因生后早期出现严重贫血的各种溶血过程增加而加重。

(2)伴有EPO水平下降的情况如网织红细胞计数降低的低再生性贫血、宫内输血的胎儿、一些伴有先天性支气管肺发育不良的婴儿等,均可以因EPO产生缺陷而发生贫血,因此,有必要对这些患者进行EPO治疗试验。

(3)营养饮食因素:如缺铁、叶酸缺乏等。但在生后3个月内,如无明显失血,不会发生缺铁性贫血。对于出生时铁贮备足够的小婴儿来说,在体重未达到2倍于出生体重前,不会因食物中铁缺乏而致贫血。

(五)治疗

由于生理性贫血是正常发育过程中的一种表现,因此通常不需要治疗。但需保证食物中含有正常造血所必需的营养成分,特别是叶酸和铁。喂养良好、生长正常的早产婴儿如无明显医源性失血时极少需要输血。健康早产婴儿即使Hb水平低至65g/L时通常也能很好地耐受,未必一定需要输血。血细胞比容的监测是输红细胞的最佳观测指标。红细胞输注似并不影响呼吸暂停和心率缓慢的发作。严重贫血时,可输红细胞悬液,每次 10～15mL/kg,体重＜1250g 的未成熟儿必须尽量采用同一个供血者的血输注。极低体重足月儿可能与相对缺铁有关。国外报道,严重贫血的未成熟儿可用重组人 EPO 250IU/kg,每周 3 次,皮下注射或(和)铁剂如蔗糖铁 6mg/kg,每周一次静脉注射,或硫酸亚铁 6mg/(kg·24h),分 3 次口服治疗 6周,经上述治疗者需要输血的次数明显减少,但应用 EPO 治疗的费用远比输血要高。

三、缺铁性贫血

缺铁性贫血(IDA)是婴幼儿时期最常见的一种贫血。我国 2 岁以下小儿的发病率为 10％～48％。其发生的根本病因是体内铁缺乏致使血红蛋白合成减少而发生的一种小细胞低色素性贫血。临床上除可出现贫血外,还可因缺铁而降低许多含铁酶的生物活性,进而影响细胞代谢功能,使机体出现消化道功能紊乱、循环功能障碍、免疫功能低下、精神神经症状以及皮肤黏膜病变等一系列非血液系统的表现。

(一)铁的代谢

1.铁在体内的分布

体内大部分铁主要分布在血红蛋白中,少量存在于肌红蛋白中,两者占体内铁总量的 60％～70％。细胞色素、过氧化氢酶及血浆中运输状态中的铁,仅占极小部分。其余约 30％～40％的铁则以铁蛋白和含铁血黄素的形式贮存于骨髓、肝、脾、淋巴结等网状内皮系统中。

2.铁的来源

可分为外源性和内源性两种。外源性铁主要来自食物,含铁较多的食物有动物的肝、动物的血、海带、发菜、紫菜、木耳、香菇等,其次为各种肉类、蛋黄、肾脏、菠菜、高粱、小米等。内源性铁主要来自更新破坏的红细胞。这种衰老红细胞经机体网状内皮系统消化降解的铁可被重新利用。

3.铁的需要量

初生新生儿体内铁的总量大约为 0.5g,而成人大约是 5g。为了满足小儿的正常发育,需要每天吸收0.8mg的铁。此外,小儿在正常发育过程中,还可以通过消化道、皮肤、泌尿生殖道黏膜上皮细胞脱落而丢失一部分铁。因此,一个 15 岁以内的小儿每天从食物中吸收的铁至少需要 1mg 才能满足铁的正平衡。对于一个已有正常月经来潮的女孩来说,每天的铁摄入量尚需适当增加。

4.铁的吸收

通过食物摄入的铁是满足小儿正常生长发育需要的重要来源。通常,小儿每天食物中所含的铁量约8～10mg,大约仅 10％(约 1mg)的食物铁可被吸收。铁吸收的主要部位在十二指肠及空肠上段,部分借助于位于十二指肠中的几种辅助铁吸收蛋白。低价铁(二价铁)较高价铁(三价铁)容易吸收。食物中的铁一般为三价铁。适量胃酸的存在对铁的吸收颇为重要,它们能将食物中的三价铁转化成二价铁;维生素 C 能将三价铁还原成二价铁而有助于铁的吸收。由于人体铁极少排泄,因此,铁吸收的调节是维持体内铁平衡的主要机制。肠黏膜上皮细胞具有控制铁吸收的能力,它们可根据体内铁的需要程度来增减铁的吸收量。铁的吸收效率因食物种类不同而异,大多数素食中的铁吸收效率较差,平均仅 5% 左右(1.7%～7.9%),而黄豆、肉类和血红蛋白中铁的吸收效率可高达 15%～20%。

从食物中所吸收的铁有两种去向,其中一部分铁吸收后进入肠黏膜上皮细胞内,与其中的去铁蛋白结合而形成铁蛋白;大部分吸收铁直接进入血液循环,并与血浆中的转铁蛋白结合而被转运。

5.铁的转运

被吸收的二价铁进入血液循环后又被氧化成三价铁,并与转铁蛋白结合。

通常,二分子 Fe^{3+} 需一分子的转铁蛋白。与转铁蛋白相结合的铁称为血清铁(SI)。SI 被转运至骨髓幼红细胞和网织红细胞胞质内,约 80%～90% 进入幼红细胞的铁被线粒体摄取,并与原卟啉Ⅸ结合形成血红素,血红素再与珠蛋白结合而成血红蛋白。

转铁蛋白存在于血浆 B 球蛋白组分中,是一种糖蛋白,主要在肝脏中合成,在 465nm 波长处有最大吸收峰。转铁蛋白分子的表面有许多铁结合位点,在正常情况下,仅 1/3 的转铁蛋白铁结合位点被铁结合,换言之,转铁蛋白铁结合的饱和度仅 33.3%。转铁蛋白的主要功能是为骨髓造红细胞提供原料。它们将所结合的铁通过位于幼红细胞膜上转铁蛋白受体(TfR)的协助下转入幼红细胞和网织红细胞内后,在胞质低 pH(5.5)条件下,转铁蛋白迅速释放出铁,而转铁蛋白本身又回到血浆中重新执行运铁的功能,如此循环往复,周而复始。转铁蛋白的血浆半寿期平均为 9(8～10.4)天。

血清中转铁蛋白能结合 SI 的总量称为总铁结合力(TIBC),未被铁结合的转铁蛋白铁结合能力称为未饱和铁结合力(UIBC)。因此,这三者之间的关系可用一个公式(TIBC=SI+UIBC)来表示。

幼红细胞中未被利用的铁以小粒的形式存在于胞质中,亚铁氰化钾可将其染成蓝色。在缺铁情况下,幼红细胞中的铁小粒显著减少甚至消失,而在体内贮存铁增多时,幼红细胞中铁小粒也增多。含有铁粒的幼红细胞称为铁粒幼细胞。

6.铁的贮存

铁主要贮存于肝、脾与骨髓中。贮存的主要形式为铁蛋白与含铁血黄素。铁蛋白中含铁可高达 23%。含铁血黄素为颗粒状物质,含铁 37%,见于铁蛋白含量最高的组织中。

7.铁的排泄

正常小儿铁的排泄量极微,主要排泄途径为胆汁、尿、粪、汗、脱落的毛发及剥落的皮肤、黏膜细胞。

(二)病因及发病机制

在正常情况下,铁吸收和排泄基本是平衡的。如果铁的消耗超过体内所能供给的量,就会发生缺铁。引起缺铁的可能因素有:

1.贮存铁不足

早产儿、母亲怀孕期严重缺铁、胎儿宫内失血等均可出现贮存铁不足。

2.饮食中铁含量不足

以牛乳、米、面粉等为主的食物进行人工喂养的婴儿,由于食物中含铁较少,不足以适应生长的需要,故易发生缺铁或缺铁性贫血,早产儿尤易如此。

3.吸收障碍

消化系统的疾病如长期慢性腹泻、脂肪泻等均可影响铁的吸收。

4.需要量增加

婴幼儿尤其是早产儿生长发育快,青春期前后发育也快,如饮食中无足够的铁供应,即可发生缺铁性贫血。女孩在月经来后,由于月经的损失,缺铁问题可更严重。

5.失血

长期慢性失血见于消化性溃疡、钩虫病、多发性肠息肉、血管瘤、梅克尔憩室炎或者炎症性肠病等,急性失血见于外伤、鼻出血等。

上述病因可单独存在,也可有两种或两种以上同时存在而导致缺铁。铁是血红蛋白的必要组成成分。当体内缺铁或铁的利用发生障碍时,血红素合成不足,因而血红蛋白合成减少,形成小细胞低色素性贫血。同时细胞色素、过氧化氢酶等也因缺铁而活性降低,细胞呼吸发生障碍。贫血发生后,含铁酶活性的降低和长期携氧不足而影响消化、呼吸、循环、神经和免疫等系统的功能。

值得提出的是体内刚出现缺铁时并非立刻出现贫血。当体内已经有缺铁存在但尚无血红蛋白降低者称为缺铁(ID);只有当缺铁同时伴有血红蛋白下降者才称为缺铁性贫血(IDA)。

缺铁与贫血之间是一个循序渐进的过程,当体内出现缺铁时,最早出现的表现是贮存铁的下降,如缺铁持续存在,即可出现铁蛋白下降,此时仍可无血红蛋白下降,临床上也无贫血的表现。如缺铁进一步加重,铁蛋白几近耗竭时,血红蛋白才开始下降,临床上出现明显的贫血表现。

(三)临床表现

IDA的发病高峰年龄在6个月~3周岁,患儿常有皮肤和黏膜苍白,软弱无力,心悸、气急、食欲差、不愿活动,精神不振,对环境不感兴趣,易烦躁、哭闹。年长儿可诉头晕、眼前发黑、耳鸣等。肝、脾、淋巴结可轻度增大,主要原因为髓外造血。可见口角炎、舌乳头萎缩、肛门皮肤发炎、反甲、皮肤干枯、毛发脆易断、失去光泽等。严重者出现异食癖。新生儿或小婴儿可有屏气发作,也称呼吸暂停症(BHS)。有时有腹泻或呕吐,皮肤微肿,脉搏加速,心前区可有吹风样收缩期杂音。贫血严重时可有心脏扩大和心功能不全。IDA患儿还可以出现免疫功能低下,容易合并感染。

(四)诊断与鉴别诊断

1.病史及临床表现

IDA的诊断应结合喂养史、出生体重、发病年龄及临床症状和体征等综合判断。

2.血象改变

血液学检查对鉴别诊断和确定诊断十分重要。患儿血红蛋白量比红细胞数降低明显,红细胞体积较小、中空、色淡,$MCV<80\mu m^3(fl)$,$MCH<26pg$,$MCHC<320g/L$,红细胞平均直径$6.5\mu m$。网织红细胞在治疗前通常在正常范围或稍高,但治疗后7~10天可出现明显升高,但极少超过10%以上。偶尔外周血中可出现有核红细胞。单纯IDA时,白细胞通常在正常范围或稍低。伴有钩虫病患儿可有嗜酸性粒细胞增多。血小板计数大多在正常范围,但也可以

出现血小板增多,甚至高达$(600\sim1000)\times10^9/L$,贫血较重者血小板可减少。血小板计数的改变机制不明,可能为缺铁的直接结果。

3.骨髓象

有核红细胞增生活跃,严重患儿也可增生低下。轻度至中度红系细胞增多,幼红细胞比例增多,重度贫血患儿幼红细胞胞质较少,体积较小,边缘不整齐,胞质着色偏蓝,出现核、浆发育不平衡的表现:胞质发育落后于胞核。早幼红细胞和中幼红细胞比例增高,而晚幼红细胞减少。骨髓涂片铁染色示细胞内、外铁均明显减少或缺如,铁粒幼细胞减少或不见。白细胞和巨核细胞系统正常。

4.大便隐血试验

约有1/3的患儿可有大便隐血试验阳性。

5.血生化指标改变

SI明显降低,常低于$350\mu g/L$。TIBC增加,往往高于$6700\mu g/L$。血清铁饱和度明显降低,常在15%以下。血清铁蛋白耗竭。血清游离TfR增加。血清TfR/铁蛋白对数比值是诊断IDA的敏感指标.该比值明显增加时有利于IDA的诊断。红细胞内游离原卟啉可明显增高,可高达$1000\sim6000\mu g/L$(正常值为$420\pm180\mu g/L$)。

6.含铁酶的变化

在发生缺铁性贫血以后,含铁酶细胞色素C、琥珀酸脱氢酶、单氨氧化酶等活性均可明显下降。

典型IDA的诊断并不困难,但轻型病例和无贫血缺铁状态的诊断,须进行血清铁、铁结合力、骨髓细胞外铁染色检查及红细胞内游离原卟啉的测定方能作出明确诊断。IDA主要与小细胞低色素性贫血鉴别,包括铅中毒、β-地中海贫血、α-地中海贫血、慢性感染引起的贫血等。

(五)治疗

IDA的治疗除应加强护理、去除病因、防止感染外,重点应包括以下几方面:

1.改善饮食

尤其原来喂养不当者。根据年龄对营养的需要,安排好饮食品种,注意添加辅食,并根据患儿的消化能力多食一些含铁丰富的食物如肝末、蛋黄、肉类、血类等。

2.铁剂治疗

铁剂是治疗IDA的特效药物。二价铁较三价铁易于吸收。维生素C、稀盐酸同时与铁剂服用可增加治疗功效。常用的制剂有硫酸亚铁、葡萄糖酸亚铁、富马酸亚铁等。根据元素铁来计算剂量,通常每天$6mg/kg$,分三次口服即可有效刺激造血。由于牛奶含磷较多,可影响铁的吸收,故口服铁剂时不宜饮用牛奶。注射铁剂疗效并不比口服好,且易出现毒性反应,因此仅在那些不宜口服治疗如伴有吸收不良的患儿才考虑使用;通常的制剂为右旋糖酐铁。铁剂服量过大可产生中毒现象,患儿可出现恶心、呕吐、不安,严重者可发生昏迷、肝坏死、胃肠道出血或末梢循环衰竭。铁剂治疗的效果可利用网织红细胞百分数作为观察指标,通常治疗后3天网织红细胞开始上升,第$7\sim10$天达高峰。一周内红细胞和血红蛋白逐渐上升,连续治疗$3\sim4$周,血红蛋白可恢复正常。此时,铁剂治疗不能立刻停止,而仍需继续治疗$2\sim3$月,以补充贮存铁。

3.输血

轻度贫血无需输血。重度贫血致组织缺氧甚至危及心脏功能者应给予少量多次输血,通常每次给予5~7mL/kg,千万不可操之过急,一次大量输血可造成急性心功能衰竭而危及患儿生命。

(六)预防

IDA 是可以预防的疾病。应积极做好地区保健工作和卫生宣传工作,加强家庭和集体儿童机构的营养指导。对容易发生 IDA 的小儿,应尽早预防:对婴儿要及时添加适当的辅助食品,对未成熟儿早给铁剂。对易感儿,应给予预防量铁剂预防。铁的预防量,按元素铁计算是每日 1mg/kg。在钩虫病流行地区,要大力开展消灭寄生虫病的卫生防疫工作,防止患儿重复感染,同时需给予口服铁剂,以预防或治疗贫血。

五、营养性巨幼红细胞性贫血

营养性巨幼红细胞性贫血又称大细胞性贫血,主要由叶酸或(和)维生素 B_{12} 直接或间接缺乏所致,大多因摄入不足而导致直接缺乏引起。其血细胞形态学特点是红细胞体积较大,中性粒细胞核分叶过多,骨髓中巨幼红细胞增生。

(一)叶酸与维生素 B_{12} 的代谢

1.叶酸的代谢和利用

食物中的叶酸(蝶酰谷氨酸)摄入后,与位于小肠黏膜上皮细胞上的叶酸结合蛋白结合而被吸收。蝶酰单谷氨酸较蝶酰多谷氨酸容易吸收。而位于刷状缘的蝶酰谷氨酸羟化酶具有促进蝶酰多谷氨酸向蝶酰单谷氨酸转化,从而有利于叶酸的吸收。叶酸具有肠肝循环。血浆中大多数叶酸与血清清蛋白结合,叶酸本身并无生物学活性,必须在二氢叶酸还原酶的作用下还原成四氢叶酸,而后被转运入组织细胞内。正常成人的叶酸需要量为每日 $100\mu g$,怀孕期母亲可增至每日 $350\mu g$,以千克体重计算,婴幼儿的叶酸需要量比成人为高。

2.维生素 B_{12} 的代谢和利用

维生素 B_{12} 来源于动物性食物中的钴胺素,人类不能合成维生素 B_{12},但肠道细菌却能合成并能供人体使用。食物中的钴胺素在胃酸的作用下释放出来,并立即与 R 蛋白及内因子结合后通过十二指肠,其中的 R 蛋白被胰腺蛋白酶水解,残余的维生素 B_{12} 内因子复合物在回肠末端借助于一种位于回肠末端黏膜上皮细胞上的钴胺素内因子复合物的特殊受体而吸收。此外,当给予大剂量维生素 B_{12} 时,也可在口腔和小肠黏膜通过梯度弥散机制而吸收。血浆中的维生素 B_{12} 与转钴胺素蛋白(TC)Ⅰ、Ⅱ、Ⅲ结合,其中 TCⅡ尤为重要。TCⅡ钴胺素通过特殊的受体介导内吞作用进入细胞内,然后钴胺素被转化成甲基钴胺素和腺苷钴胺素,后两者为活性形式,参与转甲基作用和合成 DNA。

(二)叶酸、维生素 B_{12} 缺乏的原因

1.喂养不当

叶酸主要存在于绿叶蔬菜中,其他如酵母、肝、肾等食物中也较多。而维生素 B_{12} 则主要位于动物肝、肌肉和肾中。当单纯母乳喂养而未及时添加辅食、人工喂养不当及严重偏食的小

儿,其饮食中缺乏肉类、动物肝、肾及蔬菜,常常可以引起维生素 B_{12} 和叶酸的缺乏。羊奶中所含叶酸甚微,因此,单纯以羊奶喂养者,容易出现叶酸的缺乏。

2.需要量增加

6~18 月的婴幼儿,由于生长发育迅速,往往因辅食添加不及时而易发病。

3.疾病因素

叶酸的主要吸收部位是小肠上段,而维生素 B_{12} 的主要吸收部位则位于回肠末端。因此,任何原因导致小肠病变均可使叶酸和维生素 B_{12} 的吸收障碍,从而导致两者的缺乏,如慢性腹泻可严重影响叶酸、维生素 B_{12} 的吸收。空肠外科切除可引起叶酸缺乏,而回肠切除则可引起维生素 B_{12} 的缺乏。此外,肝脏病变可影响叶酸的正常代谢,使叶酸的生物转化发生障碍而致病。

4.先天性缺陷

(1)小肠先天性叶酸吸收缺陷:是一种常染色体隐性遗传性疾病,可导致叶酸的吸收障碍。

(2)幼年型恶性贫血:该病罕见,属于常染色体隐性遗传。病因为胃壁细胞不能分泌内因子(IF)而使维生素 B_{12} 吸收障碍所致。

(3)先天性转钴胺蛋白缺陷:转钴胺蛋白Ⅱ(TCⅡ)是维生素 B_{12} 的主要转运蛋白,先天性转钴胺蛋白缺陷可以导致维生素 B_{12} 转运障碍,从而出现维生素 B_{12} 的间接缺陷。该病属于常染色体隐性遗传。

(三)发病机制

叶酸和维生素 B_{12} 是脱氧核糖核酸(DNA)合成过程中重要的辅酶,主要起转甲基作用。缺乏时,尿嘧啶脱氧核苷酸不能甲基化,从而阻碍了合成 DNA 的重要原料胸腺嘧啶脱氧核苷酸的合成,进而影响 DNA 的合成。在正常情况下,当细胞内 DNA 增加到两倍(4n)时才发生细胞分裂。叶酸和维生素 B_{12} 缺乏时,DNA 合成发生障碍,幼红细胞分裂延迟,而血红蛋白则仍然在继续合成,这样,幼红细胞血红蛋白合成越来越多,体积越来越大,而 DNA 含量却始终未能达到细胞分裂所必需的要求,使幼红细胞发生巨幼变。这种巨幼红细胞很容易在骨髓内破坏,造成无效造血。从而引起巨幼红细胞性贫血。叶酸和维生素 B_{12} 缺乏对细胞分裂的影响不仅见于红系,也见于粒系和巨核细胞系。晚幼粒和杆状核粒细胞体积大、核肿胀、结构疏松,核分叶过多,可多至 5 叶以上。由于粒细胞生存期短,故这种变化先于红系,可作为叶酸或维生素 B_{12} 缺乏早期诊断的依据。巨核细胞的体积也增大,核分叶过多,血小板生成障碍,可见巨大血小板。

维生素 B_{12} 缺乏时,除可出现血液系统改变外,尚可影响神经精神系统。这是由于维生素 B_{12} 缺乏可引起神经系统有鞘神经纤维脂质代谢障碍。有鞘神经纤维的鞘中含有丰富的鞘磷脂,脂质代谢过程中的中间代谢产物为甲基丙二酸,后者在维生素 B_{12} 的参与下,转变成琥珀酸进而进入三羧酸循环。维生素 B_{12} 缺乏时,甲基丙二酸不能转变成琥珀酸而使甲基丙二酸在神经鞘中堆积,破坏了神经鞘的形成,从而出现神经精神症状。

(四)临床表现

本病发病缓慢常不被家长注意。全身症状轻重和贫血程度不一定成正比。肤色可苍黄,口唇、睑结膜、甲床苍白,头发黄、细、干、稀疏,面水肿。常有舌面光滑、厌食、恶心、呕吐、腹泻,

---

偶有吞咽困难、声音嘶哑。患儿可出现烦躁不安、疲乏无力、表情呆滞、反应迟钝、两眼直视、食欲差、嗜睡等症。心前区可闻及吹风样收缩期杂音。由于髓外造血的关系，肝、脾可出现不同程度的肿大，与发病年龄有关，年龄越小，肝、脾大就越明显。血小板严重降低时，皮肤可出现瘀点、瘀斑。白细胞减少者易患细菌性感染。

维生素 B_{12} 缺乏时，除也有上述表现外，尚可出现明显的神经精神症状。可出现动作缓慢、手足无意识运动、头部及肢体颤动。震颤初见于手、唇、舌，因反复震颤而舌系带可出现溃疡；继而上肢、头部、甚至全身。经刺激后可使颤动加剧。重症病例可见四肢屈曲，踝阵挛。长期缺乏未予补充者，可出现智力障碍。

（五）实验室检查

1.外周血象

红细胞数较血红蛋白量降低得更明显。早期血红蛋白尚在正常范围时，红细胞数就可已经明显减少。红细胞体积增大，可有轻度大小不等，以大细胞为主。红细胞内血红蛋白充盈度良好，中央淡染区缩小。平均红细胞体积（MCV）及平均红细胞血红蛋白含量（MCH）均大于正常，但平均红细胞血红蛋白浓度（MCHC）则在正常范围，说明此种贫血为单纯大细胞性贫血。粒细胞体积增大、数量减少、核染色质疏松，核分叶较多，多者可达5叶以上，如核分叶5叶以上的细胞超过5%则有诊断价值。血小板数可减少、体积增大、出血时间延长。

2.骨髓象

骨髓细胞大多代偿性增生旺盛，也有增生正常或增生低下者，但均有红细胞巨幼变，胞体大、核染色质松、胞质嗜酸性强，核、浆发育不平衡，胞核的发育落后于胞质。粒细胞体大、核分叶多、核右移，巨核细胞核分叶过多、胞质中颗粒减少，骨髓中血小板也较大。

3.血浆叶酸及维生素 B_{12} 定量测定

叶酸或维生素 B_{12} 减少或两者皆减少。当血浆叶酸含量 $<3\mu g/L$（67nmol/L）和（或）血浆维生素 B_{12} 含量 $<100ng/L$ 时有助于确诊。

4.胃酸测定

患儿胃酸常降低，经治疗后可恢复。

（六）诊断及鉴别诊断

应根据临床表现、喂养史以及实验室检查来综合判断，而实验室检查结果是确诊本病的主要依据。为鉴别维生素 B_{12} 缺乏抑或内因子缺乏，可采用 ^{51}Cr 标记的维生素 B_{12} 进行 Schilling 试验。巨幼红细胞性贫血应与红白血病、先天性脑发育不全症鉴别，红白血病时恶性巨幼红细胞中糖原染色（PAS）呈现巨大 PAS 阳性颗粒，而巨幼红细胞性贫血时却无此种表现；先天性脑发育不全的智力障碍发生于出生时，而巨幼红细胞性贫血者的智力下降是继发的，出生时智力正常，不难鉴别。

（七）治疗

首先应去除病因。如喂养不当应予以纠正，慢性腹泻应予以治疗。对于不能根治的先天性缺陷，只能采用补充或替代疗法。

叶酸不能改善维生素 B_{12} 缺乏引起的神经症状，故在无明显神经症状的巨幼红细胞性贫血可用叶酸进行治疗。每日口服叶酸 5～15mg，维生素 C 300mg；后者可加强前者的疗效。

营养因素引起的维生素 B_{12} 缺乏者,可给予维生素 B_{12} 每 3 日肌内注射 0.1mg,共 2~3 周。其他原因引起或病情严重者可每月 1 次,每次 1mg,待血象正常后,减量维持。为改善神经系统症状,可适当加用维生素 B_6。治疗期间要适当加服铁剂以供造红细胞所需。严重贫血已引起心功能不全者,应小量多次输血,以减少慢性缺氧。输血时点滴速度要缓慢。如有原发病应积极治疗。一般的营养也应加强。严重巨幼红细胞贫血患儿在治疗开始 48 小时,血钾可突然下降,加之心肌因慢性缺氧,可发生突然死亡,严重巨幼红细胞性贫血患儿,治疗时应同时补充钾盐。

五、再生障碍性贫血

再生障碍性贫血(AA,简称再障)是一种由于多种原因引起的骨髓造血功能代偿不全,临床上出现全血细胞减少而肝、脾、淋巴结不增大的一组综合病征。在美国及欧洲,儿童再障的发病率为 0.2/10 万~0.6/10 万。国内尚缺乏儿童再障发病率的资料。根据 1987 年宝鸡再障会议全国调查资料报告,我国(成人与儿童)再障的发病率为 0.72/10 万,其中急性再障为 0.11/10 万,慢性再障为 0.60/10 万。

(一)病因

1.原发性

原因不明,多见于青壮年。

2.继发性

(1)药物及化学因素:已有几十种药物引起再障的报告,但其中以氯霉素为最多。药物引起再障机制可能是由于:①毒性反应,这与剂量大小有关,多数可逆;②个体特敏性,其与药物剂量相关性差,常不可逆。接触化学因素如苯、油漆、汽油、农药等也与再障发生有关。

(2)物理因素:各种电离辐射。

(3)感染因素:急、慢性感染,包括细菌(伤寒等)、病毒(肝炎、EBV、CMV、微小病毒 B_{12} 等病毒)、寄生虫(疟原虫等)。

(4)遗传因素:如 Fanconi 贫血,纯红再障等,再障亦可见于双胎。

(5)其他:阵发性睡眠性血红蛋白尿、骨髓增生异常综合征等。

(二)发病机制

1.多能造血干细胞缺乏或缺陷

患儿 $CD34^+$ 细胞数量明显减少,造血干细胞增殖能力下降。动物实验和患者骨髓干细胞培养发现,90% 以上的培养集落形成单位(CFU-C)低于正常值,红系爆式集落形成单位(BFU-E)和(CFU-E)亦低于正常。并发现 CFU-C 形成的细胞丛/集落比值升高,提示 CFU-C 的自我更新和增殖能力受损。进一步研究发现,再障患儿的造血干细胞对造血生长因子(HG-Fs)反应性降低。

2.造血微环境缺陷

造血微环境包括骨髓的微循环和基质。正常骨髓微环境是维持正常造血的必要条件。实验证明当骨髓微循环遭到破坏,即使输入干细胞亦不能生长,只有在微循环重建后才能见到干细胞的再生。基质细胞可分泌许多生长因子,如干细胞因子(SCF)、Flt3(为一种造血细胞刺激因子配体)、IL-3、IL-11 等,它们能刺激造血细胞增殖、分化等功能。

3.免疫紊乱

细胞免疫和体液免疫紊乱导致造血细胞增殖调节异常,实验资料提示为数不少的再障患者常有抑制性 T($CD3^+$、$CD8^+$)淋巴细胞增多,辅助性 T($CD3^+$、$CD4^+$)淋巴细胞减少,$CD4^+$/$CD8^+$ 比值倒置(正常范围因年龄、性别而有所区别)。IL-2 活力亢进,NK 细胞和干扰素等具有抑制造血干细胞增殖分化作用的细胞及因子活性增加。体液免疫紊乱也可引起再障的发生,部分再障患儿血浆中可有抗造血细胞抗体存在。

上述发病机制在同一个患儿身上可同时存在,也可单独存在,也可几种因素同时在不同程度上存在。因此,临床疗效易受到多种因素的影响。

(三)临床表现、分型和诊断标准

本病主要以进行性贫血、皮肤黏膜及(或)内脏出血和反复感染为特点,而多无肝、脾及淋巴结增大。小儿再障分为:

1.先天性(体质性)或遗传性

(1)Fancom 贫血。

(2)先天性角化不良症。

(3)Shwachman-Diamond 综合征本征为伴有胰腺功能不良的先天性再障。

(4)网状组织增生不良症。

(5)无巨核细胞性血小板减少症。

(6)家族性再障。

(7)白血病前期,骨髓增生异常综合征,7 号染色体单体。

(8)非血液学综合征如 Down,Dubowitz,Seckel 综合征等。

2.获得性

(1)特发性:原因不明。

(2)继发性:继发于物理、化学、生物因素等。药物、毒物、感染、肝炎等。

①电离辐射。

②药物及化学品:a.可意料者:细胞毒性药物,苯等;b.特异体质性:氯霉素,消炎止痛药,抗癫痫药,金制剂等。

③病毒:a.疱疹病毒、EB 病毒和巨细胞包涵体病毒;b.肝炎病毒:乙型肝炎病毒(HBV)和丙型肝炎病毒(HCV);c.微小病毒 B19;d.人类免疫缺陷病毒(HIV)。

④免疫性疾病:a.嗜酸性细胞增生性筋膜炎;b.低丙种球蛋白血症;c.胸腺瘤。

⑤怀孕。

⑥阵发性睡眠性血红蛋白尿(PNH)。

⑦白血病前期。

(四)诊断标准

1.急性再障

(1)临床表现:发病急,病程短(1~7 个月),贫血呈进行性加剧,常伴严重感染,皮肤、黏膜广泛出血或内脏出血。约 1/3 患儿肝可有轻度大(肋下 2cm 以内),但脾及淋巴结却不大。

(2)血象:除血红蛋白下降较快外,须具备以下 3 项目中之 2 项:①网织红细胞<1%,绝对值<$0.015×10^{12}$/L;②白细胞总数明显减少,中性粒细胞绝对值<$0.5×10^9$/L;③血小板<$20×10^9$/L。

(3)骨髓象:①多部位增生减低,三系有核细胞明显减少,非造血细胞增多;②骨髓小粒空虚,非造血细胞如浆细胞、组织嗜碱细胞及脂肪细胞增多。

2.慢性再障

(1)临床表现:起病缓慢,病程长(1 年以上),贫血、出血、感染较轻。

(2)血象:血红蛋白下降速度较慢,网织红细胞、白细胞、中性粒细胞及血小板值常较急性再障为高。

(3)骨髓象:①三系或两系细胞减少,至少一个部位增生不良。如局灶增生良好,则红系常见晚幼红比例增多,巨-核细胞明显减少。②骨髓小粒中脂肪细胞及非造血细胞增加。

(4)当慢性再障在病程中病情恶化临床表现、血象及骨髓象与急性再障相同时,称为重型再障Ⅱ型(SAA-Ⅱ)。

此外,尚有依据骨髓造血细胞培养的结果将再障分为 4 型:①造血干细胞缺陷(约占 50%~60%);②T 抑制细胞增加(约占21.4%~33%);③患者血清中抑制因子增加(约 21.4%);④造血微环境缺陷(约占 7.1%)。

(五)实验室检查

(1)血象:外周血三系细胞减少,急性再障者大多呈正细胞、正色素性贫血,但慢性再障者通常为大细胞性正色素性贫血。网织红细胞<1%;白细胞总数大多降低,但也有正常者,此时常出现淋巴细胞相对值增高。

(2)骨髓象:急性型者为增生低下或重度低下,慢性型者多呈增生不良,可见灶性增生。巨核细胞明显减少,非造血细胞增多,骨髓小粒中淋巴细胞加非造血细胞常>50%。骨髓增生程度可分为:

①增生极度减低型:多部位骨髓未发现或仅见少许造血细胞,多为网状细胞、浆细胞、组织嗜碱细胞、淋巴细胞及脂肪细胞。

②增生减退型:多部位或部分骨髓原始或幼稚细胞缺如,仅见少量造血细胞,以成熟型为主,非造血细胞增多。

③增生(正常)型:骨髓增生正常,巨核细胞数减少,非造血细胞增多。

④增生活跃型:红系或粒系较正常多见,原始及幼稚细胞也可见,巨核细胞少见,非造血细胞不多见。该型应除外溶血性贫血。

儿童再障以后两型多见。

(3)血清铁、镁、锌升高。

(4)血清 EPO、游离红细胞原卟啉(FEP)增加。

(5)Ts 淋巴细胞功能异常,急性型 T、B 淋巴细胞严重受累,NK 细胞及 $CD4^+$/$CD8^+$ 比值明显低于慢性型。

(6)造血干/祖细胞培养:CFU-E,GM-CFU 均减少。

（六）鉴别诊断

再障须与白血病、骨髓增生异常综合征、骨髓纤维化、阵发性睡眠性血红蛋白尿（PNH）、严重缺铁性贫血、巨幼红细胞性贫血、脾功能亢进、骨髓转移瘤、噬血细胞综合征、恶性组织细胞病、恶性淋巴瘤等鉴别。鉴别的主要依据为骨髓涂片、骨髓活检及相应的细胞和分子生物学检查。

（七）治疗

由于再障的发病原因与发病机制复杂，每种类型又无特异性实验指标可用于指导临床选药，因此，再障的治疗目前仍然主要采用临床经验进行选药，给治疗带来一定的盲目性。近年来，有关研究再障的新技术不断涌现，如 T 淋巴细胞亚群（包括 T 辅助/抑制细胞、自然杀伤细胞、细胞毒 T 细胞、树突状细胞、B 细胞等）、单核/巨噬细胞、$CD34^+$ 造血干/祖细胞及其亚群的流式细胞仪（FCM）分析，造血祖细胞集落培养等，有望使再障的治疗更具实验依据。

1.急性再障（重型再障）的治疗

（1）去除病因：对一切可疑的致病因素，均应立即停止接触、应用。

（2）防治感染：急性再障预后凶险，病死率可高达 80% 以上，死亡的主要原因之一是严重感染。因此，积极预防和治疗感染是降低死亡率的重要措施。患者应隔离保护，输注新鲜血浆、丙种球蛋白或白细胞悬液，以增加患儿对感染的抵抗力。一旦出现感染，应及早使用强力有效的抗生素。在没有明确病原体感染之前，通常需要广谱抗生素、抗真菌药及抗病毒药联合应用。一旦证实了感染的病原体及其敏感药物，则可根据对病原体敏感的药物进行合理选药。

（3）防止出血：颅内出血或其他脏器严重出血是本病致死的另一重要原因。当血小板计数下降至 $20 \times 10^9/L$ 时，出血的机会则大大增加，应积极输注足量的血小板或新鲜全血，要求使血小板数量至少达到 $20 \times 10^9/L$ 以上。血小板成分输注，从正常人 1 单位（400～500mL）全血中可提取 1 个单位血小板血浆，平均含 10^{11} 个血小板，输入 1 个单位血小板/M^2 能增加 1.2 万/μl 血小板数。肾上腺皮质激素虽然不能增加血小板的数量，但它们具有改善血管脆性的作用，从而有利于减少出血的机会。

（4）纠正贫血：当病情进展迅速，血红蛋白<40g/L 时，有可能出现贫血性心功能衰竭和组织缺氧的表现，应尽快输血，但输血速度宜缓慢，以防促进心功能衰竭。

（5）免疫抑制剂治疗：目前常用的有以下几种药物：

①抗胸腺细胞球蛋白（ATG）或抗淋巴细胞球蛋白（ALG）。

作用机制：杀伤抑制性 T 细胞，促进 $CD4^+/CD8^+$ 比值恢复正常；具有丝裂原作用，刺激淋巴细胞分泌 IL-3 及 CSF，促进造血干细胞增殖；可直接与造血干细胞表面受体结合，促使造血恢复。

ATG、ALG 用法：①马-ATG（H-ATG）每日 10mg/kg，或猪 ATG（P-ATG）15～20mg/(kg·d)或兔 ATG（R-ATG）3～4mg/(kg·d)静脉滴注，连用 5 日，或 ALG 40mg/(kg·d)，持续静脉滴注 12 小时，连用 4 日。并加用甲基泼尼松龙 2mg/(kg·d)，静脉滴注；②ALG 20mg/(kg·d)，持续静脉滴注 4～6 小时，连用 8 日，继给泼尼松 1.5mg/(kg·d)，连服 5 日。后者能克服 ALG 的不良反应。通常经治疗 1～3 月临床症状及血象改善，有效率达 60%～80%，复发率约 10% 左右。上述方案主要用于急性或重型再障的治疗。

本制剂适用于血小板＞$10×10^9$/L 的病例。首次应用前应作过敏试验,用 1/10 瓶 ALG 溶于 100mL 生理盐水内静脉滴注 1 小时,滴注过程中医务人员必须在场,床旁备有地塞米松、氢化可的松、肾上腺素、异丙嗪等急救药品。过敏反应表现为口周及四肢麻刺感、唇及喉肿胀、支气管痉挛、声门水肿、低血压等。出现过敏反应后立即停止静脉滴注 ALG,并加入地塞米松 2～4mg,必要时给予氢化可的松静脉点滴;出现声门水肿立即给予 1：1000 肾上腺素 0.1mL 皮下或静脉注射。一旦发生过敏反应,以后绝对禁止再用本品。在首次给药 12 小时前用异丙嗪 1 次,静脉滴注 ALG 前静脉推注地塞米松 4mg,勿用同一输液瓶滴注其他液体及血制品。

用药一周末至两周内可发生血清病,出现发热、皮疹(荨麻疹、麻疹样或猩红热样)、淋巴结增大、关节酸痛,严重表现有面部及四肢水肿、少尿、喉头水肿、哮喘、末梢神经炎、头痛、谵妄,甚至惊厥。一旦出现上述任何表现者均应严密监护,仅有皮疹者则可给予异丙嗪、止痒洗剂等对症处理,较重表现者则可给予甲基泼尼松龙 10mg/(kg·d)一次静脉注射,连用 3～4 日。

已知对上述制剂过敏者及存在急性病毒感染者禁用。

②环孢霉素 A(CSA):适用于 ATG(或 ALG)不宜应用者。

作用机制:抑制 T 淋巴细胞的活化与增殖,抑制 IL-2 和 γ-干扰素的合成;封闭 T 细胞表面受体,抑制 $CD8^+$ 细胞活性及增殖。

用法:开始时 5mg/(kg·d),分 2 次口服,q12h,连服 2 周,随后根据血浆药物浓度进行调整,使 CSA 血浓度谷值保持在 200～400ng/L。服药时可将 CSA 溶液掺入牛奶或果汁等饮料内摇匀后服用,以减少其对胃肠道的刺激作用。用药期间应避免高钾食物、含钾药物及保钾利尿剂,以防高血钾的发生。单用有效率约 30%。

不良反应:主要是肾脏毒性,其次是肝脏损害。其他如多毛、皮肤色素沉着、牙龈肿胀、水钠潴留、手足烧灼感、震颤、肌肉痉挛及抽搐(可能与低镁有关),可出现良性乳腺增生及因肾性高血压引起头痛等。此外,也可因细胞毒 T 淋巴细胞下降而易发生卡氏肺囊虫感染。血药浓度的监测可防止严重不良反应的发生。

当患儿合并真菌感染使用抗真菌药如伏立康唑等,可以发生药物间相互作用,此时,CSA 浓度可异常增高而可诱发严重的中毒症状,如高血压、急性肾衰竭、抽搐、昏迷等。需及时根据血药浓度而及时调整 CSA 给药剂量。

③大剂量甲基泼尼松龙。

作用机制:可明显抑制 $CD8^+$ 细胞活化和增殖,去除 NK 细胞对骨髓的抑制作用。适用于中性粒细胞绝对值＞$0.5×10^9$/L。

用法:20～50mg/(kg·d),静脉滴注 3 日,然后每周减半量,直至 2mg/(kg·d)后,逐渐改为口服制剂减量维持直至停药。适用于重型再障,有效率约 25% 左右。

不良反应:主要是感染和高血压,其他可有胃炎、心律失常、高血糖、情绪改变、柯兴氏征、股骨头无菌性坏死等。

④抗 T 淋巴细胞单克隆抗体(单抗)。

作用机制:杀伤对骨髓有抑制作用的 $CD8^+$ T 淋巴细胞。

用法:CD4/CD8 正常者,CD3 单抗 10mg,地塞米松 3～5mg 加入生理盐水 300mL 中静脉滴注,每日一次,连用 5～10 次;CD4/CD8 倒置者,先用 CD3 单抗每次 5～10mg,每日二次,连用 3～5 次,改用 CD8 单抗每次 5～10mg,连用 3～5 次。用前肌内注射异丙嗪。

⑤大剂量丙种球蛋白。

作用机制:杀伤抑制骨髓造血的淋巴细胞,清除骨髓中可能与再障有关的病毒感染,与干扰素类细胞因子结合,去除其骨髓抑制活性。

用法:一般每次 1g/kg,静脉滴,每 4 周一次,1～2 次有效者,可连用 6 次,不良反应少。用药后疗效反应时间不一,约 30% 发生于治疗后 3 个月,70% 发生于治疗后 6 个月。在无效病例中,仍有 25% 可对第二疗程治疗发生反应。与其他免疫抑制剂联合治疗可提高疗效达 50%～70%。

⑥异基因造血干细胞移植:适用于重型再障,病程早期进行移植成活率极高。最好采用 HLA 完全匹配的同胞兄弟/姊妹或非亲缘相关供者,CMV 阴性的骨髓或 G-CSF 动员的外周血干细胞或脐带血。只要患儿无严重器官功能障碍或难治的感染存在时,应尽早(确诊后 2 周～3 周)进行移植。异基因骨髓移植的治愈率可达 70%(已输过血者)至 85%(尚未输血者)。移植成功后再障复发者较少见。

2.慢性再障治疗

慢性再障的发病机制以造血微循环的缺陷为主,其中一部分发展成重型再障(SAA-Ⅱ型),则与免疫紊乱抑制造血功能有关。慢性再障治疗与急性再障治疗有所区别,急性再障以免疫抑制剂为主,而慢性再障则以雄性激素为主的综合疗法。

(1)雄性激素作用机制:①直接刺激骨髓多能造血干细胞,促进蛋白同化作用;②还原物中 5α 双氢睾酮具有增加促红细胞生成素(EPO)的产生;③5β 双氢睾酮能提高造血干细胞对促红细胞生成素的效应,促使 G_0 期细胞进入增殖周期。雄激素治疗作用需要较长的治疗时间,故必须坚持应用 2～4 月以上才能作出评价,有时要在治疗 6 个月后才出现疗效,病情缓解后仍应继续用药 3～6 月再减量,维持 1～2 年。

不良反应:男性化、儿童骨成熟增速、骨骺融合提前(合用糖皮质激素可防止)、水钠潴留及肝脏损害。要定期检查肝功能,并口服保肝药,若肝损害时应减量或暂停或改用丙酸类代替甲基类。有效率约 35%～80%,复发率 23%。

(2)改善造血微环境药物:包括神经刺激剂和血管扩张剂。其可能作用机制是通过兴奋骨髓神经、扩张骨髓血管,改善骨髓造血微循环,从而刺激和滋养残存造血祖细胞的增殖。

①硝酸士的宁:

a.20 日疗法:即每日 2～6mg,肌内注射,连用 20 日,间隔 5 日。

b.10 日疗法:1mg 连用 2 日,2mg 连用 5 日,3mg 连用 3 日,肌内注射,休 10 日。

c.5 日疗法:即 1mg、1mg、2mg、2mg、3mg,肌内注射,每天 1 次,间歇 2 日。

以上疗法均反复使用,疗程 3～6 月。有效率 53%。不良反应为失眠、肌颤、四肢不自主动作等。

②一叶秋碱:每日 8mg/kg,肌内注射,连用 1.5～2 月,疗程不少于 4 个月。有效率 47%,与康力龙合用疗效可提高到 80%。不良反应同硝酸士的宁。

③山莨菪碱(654-2):0.5～2mg/(kg·d),静脉滴注,或 10～40mg/(kg·d),睡前口服或 0.2～0.5mg/kg,肌内注射,每日 1～2 次。连用 30 日,休 7 日,重复使用,观察 3 个月。

④莨菪浸膏片:每次 10mg,每日 3 次,口服,每日递增 10～20mg 至每次 240～300mg,

30 日为一疗程,休 7 日后重复。不良反应:口干、视力模糊、排尿困难。疗效尚难肯定。

(3)促进造血功能的细胞因子:重组入粒-巨噬细胞集落刺激因子(rhGM-CSF)及粒细胞集落刺激因子(G-CSF):5～10μg/(kg·d),刺激造血干细胞而增加外周血的血细胞数,可与 IL-3(每日 1mg/M^2)联合应用于骨髓移植或免疫抑制疗法过程中。疗效尚未充分肯定。

(4)免疫增强调节剂:目的是提高免疫,增强抗感染能力。常用的有左旋咪唑每日 2mg/kg,一周服 2 日,连用 2 月～2 年;胸腺肽:可刺激 CD4$^+$ 细胞的增殖,纠正 CD4$^+$/CD8$^+$ 比例倒置现象。2mg/kg,静脉滴注,每天 1 次,连用 3 个月以上,有效率约 50％左右。此外还有转移因子、植物血凝素(PHA)等均有有效报道。

(5)糖皮质激素:可减少出血倾向。一般应用泼尼松 0.5～1mg/(kg·d),分 2～3 次口服,多与雄激素合用。

(6)中药中西医结合可提高疗效。辨证施治或成药。①阴虚型:滋阴补肾,方剂有大菟丝子饮、当归首乌汤、三胶汤(阿胶、龟板胶、鹿角胶)等;②阳虚型:补肾助阳,方剂有河车大造丸、十四味建中汤等;③阴阳两虚型:大菟丝子饮加助阳药,气血两虚者八珍汤、归脾汤或参芪四物汤加减。成药有全鹿丸、龟鹿二仙胶等。

经中药治疗后可见到:①贫血、出血、感染症状改善,输血减少,随后出现网织红细胞反应,血红蛋白升高,白细胞恢复,血小板逐渐增加;②骨髓红系改善,接着粒系改善,最后巨核细胞系恢复。

(八)预后

一般年幼者,无出血感染等症,中性粒细胞＞0.5×10^9/L,血小板数＞20×10^9/L,骨髓增生型预后较佳。急性再障预后甚差,如未能得到有效治疗者,绝大多数一年内死亡,有的甚至 2～3 月内夭亡。慢性再障经过治疗后大多数能长期存活,约 1/3 治愈或缓解,1/3 明显进步,1/3 仍迁延不愈,少数患者死亡。死亡原因有脑出血或败血症,有的合并继发性含铁血黄素沉着症,死于肝脏功能衰竭、心力衰竭或糖尿病。

六、自身免疫性溶血性贫血

(一)病因

本病分为特发性与继发性两类。小儿以前者较多,约占 70％。继发性者可由感染、结缔组织病、药物、免疫性疾病和恶性肿瘤等导致。

(二)临床表现

发病前 1～2 周可有急性感染病史,起病较急,伴有发热、寒战、腰背痛、呕吐、进行性贫血、黄疸、脾大,常发生血红蛋白尿。

(三)辅助检查

1.外周血检查

血红蛋白降低,贫血呈正常细胞正常色素性,周围血涂片可见多量球形红细胞及幼红细胞,偶见红细胞被吞噬现象,网织红细胞增多。可有轻度高胆红素血症。

2.骨髓

呈幼红细胞增生象,偶见红细胞系统轻度巨幼样变。若合并再生障碍性贫血危象时网织红细胞极度减少,骨髓象呈再生障碍,血常规呈全血细胞减少。

3.抗人球蛋白试验

直接试验阳性,主要为抗 IgG 和抗 C_3 型,间接试验可为阳性或阴性。

(四)诊断标准

1.原发性者多为女性,年龄不限

临床表现除溶血和贫血外无特殊症状,50%有脾大,1/3 有黄疸和肝大。继发性者常伴有原发疾病的临床表现。

2.实验室检查

(1)贫血程度不一,有时很严重,可暴发急性溶血危象。外周血涂片可见多数球形红细胞及数量不等的幼红细胞,偶见吞噬红细胞现象,网织红细胞增多。

(2)骨髓涂片呈幼红细胞增生象,偶见红细胞系轻度巨幼样变。

(3)再生障碍性贫血危象时,网织红细胞极度减少,骨髓象呈再生障碍性贫血,血象呈全血细胞减少。

(4)抗人球蛋白试验直接试验阳性,主要为抗 IgG 和抗补体 C_3 型,偶有抗 IgA 型;间接试验可为阳性或阴性。

(5)近 4 个月内无输血或特殊药物服用史,如直接抗人球蛋白试验阳性,结合临床表现和实验室检查可确立诊断。

(6)如抗人球蛋白试验阴性,但临床表现较符合,肾上腺皮质激素或切脾术有效,除外其他溶血性贫血特别是遗传性球形红细胞增多症,可诊断为抗人球蛋白试验阴性的自身免疫性溶血性贫血。

(五)特殊危重指征

(1)高热持续不退。

(2)血红蛋白急速下降,出现明显血红蛋白尿。

(3)肝、脾突然增大。

(4)生命体征不稳定,出现头痛、喷射性呕吐、抽搐等神经系统症状。

(六)鉴别诊断

1.红细胞葡萄糖-6-磷酸脱氢酶缺乏症(G-6-PD)

起病前有进食蚕豆、退热药、磺胺类药物等病史,G-6-PD 活性降低,抗人球蛋白试验阴性。

2.Evans 综合征

同时或相继发生自身免疫性溶血性贫血和血小板减少性紫癜,除有抗红细胞抗体外,尚有抗血小板抗体。

3.阵发性冷性血红蛋白尿症

患者一旦经受全身或局部寒冷,数分钟至数小时后即有腰背及下肢酸痛,继即发生恶心、呕吐,并伴有腹绞痛,多数患者有短暂寒战,继之发热,发病后第 1 次小便即为血红蛋白尿,伴有黄疸及贫血。冷热溶血试验阳性。发作期抗人球蛋白试验 C_3 阳性，但 IgG 阴性。

（七）治疗

治疗目的是缓解和消除症状，预防复发，防止并发症。

1.一般治疗

（1）护理：急性期需暂时卧床休息，给予吸氧。

（2）营养管理：由护士对患者的营养状况进行初始评估，记录在《住院患者评估记录》中。总分≥3 分，有营养不良的风险，需在 24 小时内通知营养科医师会诊。

（3）严重溶血时予以水化、碱化尿液。

（4）积极治疗原发病。

2.药物治疗

（1）首选肾上腺皮质激素：泼尼松 40～60mg/(m^2·d)，分 3～4 次口服。若血红蛋白稳定在 100g/L，网织红细胞下降，即可将泼尼松量减少 50%，此后缓慢减量，小剂量激素至少维持 3～6 个月。激素治疗 3 周无效者，须及时更换其他疗法。

（2）免疫抑制药：适用于激素治疗无效或脾切除后复发者。硫唑嘌呤 2～2.5mg/(kg·d)，环磷酸胺 1.5～2mg/(kg·d)，也可用甲氨蝶呤及甲基苯肼。一种免疫抑制药试用 4 周若疗效不佳，可增加日用量或改用其他制剂。停用免疫抑制药后复发者，可重复试用激素，疗程中必须密切观察药物的不良反应。

（3）其他治疗：上述治疗无效者可试用大剂量静脉丙种球蛋白。对冷抗体型患者应注意防寒保暖。

（4）输血治疗：输血应慎重，暴发型溶血性贫血、再生障碍性贫血危象、极重度贫血短期内有可能危及生命者，宜输入洗涤红细胞或采用交换输血。

3.内镜及手术治疗

脾切除适应证：①对激素治疗有禁忌证者。②经大量激素治疗无效者。③需长期用较大剂量激素才能维持血红蛋白于正常水平者。④激素与免疫抑制药联用仍不能控制溶血者。⑤经常反复发作者。温抗体型患者脾切除后约有 50% 的原发性者、30% 的继发性者可获缓解。冷抗体型患者脾切除疗效不佳。

第二节　原发性血小板减少性紫癜

特发性血小板减少性紫癜(ITP)是一种常见的自身免疫性疾病，又称免疫性血小板减少性紫癜(ITP)，是小儿最常见的出血性疾病，占儿童出血性疾病的 25%～30%。目前，更倾向于命名为"免疫性血小板减少症(ITP)"。ITP 是正常血小板被免疫性破坏的自身免疫性疾病，最主要的临床特点是：皮肤、黏膜自发性出血和束臂试验阳性，血小板减少、出血时间延长和血块收缩不良。本病可以是特发性，也可以是继发。继发性 ITP 包括病毒感染、自身免疫性疾病和一些药物等引起的血小板减少。

小儿 ITP 高发年龄为 2～5 岁，0～1 岁 14.4%，1～6 岁 56.7%，6～15 岁 28.8%。春季到初夏是发病高峰，秋季发病呈低谷。

一、病因与发病机制

儿童ITP中存在两种免疫状态：①急性ITP：免疫状态好，但由于从正常免疫监视逃逸后产生过多的抗血小板抗体，造成血小板破坏，随病原菌清除而恢复，为急性、自限过程，不需治疗可恢复；②慢性ITP：免疫失调和异常，研究证实，辅助性T细胞(Th)和细胞毒T细胞(CTL)的活化及相关细胞因子紊乱是导致本病慢性化过程的重要原因。持久恒定的HLA-DR刺激性免疫应答使细胞因子产生增强、T淋巴细胞活性增加和特殊的自身抗体产生，需要免疫治疗。针对ITP机制的全过程：异常抗原表达、免疫呈递细胞刺激T淋巴细胞、活化的T淋巴细胞激活B淋巴细胞以及补体、单核-巨噬细胞激活、免疫活性细胞凋亡下调等，其中T细胞免疫异常是关键。

（一）免疫反应异常

1.体液免疫异常

自身抗体介导的血小板减少。

血小板含有不同的多种抗原，相应的血小板免疫抗体可引起血小板减少性紫癜或输血后紫癜。

（1）血小板相关抗原：血小板表面存在与其他细胞或组织共有的抗原，又称血小板非特异抗原。包括HLA-1类抗原和ABO血型抗原系统等。与白细胞共有的HLA-1类抗原：HLA-A、B、CPIGrLY^{Bl} PIGrLY^{cl}及PIGrLyFl抗原(PI=血小板，Gr=粒细胞，Ly=淋巴细胞)，抗HLA抗体是导致血小板输注无效的主要原因；与红细胞部分血型系统共有者：ABO(A_1，A_2，B)及Rh系统的D、C、c、Cw和E抗原，还有Lewis、I、i和P。

（2）血小板特异性抗原（人类血小板抗原）：血小板特异性抗原是位于血小板膜糖蛋白(GP)上的抗原表位，抗原组成6个系统，包括HPA-1～5、15系统，除Va^{a}和Mou^{a}外有22个血小板抗原被正式命名，以HPA＋数字表示。不同的抗原系统按发现时间顺序用数字编号，HPA-1、2、3、4、5、6、15为对偶抗原系统，a和b分别代表高频和低频抗原。其余无对偶抗原，以HPA＋数字＋W后缀表示，如HPA-7bw。

血小板特异性自身抗体介导的血小板破坏是经典的ITP发病机制。50%～60%的ITP患者血小板表面包被有IgG型自身抗体，可识别血小板表面的一种或多种GP，包括GPⅡb/Ⅲa、GPⅠb/Ⅸ、GPⅠa/Ⅱa及GPⅥ等。个别患者血小板自身抗体不仅导致血小板破坏，还可能引起血小板功能异常。

（3）血小板特异性自身抗体的产生和FcR的作用：ITP患儿血小板自身抗体的产生始于机体对自身抗原的免疫失耐受，导致机体免疫失耐受的原因尚不清楚。目前认为自身抗体产生的机制包括了血小板、抗原呈递细胞(APCs)、T细胞和B细胞之间的相互作用：①APCs捕获血小板抗原，加工处理成抗原肽并通过MHCⅡ类分子呈递到APCs表面；②活化的APCs把抗原肽呈递给CD4$^+$HLA-DR＋限制性T细胞和CD3$^+$/CD8$^+$T细胞；③CD4$^+$HLA-DR＋限制性T细胞活化，产生细胞因子，刺激B细胞分化产生PAIg抗体；④APCs和CD4$^+$HLA-DR＋限制性T细胞，CD4$^+$HLA-DR＋限制性T细胞和B细胞之间的相互作用被CD40及

CD154 等共刺激因子加强并导致特异性 T 细胞和 B 细胞克隆性增生,从而导致最初的免疫反应维持与放大;⑤活动性 ITP 患者,活化的 T 细胞对凋亡的抵抗,可能导致自身反应性 T 细胞通过 T 细胞激活诱导凋亡途径的清除减少,从而产生持续的免疫性血小板破坏;⑥克隆性增生的 B 细胞产生血小板特异性抗体,结合了抗体的血小板一方面与脾脏巨噬细胞表面的 $Fc\gamma RⅡA$ 受体结合,通过酪氨酸激酶 Syk 途径,吞噬血小板,ITP 患者静脉注射丙种球蛋白(IVIG)通过活化 DC 的 $Fc\gamma R$ 起到治疗作用;另一方面,结合了抗体的血小板受到细胞毒 $CD3^+/CD8^+$ T 细胞毒性攻击,引起血小板溶解性破坏;⑦血小板本身也表达 CD154(CD40L) 与 APCs 表面的 CD40 相互作用,进一步导致自身免疫反应放大。

(4)自身抗体介导的巨核细胞异常:ITP 患者骨髓巨核细胞超微结构异常,包括由于线粒体和内质网肿胀形成的胞质内空泡增多及染色质固缩等,巨核细胞显示广泛凋亡。现已证实血小板与巨核细胞有共同抗原性,PAIg 同样作用于骨髓巨核细胞,导致其成熟障碍,血小板生成释放减少,致血小板进一步减少。

2.细胞免疫异常

(1)T 细胞亚群与功能的异常

①Th1/Th2 细胞亚群平衡失调:ITP 为 Th1 型自身免疫性疾病,患者体内 Th1/Th2 比例增加,特别是 cITP 患者,呈 Th1 优势,而 aITP 患者呈 Th0 优势。Th1 类细胞因子(IL-2、IL-10 及 IFN-γ)明显升高。Th1 类因子增加导致 B 细胞活化,促进 PAIg 产生及自身攻击。值得注意的是处于疾病稳定缓解期或接受静脉注射 Ig 治疗的患者表现为 Th2 优势。Olsson 等使用基因芯片技术,在活动期 ITP 患者中发现一些 T 细胞基因上调,其中与 Th1 优势有关的 IFN-γ 等因子水平显著升高。这些结果表明,活动期 ITP 患者的 Th1 细胞因子活化;疾病缓解时,倾向于 Th2 优势模式。

②$CD4^+CD25^+$T(Treg)细胞:Treg 是不同于 Th1 和 Th2 具调节功能的 T 细胞群。ITP 发病时 Treg 细胞明显减少,且其抑制活性受损,分泌 IL-10 减少;CD4+Foxp3+Treg 细胞比例明显低下,使 Th1/Th2 平衡向 Th1 漂移。大剂量地塞米松治疗 4 天后可恢复正常。

③T 淋巴细胞的凋亡异常:以 Fas 及 Fas 配体(FasL)途径介导的细胞凋亡紊乱是体液免疫和细胞免疫失调的主要原因。ITP 患者 Fas 和 FasL 表达异常,伴或不伴 IL-2 分泌缺陷的 Fas 通路改变可能与 ITP 发病有关。治疗前患者 T 淋巴细胞 Fas 蛋白表达明显低于正常,FasL 蛋白表达明显高于正常,大量表达 FasL 蛋白的 T 淋巴细胞与高表达 Fas 蛋白的血小板结合,T 淋巴细胞可发挥细胞毒作用,杀伤血小板。外周血淋巴细胞凋亡明显减少,凋亡指数下降,肾上腺糖皮质激素治疗缓解后淋巴细胞 Fas 蛋白表达上调而 FasL 蛋白表达下调,凋亡明显增多,凋亡指数上升。2005 年,Olsson 等对 ITP 患者 $CD3^+$ T 细胞进行 DNA 微阵列分析,发现患者 $CD3^+$ T 细胞凋亡相关基因 A20、天冬氨酸特异性半胱氨酸蛋白酶 8 和 BAX 异常表达,提示 ITP 患者 T 细胞激活诱导凋亡(AICD)异常。活动期 ITP 患者活化的 T 淋巴细胞对凋亡的抵抗,可能导致自身反应性 T 淋巴细胞通过 AICD 途径的清除减少,从而产生持续的免疫性血小板破坏。相反缓解期 ITP 患者 T 淋巴细胞对凋亡的抵抗消失,可能是患者获得缓解的重要机制。ITP 患者的 $CD3^+$ T 淋巴细胞明显对抗地塞米松诱导的抑制作用。慢性 ITP 患者 $CD8^+$ T 细胞抑制巨核细胞的凋亡,凋亡的巨核细胞减少,且血小板生成减少。

④lTP 患者抗原特异性 T 细胞免疫失耐受：ITP 患者成熟树突状细胞（DC）抗原递呈能力明显增强，DC 向 T 细胞递呈凋亡血小板的能力增加；ITP 患者体内血小板相关性 CD40 及 CD40L 表达升高，血小板 CD80 分子表达明显增加，且导致患者自身反应性 B 淋巴细胞异常活化。通过阻断共刺激信号通路诱导 T 细胞无能，建立抗原特异性免疫耐受，将为 ITP 的靶向治疗开辟新思路。有试用抗 CD154 单克隆抗体（可以诱导 ITP 患者自身反应性 T 细胞免疫无能），治疗难治性 ITP。但可发生血栓性并发症，其临床应用随之遭到质疑。

（2）lTP 患者 T、B 淋巴细胞寡克隆增生

①T 淋巴细胞寡克隆增生：ITP 患者特别是 cITP 患者，CD3$^+$/CD8$^+$（HLA-DR＋）中 T 细胞寡克隆性扩增，识别血小板抗原，诱导 B 淋巴细胞产生抗血小板抗体。2001 年 Kuwana 等发现在 ITP 发病初期 T 细胞针对血小板膜糖蛋白（GP）Ⅱb/Ⅲa 上的多个表位发生反应，产生多克隆增殖，随着病程进展只有识别免疫优势表位的致病性 T 细胞克隆选择性扩增。切脾治疗无效患者体内 TCRBV3 和 TCRBV15 基因家族的 T 细胞克隆增生最明显。并且不同患者增殖的 T 细胞寡克隆群有同样的编码基因，有相同识别致病抗原的序列，且凋亡基因表达减少，可对抗地塞米松诱导，致凋亡减少。持久的免疫性血小板破坏，细胞毒相关基因表达上调，介导血小板破坏增加及巨核细胞凋亡减少，血小板生成减少（在 cITP 中更明显）。

②B 淋巴细胞寡克隆增生：ITP 患者存在克隆性 B 细胞群。患者自然出现的抗 GPⅡb/Ⅲa 抗体在轻链表型上呈克隆限制性。ITP 自身抗原通过诱导亲和力选择和体细胞突变，激活有限数目的 B 细胞克隆增殖；患者 B 淋巴细胞激活因子（BAFF）过度表达，BAFF 是肿瘤坏死因子超家族成员之一，活动期 ITP 患者血清 BAFF 水平明显升高（尤其难治性 ITP）。BAFF 可促进 B 细胞存活、增殖及激活 T 细胞，促进产生 PAIg。这类患者（伴 CD20$^+$ B 淋巴细胞升高者可能对美罗华有效）。

（3）CTL 介导的血小板破坏：许多试验均证明 ITP 患者自身抗体的产生与其血小板减少明显相关，然而抗体介导的血小板减少并不能很好解释所有 ITP 患者的血小板减少：①并非所有 ITP 患者的血浆/血清能引起正常人血小板减少；②血小板自身抗体只能在 50%～70% ITP 患者中检测到；③部分患者病情的缓解与体内抗体的水平无相关性。上述现象均提示部分 ITP 患者可能存在非抗体介导其他机制。CTL 是 CD8$^+$ 的主要组织相容性复合体（MHC）Ⅰ类分子限制性、具有杀伤功能的一类 T 细胞。而自然杀伤（NK）细胞是一个独立于 T、B 细胞的淋巴细胞群，是先天免疫中一类非常重要的淋巴细胞，可以通过其细胞毒和产生淋巴因子在机体抗病毒、抗肿瘤、免疫调节和造血调控等方面发挥重要的免疫功能。CTL 和 NK 细胞介导的细胞毒作用异常与某些自身免疫性疾病的发生有关。抗原呈递细胞（APCs）可将加工处理后的血小板抗原通过 MHCⅠ类分子呈递给 CD8$^+$ T 细胞并活化 CTLs，CTLs 释放细胞毒成分，溶解血小板。激素依赖、尤其是常规治疗（糖皮质激素和脾切除）无效的 ITP 患者外周血 CD56$^+$CD3$^+$ NK 细胞和 CD56$^+$CD3$^+$ T 细胞显著增多，NK 细胞表面 MHCⅡ类分子表达增强。基因芯片技术检测发现 ITP 患者的 Apo-1/Fas、颗粒溶解酶 A 和穿孔素等参与细胞毒作用的基因表达明显升高，首次提出 T 细胞介导的细胞毒可能在 ITP 的发病中起重要作用。同位素释放法发现活动期 ITP 患者 CTL 对自身血小板的杀伤。进一步研究证明 FasL、TNF-α 与相应受体结合所介导的凋亡途径是 CTL 发挥其细胞毒作用的机制之一，另外穿孔

素和颗粒溶解酶 B 途径参与了 CTL 对血小板的细胞毒作用。

（二）遗传易感性

ITP 好发于 DRW2 及 HLA-DR4(LB4)，与治疗反应相关。因此，儿童 ITP 是否存在遗传易感性引起了人们的关注，应用 DNA 微矩阵（DNA-microarray）方法分析，发现了 176 个 cDNA 与 ITP 发生明显相关。

（三）感染与 ITP

某些感染诱发或加重 ITP，其中病毒感染（包括疫苗接种）及幽门螺旋杆菌（Hp）感染最受关注。ITP 患儿在发病前常有呼吸道感染史。疫苗相关 ITP 发病率为 0.87/10 万～4/10 万，接种次数中位数为 2.6，麻疹或风疹自然感染后 ITP 的发病率为 6/10 万～1200/10 万。目前认为病毒感染不是导致血小板减少的直接原因，而是由于病毒感染后使机体产生相应的抗体，这类抗体可与血小板膜发生交叉反应，使血小板受到损伤而被单核-巨噬细胞系统所清除。此外，在病毒感染后，体内形成的抗原-抗体复合物可附着于血小板表面，使血小板易被单核-巨噬细胞系统吞噬和破坏，导致血小板减少。

HP 感染的 ITP 患者经根除 HP 治疗后，血小板数明显增加，且很少复发。HP 感染引起 ITP 的发病机制目前认为有以下几种：①HP 感染阳性的 ITP 患者的血小板稀释液能够识别细胞毒素相关基因 A(CagA)，CagA 是决定幽门螺旋杆菌毒性的蛋白之一，它通过介导免疫反应激活了机体免疫系统，从而破坏机体的免疫自稳状态，而引起血小板的破坏；②HP 感染阳性患者的血小板稀释液并不与幽门螺旋杆菌抗原反应，而与血小板糖蛋白Ⅱb/Ⅲa(GPⅡb/Ⅲa)或 GPIB 反应，从而加速血小板破坏；③幽门螺旋杆菌抗原与血小板/巨核细胞糖蛋白分子具有分子模拟性及幽门螺旋杆菌感染后扰乱机体免疫调节系统，因而促进自身反应性抗体产生，加速血小板破坏，导致血小板减少；④HP 感染阳性的 ITP 患者血液循环中的单核-吞噬细胞抑制性受体 FcrRⅡB 表达下降，具有较强吞噬能力的活化性 Fcr 受体表达增加，因而血小板破坏增加。

支原体是介于病毒与细菌之间的一种病原微生物，MP 感染除引起肺炎外，还可引起许多肺外表现，其机制可能是 MP 对人体心、肺、肝、脑、肾及平滑肌等组织存在部分共同抗原，当感染人体后可产生相应组织的自身抗体，形成免疫复合物，导致多系统的免疫损伤，使血小板受损被单核-巨噬细胞系统清除所致。

二、临床表现

儿童 ITP 多无严重出血，初诊者无论是否接受治疗，2/3 以上的患儿在 6 个月内自发缓解。症状和体征在个体间差异较大，很多患儿无出血症状或只有轻微皮肤出血，而极少部分患儿（约 4%）则有严重出血，如消化道出血及广泛皮肤黏膜出血。颅内出血的发生率极低，0.1%～0.5%。血小板减少程度与是否发生出血不完全相关，但颅内出血多发生于血小板计数低于 10×10^9/L 时。

1.分型

(1)急性型：小儿常见（占 70%～90%），好发于 2～8 岁，其特点：①起病急，常有发热。

48%～84%发病前 1～6 周内有先驱的急性病毒感染(主要为上呼吸道感染,其次为风疹、水痘、麻疹、流行性腮腺炎、传染性单核细胞增多症、传染性肝炎、巨细胞病毒包涵体病及疫苗注射)和化脓感染。②以自发性皮肤和黏膜出血为主,多为针尖大小的皮内和皮下出血点,常伴有鼻出血或牙龈出血。胃肠道大出血少见,偶见肉眼血尿。少数患者可有结膜下出血和视网膜出血,颅内出血少见。出血严重者可致贫血。③淋巴结不大,肝脾偶见轻度肿大。④本病呈自限性经过,85%～90%患儿于发生后 1～6 个月内能自然痊愈,病死率约为 1%,主要死于颅内出血。⑤血小板数<40×10⁹/L(80%),可见大、变形血小板,寿命缩短(1～4 小时至 24 小时)。⑥PAIg 阳性率约 80%以上,或抗原抗体免疫复合物阳性。⑦骨髓巨核细胞数正常或增加,多为幼稚型成熟障碍,产板巨核细胞明显减少。

(2)慢性型:较少见,16%～29%,发病年龄多>6～10 岁,其特点:①病程>6 个月;②起病隐匿,多无先驱感染症状;③病毒感染可加重病情,出血症状较轻,重者也可发生瘀斑、血肿及颅内出血;④血小板数>(40～80)×10⁹/L,血小板寿命 2～3 天;⑤血小板功能持续异常,PF₃活性降低,血小板黏附性降低,对 ADP 凝集反应降低;⑥PAIg 阳性率 95%;⑦骨髓巨核细胞多为成熟型。

(3)反复发作型(再发型):小儿少见,1%～4%,其特点为:①呈急性发作与完全缓解交替,发作持续数周～6 个月,完全缓解持续数周、数月或数年不等(血小板数及寿命正常);②急性发作前常有先驱病毒感染;③血清 IgA 降低。

(4)难治性型:难治性 ITP 是脾切除后仍然表现为重型 ITP 的患者。未行脾切除的患者不包括在难治性 ITP 之内,建议根据患者对各种药物的疗效初步分为有效和无效两类。但难治性 ITP 可以暂时对皮质激素或 IVIG 有反应。确诊为难治性 ITP 患者必须彻底排除所有伴有血小板减少的疾病。

2.病情分度

(1)轻度:血小板≥50×10⁹/L,一般无出血征,仅外伤后易发生出血或术后出血过多。

(2)中度:血小板≤50×10⁹/L,>25×10⁹/L,皮肤黏膜瘀点,或外伤性瘀斑、血肿和伤口出血延长,但无广泛出血。

(3)重度:具备下列一项者:①血小板数<25×10⁹/L,>10×10⁹/L,皮肤黏膜广泛出血点、瘀斑、大量鼻出血或多发血肿;②消化道、泌尿道或生殖道暴发出血,或发生血肿压迫症状;③视网膜或咽后壁出血和(或)软腭瘀点、明显血尿、黑便或鼻出血、头痛及眩晕等(可为颅内出血的先兆症状);④外伤处出血不止,经一般治疗无效。

(4)极重型:具备下列一项即可:①血小板数<10×10⁹/L 或几乎查不到,伴皮肤黏膜广泛自发出血、血肿及出血不止;②危及生命的严重出血(包括颅内出血)。

目前倾向于按儿童 ITP 临床表现进行分型,而不是依据血小板计数分型。

(1)美国血液学会(ASH)提出干性出血(仅有皮肤出血点和瘀斑)和湿性出血(黏膜出血)的概念,湿性出血更预示严重出血倾向。

(2)欧洲学者分型:A 型(无症状 ITP):临床上从无症状到皮肤少量出血点或瘀斑,不伴黏膜出血;B 型(中间型 ITP):临床上可见皮肤较多出血点,且伴黏膜出血;C 型(严重 ITP):至少伴有下列情况之一的严重出血:视网膜出血、颅内出血及出血性休克等其他危及生命的出血。

(3)美国目前儿童 ITP 的分型:①新诊断的 ITP:病程<3 个月;②持续性 ITP:病程 3～12 个月;③慢性 ITP:病程>12 个月;④重型 ITP:血小板计数<10×10⁹/L,且就诊时存在需要治疗的出血症状,或常规治疗中发生新的出血症状,需要加用其他升高血小板药物,或增加现有治疗药物剂量。

小儿 ITP 按发病急缓、病程的长短,临床分为急/慢性 ITP,有失偏颇。ITP 实质是自身免疫性疾病,其发病机制是免疫异常,它既有体液免疫异常,更有细胞免疫异常或两者并存。不同的患者具有不同的遗传背景,不同的抗原激发,导致不同的免疫紊乱,出现临床表现、治疗效果及结局的差异。大多数小儿 ITP 是属于所谓的"急性";有些所谓"慢性 ITP",由于免疫异常的特有本质,疾病初诊即非"急性"而是"慢性",无需等待病程长短而定。今后,除了临床表型外,非常有必要探寻更有特异性的免疫学指标(包括体液/细胞以及细胞因子)进行 ITP 的免疫分型,以更有的放矢指导治疗及预后评估。

三、实验室检查

1.血象

血小板计数常<20×10⁹/L,重者可<10×10⁹/L,血小板体积(MPV)增大。有失血性贫血时血红蛋白下降,网织红细胞升高。白细胞计数多正常,急性型约有 25% 的病儿可见嗜酸性粒细胞升高。出血时间延长,血块收缩不良,血清凝血酶原消耗不良。

2.骨髓象

巨核细胞数正常或增多,分类幼稚型比例增加,产血小板型巨核细胞减少,部分巨核细胞胞质中可见空泡变性现象。红细胞系和粒细胞系正常,部分病例有嗜酸性粒细胞增加,如有失血性贫血时,红细胞系统增生。

3.其他

(1)PAIgG 测定含量明显升高,以急性型更显著。

(2)束臂试验阳性。

四、诊断

根据出血、血小板减少、骨髓象产血小板巨核细胞减少即可做出诊断,PAIgG 测定对诊断有帮助。临床上做出诊断前需排除继发性血小板减少,如再生障碍性贫血、白血病、脾功能亢进、微血管病性溶血性贫血、系统性红斑狼疮、药物免疫性血小板减少性紫癜、急性病毒感染等。

1986 年 12 月中华医学会全国血栓与止血学术会议制定的及 1998 年 6 月儿科血液组在修改的 ITP 诊断标准综合如下:

(1)多次化验检查血小板计数减少。

(2)脾脏不增大或轻度增大。

(3)骨髓检查巨核细胞数增多或正常,有成熟障碍。

(4)皮肤瘀点、瘀斑或黏膜出血等临床表现。

(5)以下五点中应具备任何一点：

①泼尼松治疗有效。

②切脾治疗有效。

③PAIgG 增多。

④血小板相关补体 3（PAC$_3$）增多。

⑤血小板寿命测定缩短。

(6)排除继发性血小板减少症。

五、治疗

1.一般治疗

急性出血及血小板过低宜住院治疗，注意预防感染、外伤，忌用阿司匹林等影响血小板功能的药物，可适当使用止血药，如月经经期过长的女孩可使用甲羟孕酮类药物。

2.肾上腺皮质激素

皮质激素能抑制抗血小板抗体的产生，降低毛细血管脆性，抑制单核-巨噬系统吞噬吸附有抗体的血小板，因而延长了血小板生存期，减少了其消耗。使用的指征是：①黏膜出血；②皮肤广泛紫癜或瘀斑，尤其是颈部的皮肤；③血小板计数＜30×10^9/L；④血小板持续降低超过3 周；⑤病情加重或进展快；⑥复发性 ITP。

(1)泼尼松 1.5～2mg/(kg·d)分 3 次服，用至血小板数恢复近于正常水平即可逐步减量，一般疗程不超过 4 周。如果随减量、停药血小板数亦再次下降，间歇一月左右可重复治疗一疗程。

(2)地塞米松冲击疗法主要用于严重的出血，剂量为 1.5～2mg/(kg·d)静脉滴注 5～7天，作用较泼尼松强而快，若无效，不必延长使用。

(3)甲基泼尼松龙(甲基强的松龙)500m/(m^2·d)[或 20～30mg/(kg·d)]静脉滴注 5天，指征及作用同地塞米松。

3.高剂量丙种球蛋白

其主要作用是能封闭巨噬细胞的 Fc 受体，阻止巨噬细胞对血小板的结合与吞噬，降低自身抗体的合成，保护血小板和(或)巨核细胞免受抗血小板抗体的损伤。另外由于高剂量丙种球蛋白的输入常能帮助机体摆脱反复呼吸道感染，对治疗也有益。急性 ITP 的治疗总剂量为2.0g/kg 静脉滴注，可采用 0.4g/(kg·d)静脉滴注 5 天，或是 1.0g/(kg·d)静脉滴注 2 天，必要时 3～4 周后可重复。慢性 ITP 初期高剂量丙种球蛋白治疗时，可给予 1.0g/(kg·d)静脉滴注 2 天，然后根据血小板计数波动情况，定期给予 0.4～1.0g/(kg·d)静脉滴注，以维持血小板计数在安全水平(＞30×10^9/L)。有些慢性 ITP 患者使用皮质激素时间过长，此时可使用丙种球蛋白作为一种有效的替代性辅助治疗。

4.肾上腺皮质激素与高剂量丙种球蛋白联合应用

当患者有广泛的瘀点、瘀斑、黏膜出血或出现器官内出血尤其是颅内出血的症状和(或)体征时，此时应果断地联合应用，剂量同上。紧急时皮质激素多采用地塞米松或甲基泼尼松龙，联合的优点能迅速改善临床症状,使血小板数量迅速升高到安全水平。在皮质激素与丙种球蛋白联合使用的过程中,需要小心观察其毒副反应。前者如血压升高、骨质疏松、库欣综合征及免疫抑制作用等;后者少数患者可出现发热、寒战、头痛等;由于丙种球蛋白中含有血型抗体,也可出现轻度抗人球蛋白试验阳性的溶血。临床上 IgA 缺乏症患者的体内存有抗 IgA 的抗体,商业性丙种球蛋白中含有少量 IgA,此时输注丙种球蛋白时就会出现过敏反应,所幸此种情况极为罕见。

5.抗-RhD 免疫球蛋白(抗-D 球蛋白)

$25\sim50\mu g/(kg \cdot d)$,静脉注射。$3\sim4$ 天后查血红蛋白和血小板水平,如果显示血小板数上升,则每当血小板数低于 $30\times10^9/L$ 时即可重复使用。如果血红蛋白水平低于 $10g/L$,剂量可增加到 $70\sim80\mu g/(kg \cdot d)$,每隔 $3\sim8$ 周重复给予,以维持血小板水平在 $30\times10^9/L$ 以上。其药理作用是由于抗-D 免疫球蛋白与 RhD 阳性患者的红细胞结合发生一定程度的溶血,由此亦免疫清除了被抗体包被的部分红细胞,并封闭了单核巨噬细胞系统的 FC 受体,因而延长了 ITP 病儿血小板的生存期。血小板计数多在使用 48 小时后上升,故对紧急情况不适用。未切脾的患者较已切脾的患者疗效更好。主要不良反应为溶血引起的发热、头痛、寒战等,血红蛋白平均下降 $17g/L$,多为血管外溶血。国外多用于慢性 ITP,认为便利、安全、便宜,且儿童患者效果更好。

6.免疫抑制剂

(1)长春新碱:0.02mg/kg(总量≤2mg/次),溶于生理盐水中静脉注射或滴注,每周 1 次,4 周为 1 疗程,间歇 $2\sim3$ 周可重复使用。

(2)硫唑嘌呤:$1\sim5mg/(kg \cdot d)$,并需较长时间服用,也可与泼尼松等合用,有时会引起中性粒细胞降低。

(3)环磷酰胺:作用与硫唑嘌呤相似,$1\sim2mg/(kg \cdot d)$,分 3 次口服,通常 $2\sim10$ 周后见效。不良反应有骨髓抑制、脱发、出血性膀胱炎,肝功能受损等。

(4)环胞霉素:A 抑制 T 淋巴细胞释放白介素-2,可试用于难治性 ITP。$5mg/(kg \cdot d)$分 2 次服用,$2\sim4$ 周后显效,可根据病情连用数月。

(5)α-干扰素:每次 $2\times10^6\sim3\times10^6$ 单位皮下注射,隔天一次,$1\sim3$ 周后见效。干扰素的机制尚不清楚,体外可抑制 B 淋巴细胞合成免疫球蛋白。不良反应是注射部位疼痛、出血、发热、头痛、肝功能受损、骨髓抑制等。

免疫抑制剂的不良反应较多,使用中应严密观察,并监测血象,肝、肾功能等。近年国内外还有用抗-CD20 抗体治疗的。

7.达那唑

属雄性激素类药物,部分难治性 ITP 治疗有效,通常 $300\sim400mg/(m^2 \cdot d)$,分次口服 $2\sim3$ 个月,可与长春新碱合用。不良反应痤疮、多毛、体重增加和肝功能损害。

8.血小板和红细胞

患者有严重内脏出血,或出现的神经系统体征提示颅内出血时,应紧急输注血小板。若有失血性贫血可同时给予浓缩红细胞。

9.脾切除

急性ITP的重型,具有威胁生命的出血、内科治疗反应差者。慢性ITP中血小板计数持续<30×10⁶/L,常有出血且对内科治疗效果差,或经常可能受伤的病儿,都有切脾指征。儿童ITP易于控制且预后好,在初诊后的2年内很少有必要切脾,有些病儿4～5年后仍可自然缓解,加之儿童切脾后易出现暴发性感染,因此切脾手术需要慎重考虑。儿童切脾宜在6岁后进行,由于既往多用皮质激素,所以需在术前、术中及术后数天继续使用,常用甲基泼尼松龙500mg/(m²·d),若病儿有活动性出血则需输注血小板和全血。切脾后约50%的ITP病儿可完全恢复,对皮质激素及丙种球蛋白敏感的病例可达到80%～90%疗效。

10.血浆置换

如果内科治疗及切脾后,患者的血小板仍持续<30×10⁶/L,临床有严重出血,可采用本疗法以减少循环中抗体量。但本法需特殊设备,价格贵,且维持时间短。

六、预后

急性ITP的85%～90%患者于6个月内自然痊愈,约10%转为慢性,病死率约1%,主要死于颅内出血。慢性ITP病儿在1年至数年后仍有部分可自发缓解,约有50%～60%的病例不必继续治疗或切脾最终能够稳定下来。

第三节 朗格汉斯细胞型组织细胞增生症

1953年Lichtenstein将一组以组织细胞浸润为主的疾病命名为组织细胞增生症X。1973年Nezelof首次通过电镜观察到病变细胞中的Birbeck颗粒。过去因其病因不明而称为组织细胞增生症X(HX)。1987年国际组织细胞学会将其统称为朗格汉斯细胞组织细胞增生症(LCH),为组织细胞增生症Ⅰ型。以往依据本病的发病年龄、病变范围和临床表现分为三种类型,即韩.薛-柯病(HSC)、勒-雪病(LS)和嗜酸性肉芽肿(EG)。实际上三者临床表现相互关联、重叠,为婴儿和儿童不同年龄期的不同表现。可有过渡型,相互转化。尚有单器官型和难分型(或混合型)。本症主要发生于婴幼儿和儿童,男性发病明显多于女性,男女之比为(1.5～2)∶1。英国和爱尔兰每年发病率为4.2/1000000。本病病因及发病机制尚不完全清楚。由于临床表现多样,误诊率高。LCH常致多系统受累,伴有危险器官受累者预后不佳,化疗存活率仅20%。

一、病因及发病机制

朗格汉斯细胞组织细胞增生症病因及发病机制尚不清楚。目前多认为本病是与免疫功能异常有关的反应增殖性疾病;少部分学者认为本病是一种肿瘤性疾病。也有认为本病与病毒感染(人类疱疹病毒-6)及吸烟有一定关系,但均缺乏相关性研究。一般认为LCH是一种LC细胞的非肿瘤性增生,可能是继发性细胞免疫功能紊乱现象,为抑制性T淋巴细胞缺陷所致。

在外来抗原作用下(如感染),LC 对异常免疫信号发生异常反应性大量增生,伴单核细胞、嗜酸性粒细胞及淋巴细胞浸润。类似于 GVHD 或混合性免疫缺陷性疾病的组织病理学及临床表现。

1.朗格汉斯细胞的发生和功能

1868 年 Paullangerhans 利用氯化金染色首次在表皮组织中发现一种非色素性树突状细胞,命名为 langerhans 细胞(LC)。它还是存在于黏膜、淋巴结和脾脏的抗原呈递细胞。4%～5%的表皮细胞为 LC。树突状细胞(DC)为抗原呈递细胞的一个分支,源于骨髓造血干细胞。作为单核-巨噬细胞(又称网状细胞)的一部分,LC 与交叉 DC、肠道 DC、滤泡 DC 及胸腺 DC 均有关联。LC 主要将抗原呈递给 T 细胞,在 T 细胞早期免疫反应中发挥极其重要作用。未受抗原刺激的 LC 处于不成熟状态,其识别、结合和处理抗原能力强,在接触抗原后,能通过 C 型凝集素及 Fc 受体等与抗原结合,通过吞噬作用将抗原吞入细胞内,将抗原加工成可被 T 细胞识别的片段,表达在细胞表面 MHC 分子上。携带抗原的 LC 在 TNF-α 及 IL-1β 等作用下,迁移至局部淋巴结的 T 淋巴区。在迁移过程中,LC 逐渐发育成熟。成熟的 LC 抗原呈递能力强,将抗原呈递给 T 淋巴细胞,产生适应性免疫应答。LC 将抗原呈递给 T 细胞后,即开始凋亡。

2.LCH 发病机制

(1)克隆性增生学说:LCH 的病理特征是机体免疫紊乱时受抗原刺激,导致未成熟 DC 活化、克隆增殖及局部"细胞因子风暴"。LCH 中增生的朗格汉斯细胞 CD83、CD86 和 DC-LAMP 表达降低,CD54 及 CD58 表达增强,提示这是一种不完全成熟的部分活化的树突状细胞。这种朗格汉斯细胞迁移至局部淋巴结抗原呈递能力减弱,GM-CSF、IL-1、IL-2、IL-3、IL-4、IL-10、TNF-α、TGF-β 及 IFN-γ 等细胞因子表达上调,可在局部引起细胞因子风暴。GM-CSF、TGF-3 及 IL-3 等细胞因子可抑制朗格汉斯细胞凋亡,促进其增殖,并在局部大量聚集。LCH 中朗格汉斯细胞抗原呈递能力减弱可导致免疫系统从固有免疫向适应性免疫转化缺陷,使得免疫系统对朗格汉斯细胞异常增生失去控制。有学者通过 X 染色体连锁 DNA 探针技术研究表明 LCH 患者不同病灶的朗格汉斯细胞是单克隆性的。

最近,Sureyya Savaian 在总结近年来关于本病的相关研究的基础上提出了本病发病机制的假说。朗格汉斯细胞在易感个体内产生缺陷,刺激可以通过免疫或炎症反应导致有缺陷的朗格汉斯细胞克隆增生,同时通过正常的朗格汉斯细胞诱导免疫反应。增生的朗格汉斯细胞在组织中通过与其他细胞相互作用导致组织损害的发生。朗格汉斯细胞的攻击性和免疫系统的调节共同决定本病的发展,如果朗格汉斯细胞攻击性强或免疫系统功能不足则损害进展,反之则损害消退。在临床则表现出从局限性病变到多系统受累的多变的疾病类型。

(2)肿瘤学说:有研究发现这种增生的朗格汉斯细胞存在染色体等位基因缺失、染色体不稳定性增高及 Ki-67、P53、P16 及 Bcl-2 等细胞周期蛋白及原癌基因表达上调等异常,提示本病是一种肿瘤性疾病。LeenenPJ 等将恶性组织细胞肉瘤病毒转入小鼠机体后,包括朗格汉斯细胞在内的多种组织细胞均能发生肿瘤性,也提示本病可能是一种肿瘤性疾病。遗传学研究发现 LCH 有一定的家族聚集倾向,单卵双生子发生 LCH 较双卵双生子概率高,提示本病与肿瘤性疾病一样具有遗传易感性。本病有浸润及多系统受累特点,抗肿瘤药物治疗有效,也提示本病是一种肿瘤性疾病。但也有学者通过包括流式细胞术、染色体核型分析、矩阵比较基因杂交技术以及单核苷酸多态性分析等多种分子生物学技术均未发现本病有染色体、基因及细胞周期蛋白的异常,对肿瘤学说提出了挑战。而且,肿瘤学说也不能解释部分患者存在自愈的现象及朗格汉斯细胞处于相对成熟状态等现象。因此,肿瘤学说目前还存在争议。

3.LCH 病理学改变

本病是一非肿瘤性的 LC 细胞增生。病灶部位可见 LC 外,尚有嗜酸细胞、巨噬细胞和淋巴细胞等不同程度的增生。病程进展后可呈黄色瘤样或纤维化,有局灶性坏死及出血,可见吞噬含铁血黄素颗粒的巨噬细胞。在同一器官中同时出现增生、纤维化或坏死等不同阶段病灶,全身各器官皆可受累。显微镜下除组织细胞外,还可见泡沫样细胞、嗜酸细胞、合体多核巨细胞、少数中性粒细胞、浆细胞、纤维结缔组织及出血、坏死等改变。上述细胞形成大小不一的结节,严重者原有组织结构消失,无分化极差的恶性组织细胞。病变发展快的部位可见单一不充脂的组织细胞,病变越久则易见充脂性组织细胞(即泡沫细胞)。慢性病变则见大量充脂性组织细胞和嗜酸性粒细胞,或以嗜酸性粒细胞为主,形成肉芽肿,增生的中心常见坏死。病变消退可见纤维增生,逐渐纤维化。以上几种改变可见于同一病例的不同时期或不同病变处,也可见于同一损害部位中。

二、临床表现

临床表现因受累器官多少和部位的不同而差异较大。到目前为止,除肾脏、肾上腺、性腺和膀胱受累未见报道外,其他脏器均可受累。可呈局灶性或全身性变化,起病可急可缓,病程可短至数周或长达数年,各亚型有相对特殊的临床表现,但可出现过渡型或重叠性表现。不同年龄患者的临床受累程度不同。发病年龄越小,受累器官数量越多,病情就越严重,随年龄增长而病变变局限,症状也减轻。

LCH 的特征性表现是骨骼破坏。可出现在病程开始或在病程进展中。任何骨骼均可受累,但以扁平骨受累最为多见,主要为颅骨破坏,其他如颌骨、乳突、长骨近端、肋骨和脊椎骨等也可受累。可为单一或多发性骨损害。颅骨病变开始为头皮表面隆起,硬而有轻度压痛,当病变蚀穿颅骨外板后,肿物变软,触之有波动感。多可触及颅骨边缘呈锯齿状。眶骨破坏多为单侧,可致眼球突出或眼睑下垂。下颌骨破坏致齿槽肿胀,牙齿脱落。发生于 6 个月以内婴儿可有早出牙早落牙现象。脊柱严重的骨损害可导致压缩性骨折。

皮疹为常见症状,约 50% 的患儿于起病早期出现。主要分布于躯干、头皮和耳后,也可见于会阴部。起病时为淡红色丘疹,直径 2～3mm,继而呈出血性,或湿疹样及皮脂溢出样等;以后皮疹结痂、脱屑。触摸时有刺样感觉,脱痂后留有色素脱失的白斑或色素沉着。各期皮疹可同时存在,常成批出现,一批消退,一批又起。

外耳道溢脓也较常见,为耳道软组织或骨组织朗格汉斯细胞浸润的结果,除外耳道流脓外可伴有耳后肿胀和传导性耳聋。常呈慢性反复发作,与弥漫性耳部细菌感染很难区别,但对抗生素不敏感。CT 检查可见骨与软组织病变。

LCH 的淋巴结病变可表现为三种形式:①单纯的淋巴结病变,即为淋巴结原发性嗜酸性粒细胞肉芽肿；②为局限性 LCH 的伴随病变，常伴有溶骨性病变或皮肤病变；③为全身弥漫性病变的一部分。常累及颈部或腹股沟部位的孤立淋巴结，可有局部疼痛。单纯淋巴结受累者预后好。

内脏器官包括肺、肝、脾及脑垂体等也常受累，胸腺和胃肠道也是受累部位之一。合并功能衰竭约占 20%。组织细胞在肝和脾窦浸润可致肝脾明显肿大。肝脏受累部位多在肝三角区，可为轻度的胆汁淤积到胆管严重损伤。表现为肝功能异常、黄疸、低蛋白血症、腹水及凝血功能异常，进而可发展为硬化性胆管炎、肝纤维化和肝功能衰竭。肺部病变可为全身的一部分，也可单独存在，任何年龄均可发病，但儿童期多于婴儿。表现为轻重不等的呼吸困难，患儿常伴有咳嗽，当合并呼吸道感染时，症状可急剧加重，可发生肺气肿，甚至出现气胸或皮下气肿，导致呼吸衰竭而死亡。肺功能检查为肺的顺应性下降，常为限制性损害。

中枢神经系统侵犯主要为丘脑.神经垂体区，约占 15%，表现为尿崩症，可有生长障碍（不一定有蝶鞍破坏），后者较尿崩症少见。其他的 CNS 的表现为脑积水、脑神经麻痹、共济失调、构音障碍、眼球震颤、反射亢进、视物模糊以及智力障碍等。椎弓破坏者常伴有肢体麻木、疼痛、无力及瘫痪，甚至大小便失禁。胃肠道病变以小肠和回肠最常见，表现为呕吐、腹泻和吸收不良，长时间可造成小儿生长停滞。

三、诊断

LCH 诊断需要临床症状、X 线检查和病理检查三方资料互相参照，病理学检查是确诊的依据。有条件应活检送电镜找含 Birbeck 颗粒的 LC。

1987 年国际组织细胞协会的"朗格汉斯细胞组织细胞增生症病理诊断标准"为：本病分为三级诊断：①确诊：透射电镜在组织细胞内发现 Birbeck 颗粒或细胞表面 CD1a 抗原阳性；②临床病理诊断：病变组织在电镜下具组织细胞特点，且细胞具下述两种或以上特征：APT 酶染色阳性；S-100 蛋白阳性；a-D 甘露糖酶阳性及病变细胞与花生凝集素特殊结合；③拟诊（临床诊断）：指常规病理检查发现组织细胞浸润。

2009 年 4 月国际组织细胞协会发布了"朗格汉斯细胞组织细胞增生症评估与治疗指南"，2009 指南认为，朗格素表达阳性可以代表 Birbeck 颗粒。因此新版指南规定，上述两者具备其中一项者可确诊。只有在颈椎的扁平椎或齿状突孤立受累的 LCH 患者，由于活检的风险大于组织诊断的需要，可以将 Birbeck 颗粒作为必需项目。

2009 年指南的诊断标准为：

（1）初诊：病理检查光镜见典型的 LCH 细胞。

（2）诊断：在光镜的初诊基础上，以下 4 项中≥2 项指标阳性：①APT 酶染色阳性；②CD31/S-100蛋白阳性；③a-D 甘露糖酶阳性；④花生凝集素受体阳性。

（3）确诊：在光镜检查的基础上，以下 3 项中≥1 项指标阳性：①朗格素阳性；②CD1a 抗原（T6）阳性；③电镜检查发现 Birbeck 颗粒。

国内诊断标准：

（1）临床表现可具备下列一种或多种症状或体征：①发热：热型不规则，可呈周期性或持续高热。②皮疹:主要分布于躯干、头皮和发际。起初为淡红色丘疹,继呈出血性或湿疹样皮脂溢出样皮疹,继而结痂。脱痂后留有白斑。③齿龈肿胀、牙齿松动,或突眼,或流脓,或多饮多尿。④呼吸道症状:咳嗽,重者喘憋、发绀,但肺部体征不明显,呼吸道症状可反复出现。⑤肝、脾及淋巴结肿大,或有贫血。⑥骨损害:颅骨、四肢骨、脊椎骨及骨盆骨可有缺损区。

(2)X线检查:①骨骼:长骨和扁平骨皆可发生破坏,病变特征为溶骨性骨质破坏。扁平骨病灶为虫蚀样至巨大缺损,颅骨巨大缺损可呈地图样。脊椎多为椎体破坏,呈扁平椎,但椎间隙不变窄。长骨多为囊状缺损,无死骨形成;②胸片:肺部可有弥漫的网状或点网状阴影,尚可见局限或颗粒状阴影,需与粟粒型结核鉴别,严重病例可见肺气肿或蜂窝状囊肿、纵隔气肿、气胸或皮下气肿。

(3)实验室检查

①血象:无特异性改变,以不同程度贫血较多见,多为正细胞正色素性。重症患者可见血小板降低。

②常规免疫检查大都正常,T抑制细胞及T辅助细胞都可减少,可有淋巴细胞转化功能降低,T淋巴细胞缺乏组胺 H_2 受体。

③病理活检或皮肤印片:病理活检是本病的诊断依据,可做皮疹、淋巴结或病灶局部穿刺物或刮除物病理检查。病理学特点是有分化较好的组织细胞增生,此外可见到泡沫样细胞、嗜酸性粒细胞、淋巴细胞、浆细胞和多核巨细胞。不同类型可由不同细胞组成,严重者可致原有组织破坏,但见不到分化较差的恶性组织细胞。慢性病变中可见大量含有多脂质性的组织细胞和嗜酸细胞,形成嗜酸细胞肉芽肿,增生中心可有出血和坏死。

凡符合以上临床、实验室和X线特点,并经普通病理检查结果证实,即可初步诊断。确诊条件:除上述临床、实验室和普通病理结果外,尚需进行免疫组化检查,如S-100蛋白阳性,特别是电镜检查Birbeck颗粒。

四、治疗

根据病变广泛程度、病情进展速度和发病时的年龄采取不同的方法。

1.局限病灶手术治疗

病变局限的骨嗜酸性肉芽肿应采取手术刮除或切除。比较小的病灶应用局部氢化可的松注射亦可取得与手术刮除同样的效果。年龄5岁以下尤其3岁以下的易复发或由Ⅰ型发展成Ⅱ型或Ⅲ型,故手术后应进行化疗6个月。年龄大于5岁者术后也应密切观察。

2.放射治疗

适用于孤立的骨骼病变,尤以手术刮除有困难的部位如:眼眶周围、颌骨、乳突或负重后易发生骨折和神经损伤的脊椎等部位,以及早期的垂体病变。一般照射量为4~6Gy(400~600cGy)。照射后3~4个月骨骼缺损即可恢复。一般认为尿崩症出现时间较久(如6个月以上),放射治疗大多无效。皮肤病变对放疗亦不敏感。

3.药物治疗

肾上腺皮质激素为首选药物,且多药联合治疗并不比采用单一药物效果好,但对多脏器受累患者应采用联合化疗。

常用药物：①肾上腺皮质激素：泼尼松 45～60mg/(m²·d)或地塞米松 8～10mg/(m²·d)口服，分 3～4 次，6 周后减至半量，再用 4 周，然后逐渐减量，总疗程 12 周。危重患者可静脉滴注氢化可的松 250～300mg/M²。急性症状消失后改为口服，此类药物对全身症状如发热、皮疹和贫血等效果较好。②长春花碱：每次 6mg/m²，一周 1 次。或长春新碱每次 1.4mg/m²，一周 1 次，静脉注射，连用 4～6 周，以后改为每月一次或停 8～12 周后，再给 4～6 周，并与泼尼松合用。若应用上述药物 4～6 周后效果不明显，可加用足叶乙甙(Vp16)100/(m²·d)，静脉滴注，每日 1 次，用 3～5 天，每月一疗程。亦可采用 6-巯基嘌呤(6-MP)或 6-硫鸟嘌呤(6-TG) 60～75mg/(m²·d)口服。甲氨蝶呤(MTX)每次 15～20mg/m²，每周 1 次口服或静脉注射。多脏器病变化疗时间一般不短于 1 年。

若于用药后很快退热，精神食欲好转，1～2 周后皮疹消退，肝、脾缩小，肺部症状减轻说明对治疗敏感，但骨骼 X 线改变常需数月方可恢复，肺部病变消退较慢。有些患者在治疗过程中可有反复或发生新的病状，则应改换其他药物，如环磷酰胺 10mg/(kg·d)，连续 3 天，每三周 1 次。

4.免疫治疗

胸腺素或胸腺肽，每次 3～5mg 静脉或肌内注射，连用 2～3 个月，可与化疗联合使用，增加疗效。

5.支持治疗

包括用 SMZco 预防卡氏肺囊虫病及积极控制感染，特别是中耳炎。如合并呼吸道感染导致呼吸衰竭，应及时给氧并需监护。对尿崩症患者应给神经垂体激素治疗。此外预防出血、纠正贫血亦很重要。

五、预后

预后决定于发病年龄，受累器官的数目和有无脏器功能衰竭。受累器官少的、即使年龄较小亦有自然痊愈的可能，尤其是单纯皮肤浸润，对化疗反应好的预后亦佳。治疗缓解后亦有复发的病例，甚至数年后还可复发。年龄小于 2 岁、大于 4 个器官受累、伴有器官功能不全者，如不治疗病死率可高达 90％以上。

第四节　恶性组织增生症

恶性组织细胞增生症，又称恶性组织细胞病，简称恶组，是单核-巨噬细胞系统中的组织细胞全身恶性增生性疾病。早在 1939 年，Scott 和 Robbsmith 根据该病的临床特征提出"组织细胞髓网状细胞增多症"这一病名。1966 年 Rappaport 对该病的病理学特点详加描述，并命名为恶组。本病病因不明，恶性组织细胞广泛浸润全身各组织器官，起病急、进展快，以发热、盗汗、消瘦、肝脾淋巴结肿大、全血细胞减少和进行性衰竭为主要临床特征。多数在发病短期内死亡，是组织细胞疾病中恶性度最高者。

一、临床表现

发病率极低,年发病率为<0.5/10万。发病年龄多在20~40岁,婴幼儿少见。男：女发病为(2~3)：1。本病按病程可分为急性和亚急性或慢性两型,以急性型为多见,起病急骤,病情凶险。发热是最突出的临床表现,超过90%的患者以发热为首发症状,体温可高达40℃以上。热型以不规则热为多,也有间歇热、弛张热和稽留热等,抗生素和激素治疗无效。贫血进行性加重,常为最早、最突出出现的症状,至晚期,面色苍白和全身衰竭非常显著。出血以皮肤瘀点或瘀斑多见,其次为鼻出血、齿龈出血、黏膜出血、尿血、呕血或便血等,出血症状在部分患者可为首发症状。肝、脾、淋巴结肿大,脾大(90%以上)比肝大(86%)更为常见,常较肝大明显。晚期病例,脾大可超过脐水平而达盆腔。肝一般为轻度到中度肿大,可有触痛,肝功能异常,晚期可出现黄疸,为肝细胞性和(或)溶血性。淋巴结肿大不如肝脾大常见,出现也较晚,以颈、腋下和腹股沟处淋巴结肿大多见。也可有肠系膜、腹膜后和纵隔等处深部淋巴结受累。不典型症状可表现为某一组织或器官的病变特别突出,而贫血、出血及肝脾大等典型表现则不明显。如有些病例早期主要表现为皮肤结节或肿块,分布于颈及胸前区,呈炎症硬结浸润性病灶(组织细胞浸润),可出现暂时性斑丘疹或小结节,成淡黄或紫红色,瘙痒,尚有紫癜性麻疹样皮疹或眶周水肿等。1/3患儿以胸腔积液为突出表现,积液中可找到恶性组织细胞。有的患者表现为腹水、腹痛、腹泻、便血、黄疸、肠梗阻或肠穿孔等胃肠道症状;或表现为各种神经系统症状如肢体麻木、瘫痪及癫痫等。皮肤及内脏出血常为终末期表现。其他表现还有局限性胸痛或背痛或弥漫性疼痛(50%以上)。进行性乏力、食欲减退、消瘦及衰弱等。

二、实验室检查

1.血象

全血细胞减少为本病突出表现之一,大多数患者诊断时即为全血细胞减少。贫血出现早,2/3为正常细胞正色素性贫血,呈进行性加剧,严重者Hb甚至可降至20~30g/L。白细胞计数早期可正常或增高,晚期常显著减少,有时可出现少数中、晚幼粒细胞。血小板计数大多减少,亦有以血小板减少为首发表现者,晚期更甚。极少数患者血涂片可找到恶性组织细胞,用浓缩血液涂片法可提高阳性率。

2.骨髓象

骨髓增生度高低不一,晚期多数增生减低,三系细胞增生均减低。骨髓中出现异常组织细胞,其中恶性组织细胞是诊断本病的重要依据。恶性组织细胞分化程度不同(表7-4-1),与临床病情严重度及病程相关。恶组中各种异常组织细胞形态特点可归纳如下：

(1)恶性组织细胞:大量增殖的非黏附细胞,胞体较大,为圆形及卵圆形,少数不规则形。细胞大小10~50μm,多18~26μm。细胞胞浆丰富,呈深蓝或浅蓝色,可有细小颗粒和多少不等的空泡,含大量脂质时胞浆呈泡沫样。核形状不一,有时呈分叶状,偶有双核和畸形核,核染色质细致或呈网状,核仁显隐不一,有时较大,常见核分裂。这种细胞在涂片的末端或边缘处最为多见。

（2）多核巨组织细胞：胞体大直径可达 50μm 以上，外形不规则。胞浆浅蓝，无颗粒或有少数细小颗粒，通常有 3～6 个胞核，核仁或隐或显。

表 7-4-1　恶组分化良好与不良细胞的鉴别

分化程度	光镜		电镜		酸性磷酸酶染色	萘酚-ASD氯醋酸盐-酯酶染色	过氧化物酶染色
	细胞核	胞浆	细胞核	胞浆			
分化良好	多形态，常分叶	灰色，有嗜苯胺蓝等颗粒。小泡和吞噬物	核非常不规则，呈节段性，有核囊，核仁显著，核仁细丝显著	有粗网状组织，小泡内成束纤维，高尔基小体1～数个	强阳性	阴性	阴性
分化不良	圆形肾形	嗜酸性，含空泡，无或少数小颗粒	深锯齿形，核囊显著，核仁大而紧密	表明多核糖体，中等线粒体，高尔基小体增多，常为有丝分裂	弱阳性	阳性	阴性

（3）淋巴样组织细胞：胞体大小及外形似淋巴细胞，可呈圆形、椭圆形、不规则或狭长弯曲尾状。胞浆浅蓝或灰蓝色，可含细小颗粒，核常偏于一侧或一端，核染色质较细致，偶可见核仁。

（4）单核样组织细胞：形态颇似单核细胞，但核染色质较深而粗，颗粒较明显。

（5）吞噬性组织细胞：胞体常很大，单核或双核，偏位，核染色质疏松，可有核仁。胞浆中含有被吞噬的红细胞、血小板、中性粒细胞或血细胞碎片等。

目前认为以上 5 种细胞中，以恶性组织细胞和多核巨组织细胞诊断恶组意义较大，但此两种细胞在骨髓片中出现概率较低，对疑似病例应多次多部位（特别是胸骨）穿刺。电镜下观察恶性组织细胞胞浆内可见大量溶酶体（初级溶酶体和吞噬溶酶体），此为单核巨噬细胞的特征。Birbeck 小体和细胞间桥阴性，可资与朗格汉斯组织细胞或间质性树突细胞鉴别。吞噬现象并非该病特有，以往将显著的吞噬红细胞现象认为是恶组的特征表现是错误的，目前认为此现象为反应网或非组织细胞来源的噬红细胞肿瘤。单核样和淋巴样组织细胞在其他疾病中也可出现，在诊断上亦缺乏特异性意义。

3.细胞组织化学

恶性组织细胞过氧化酶及碱性磷酸酶染色均属阴性；酸性磷酸酶染色阳性；苏丹黑及糖原反应阴性或弱阳性；α 萘醋酸脂酶阳性；ASD 氯醋酸脂酶阴性；萘酚-AS-醋酸脂酶阳性而不被氟化钠抑制。中性粒细胞碱性磷酸酶阴性或积分低，对恶组的鉴别诊断有一定价值。S-100蛋白在恶性组织细胞中为阳性，而反应性网状细胞为阴性。

4.免疫细胞化学

恶性组织细胞表达包括 CD68、溶菌酶（CDllc）和 CD14 在内的一种或数种组织细胞标记，S-100 蛋白可以阳性。M-CSF 受体阳性并产生 M-CSF。缺乏髓系标记，如髓过氧化物酶，CD33 和 CD34 均阴性。CD68 为跨系表达标记，在组织细胞及髓系细胞上均可表达。树突状细胞标记（CD1a、CD21 和 CD35）和 CD30、HMB45 及 EMA（一种角质素）的表达阴性。B 细胞特异标记阴性。CD4 可阳性,此特点易将恶组误诊为恶性淋巴瘤。Ki67($C_3$0)指数在 10%～90%,平均 20%。

5.病理活检

恶性组织细胞浸润是本病病理学的基本特点,也是诊断本病的主要依据。被累及的组织中有许多畸形的、形态多样的异常组织细胞,间杂有多核巨细胞和大量的吞噬多种血细胞的吞噬性组织细胞。恶性组织细胞广泛浸润肝、脾、淋巴窦甚至导致正常脏器被肿瘤细胞占满。病变分布广泛,除单核-吞噬细胞系统外,全身大多数器官组织均可累及,如皮肤、浆膜、肺、心、肾、胰腺、胃肠、内分泌、乳房、睾丸及神经系统等。同时,病变分布又存在不规则的特点,即这些器官及组织不一定每个都被累及,而受累的器官或组织病变分布亦极不均一,恶性组织细胞可以是分散的或成集结分布,但极少形成瘤样肿块。

6.染色体检查

一些恶组病例常有与单核细胞分化 AML 类似的染色体易位,如 t(9;11)(p33;p23)和 t(8;16)(p11;p13)等。

7.其他检查

血清中血管紧张素转化酶升高,与巨噬细胞中大量 $α_1$-抗胰蛋白酶可作为恶组的筛选试验。血清铁蛋白升高。

8.X 线检查

纵隔或肺门块阴影,气管或器官旁淋巴结肿大。肺部浸润占 42%(肺泡间质性),有的呈肿块阴影。1/2 的患者钡餐检查见消化道外肿块、胃或十二指肠受压。淋巴管造影表现为主动脉旁或髂淋巴结轻度肿大。骨质疏松,骨骼透明变,皮质侵蚀,骨移位及骨膜反应,骨质多处溶解和硬化。

恶组分化良好与不良细胞的鉴别见表 14-4 所示。

三、诊断及鉴别诊断

本病临床表现多样,且缺乏特异性,易导致误诊。对有高热、肝脾大、全血细胞减少及进行性衰竭等临床表现的患者,应警惕该病的可能,需进一步进行骨髓穿刺、淋巴结或其他可疑病变的病理组织活检,寻找形态学诊断依据。进一步通过免疫组化染色及异常增生细胞免疫标记检测以明确诊断。对于真正恶组的诊断,必须有组织细胞浸润,这些细胞应 CD68、溶菌酶(CD11c)、抗胰蛋白酶和 $α_1$-抗凝乳蛋白酶阳性,同时髓系细胞及淋巴细胞标记阴性。现一般认为恶组与真正的组织细胞性淋巴瘤由相同来源的细胞恶性增生而来,两者的不同在于如果以全身播散方式浸润的则为恶性组织细胞病,而局部浸润的是为真正的组织细胞淋巴瘤(组织细胞肉瘤)。应注意的是,无细胞形态支持者不能排除恶组,应反复多次检测以求明确诊断。当临床表现不典型,骨髓中仅发现少数异常组织细胞,诊断应慎重,需除外由于某些感染性疾病如伤寒、布氏杆菌病、感染性心内膜炎、病毒性肝炎、败血症及结核病等引起的反应性组织细胞增生症。自身免疫性疾病是另一类需要排除的可引起反应性组织细胞增生症的疾病。反应性组织细胞 S-100 表达阴性可资鉴别。临床及实验室研究显示,真正的恶组十分罕见,大部分诊断恶组的病例中发现的组织吞噬细胞并非真正的恶性组织细胞而是反应性组织细胞。常被误诊为恶组的其他肿瘤有 T 细胞淋巴瘤、B 细胞淋巴瘤和 Ki-1（CD30）阳性的间变大细胞瘤等。CD30 阴性表达对排除 Ki-1 阳性间变大细胞瘤是必需的。某些 AML-M$_5$ 表现为软组织浸润（肉瘤型），有时在外周血及骨髓中可以见到胞浆丰富，呈网状核、肾型核的幼稚细胞，与恶组中所见难以区分。需通过免疫组化及淋巴细胞免疫标记进行鉴别，M$_5$ 的溶菌酶和髓系抗原阳性，而恶性组织细胞则阴性。朗格汉斯组织细胞增生症中朗格汉斯细胞胞核缺乏异型性，同时表达 CD1a 和 S-100，可与不表达 CD1a 的恶性组织细胞相鉴别。电镜下观察恶性组织细胞胞浆内可见大量溶酶体，Birbeck 小体和细胞间桥阴性，而朗格汉斯组织细胞则可见 Birbeck 小体。

四、治疗

临床治疗大部分患者可用治疗大细胞淋巴瘤的化疗方案达到一定的疗效。可以联合使用环磷酰胺、多柔比星、长春新碱及泼尼松，以获得较高的缓解率。VP-16 与阿糖胞苷的联合治疗也较有效。

COAP 方案：

诱导用药：环磷酰胺：12～15mg/kg，静脉注射，第 1～5 天

　　　　　VCR：1.5mg/m^2，静脉注射，第 1 天

　　　　　多柔比星：60mg/m12，静脉注射，第 2 天

　　　　　泼尼松（Pred）：100mg/m^2，口服，第 1～4 天

维持用药：环磷酰胺：12～15mg/kg，静脉注射，第 1～7 天

　　　　　VCR：1.5mg/m^2，静脉注射，第 1、8、36 天

　　　　　多柔比星：60mg/m^2，静脉注射，第 36 天

含 VP16 方案：①VP16 50～100mg/(m^2·d)，静脉注射，5～7 天，Pred 40mg/(m^2·d)，5～7 天，间隔 7—10 天，适于骨髓增生低下，WBC＜3.0×10^9/L 者。②VP16＋DNR＋Pred 方案：VP16，Pred 同上，DNR 40mg/(m^2·d)，静脉注射，3 天。适于骨髓增生活跃，WBC＞3.0×10^9/L 者。

年轻患者可试用骨髓移植。

五、预后

本病病情凶险，预后不良，如不予治疗，进展迅速，100％死亡。包括蒽环类抗生素在内的联合化疗的缓解率在 50％以上，但缓解期短，大部分患者在一年内死亡，仅少数可以生存数年。中位生存时间 12 个月，B 症状和肿瘤负荷大影响预后，均提示更加恶性过程。生成期长短还与受累器官多寡、异型组织细胞分化程度及其浸润数量有关。受累器官超过 7 个以上者预后甚差。死因多为败血症、出血、全身衰竭、肝性脑病或 DIC 等。

六、疗效标准

1.完全缓解

症状及属于本病的不正常体征均消失。Hb＞100g/L,WBC＞4.0×10⁹/L,分类正常;骨髓涂片中找不到异常组织细胞,无明显的血细胞吞噬现象。

2.部分缓解

自觉症状基本消失,体温下降或稳定一段时间,肝、脾及淋巴结明显缩小(肝、脾、肋下＜1.5cm),血象接近但未达到 CR 标准;骨髓涂片中异常组织细胞和血细胞被吞噬现象基本消失或仅极少量。

第八章　神经系统疾病

第一节　进行性脊髓性肌萎缩症

进行性脊髓性肌萎缩是一种具有进行性、对称性，以近端为主的松弛性瘫痪和肌肉萎缩为特征的遗传性下运动神经元疾病，预后大多不良。

一、发病机制

1990 年 Cillian 等报道 SMA 基因位点在染色体 5q11.2-11.3。1994 年 Meli 等发现严重型 SMA 患者在 5q11.2-11.3 发生较大的基因突变，而轻型患者则无基因突变或突变较轻。

目前发现的与 SMA 相关的基因有 2 种，即神经元凋亡抑制蛋白（NAIP）基因和运动神经元（SMN）存活基因。NAIP 基因定位于 5q13 区，67% 的 SMA 患者发生此基因突变，相比之下正常人群中突变率仅 2%。SMN 基因也定位于 5q13 区，约 98% 以上的 SMA 患者发生此基因突变。5q13 区存在 2 个 SMN 等位基因：SMN1 和 SMN2，只有 SMN1 基因的纯合缺失才会导致 SMA，而 SMN2 基因的纯合缺失则出现在 5% 的正常人群中。96% 的 SMA 患者提示有 SMN1 基因突变，而 4% 并非与 5q13 连锁。5q13 连锁的 SMA 患者中，96.4% 显示 SMN1 外显子 7 和 8 或者外显子 7 出现纯合缺失。SMN 基因有多种拷贝（SMNt、SMNc），以及不同外显子缺失的遗传异质性，给 SMA 的研究带来了巨大的挑战。有关 SMN 基因拷贝数与临床症状的严重程度的相关性尚在观察中。正常人的每个 SMNt 和 SMNc 都有 2 个等位基因，SMNt 的两个等位基因的突变可能与疾病有关，而 SMNc 的突变与疾病很少或没有关联。目前研究表明在部分 SMA-Ⅱ型和 SMA-Ⅲ型患者中 SMNt 转化为 SMNc，意味着随着 SMNc 拷贝数增加，临床症状的严重程度降低。

已知 SMN 基因的产物能与 RNA 结合蛋白相互作用，但其确切功能尚未阐明。与正常人群相比反应产物在 SMA-Ⅰ型患者的神经元中缺失，而在 SMA-Ⅱ型和 SMA-Ⅲ型中减少。如果这些研究被进一步证实将为了解 SMA 的发病机制迈出重要一步。正是由于基因的突变及转化引起脊髓前角运动神经元和脑干运动神经核变性，最终导致肌无力和肌萎缩。

二、病理改变

各型 SMA 有不同的病理特点：

1.SMA-Ⅰ型

肌肉病理特征是存在着大组分布的圆形萎缩肌纤维，常累及整个肌束；亦见肥大纤维散在分布于萎缩纤维之中。两型纤维均可受累,并呈不完全同型肌群化。萎缩肌纤维与那些未成熟纤维以及发育障碍与胚胎期肌纤维的外观相似,有作者称此为胚胎型或婴儿型肌纤维。

2.SMA-Ⅱ型

肌肉病理形态改变类似 SMA-Ⅰ型,但大组萎缩肌纤维不常见,而同型肌群化现象则更为突出。一些年龄稍大,进入相对稳定期的患儿,可出现继发性肌性损害改变,包括中央核增多以及肌纤维撕裂等现象。

3.SMA-Ⅲ型

本型在肌肉病理上可有多种表现。某些病例仅显示轻微变化,如小组同型肌群化,少量萎缩肌纤维等;其形态大致正常。多数严重病例,肌肉活体组织检查表现与病期相关。儿童早期,以萎缩小纤维为主,可见同型肌群化。病程后期,以同型肌群化为主要特征,合并成组或成束小点状萎缩肌纤维。本型肌纤维肥大改变十分突出,直径可达 $100\sim150\mu m$,常合并继发性肌原损害,包括纤维撕裂、中央核改变、NADH 染色见蛾噬样及指纹状纤维、少量坏死和再生纤维、巨噬细胞浸润以及间质脂肪结缔组织增生等。

三、临床表现

目前仍公认下列分类:SMA-Ⅰ型、SMA-Ⅱ型以及 SMA-Ⅲ型。大多数患者为 SMA-Ⅰ型,其次为Ⅱ型,Ⅲ型发病率最低。

1.SMA-Ⅰ型

也称为婴儿型脊髓性肌萎缩症或 Werdnig-Hoffmann 病。本型在三型中最为严重,约 1/3 病例在宫内发病,胎动变弱,半数在出生时或出生后的最初几个月即可发病,且几乎均在 5 个月内发病。患者有严重肌无力(以四肢近端为主,躯干肌也可受累)和肌张力的低下,但括约肌的张力和感觉仍保持正常;仰卧时腿呈蛙式,由于肋间肌无力影响呼吸,引起胸廓凹陷畸形,双侧腹部脏器突出和膈肌麻痹;患者面肌和咀嚼肌无力,故吮吸及吞咽困难;由于不能摄取足够的能量,造成营养不良;除了手指和脚趾之外,无自发活动,常常有手指的细微震颤,称为多发性微小肌阵挛。舌肌束颤较为常见,腱反射常常消失。由于呼吸功能不全和容易发生误吸,任何轻微的上呼吸道感染可迅速演变为重症肺炎,危及生命。患者的社会交往能力和运动功能的丧失有明显差异。

2.SMA-Ⅱ型

也称为少年型 SMA、中间型 SMA 或慢性 SMA,发病较Ⅰ型稍迟,多于 1 岁内起病。患儿在 6~8 个月时生长发育正常,多数病例表现以近端为主的严重肌无力,下肢重于上肢;许多Ⅱ型患儿可独坐,少数甚至可以在别人的帮助下站立或行走,但不能独自行走;多发性微小肌阵挛是主要表现;呼吸肌以及吞咽肌不受累,括约肌功能正常。本型具有相对良性的病程。

3.SMA-Ⅲ型

也称为 Wohlfart-Kugelberg-Welander 综合征或轻度 SMA,是 SMA 中表现最轻的一类。本病在儿童晚期或青春期出现症状,表现为神经元性近端肌萎缩,容易和肢带型肌营养不良相混淆。患儿常有磷酸肌酸激酶增高。能行走的 SMA-Ⅲ型患儿可出现蹒跚步态,腰椎前突,腹部凸起,腱反射可有可无。维持独立行走的时间与肌无力的发病年龄密切相关,2岁前发病者将在15岁左右不能行走,2岁后发病者可一直保持行走能力至50岁左右。大量的前瞻性临床研究表明,SMA-Ⅱ型和Ⅲ型在数年内肌无力症状进展缓慢或没有进展。

另外,不典型SMA进行性延髓麻痹,患者脑干运动核进行性受损,数量逐渐减少,引起进行性延髓麻痹,但不伴或很少伴有脊髓前角运动神经元受损现象。本病常于生后最初几年发病,表现为明显的面肌无力及其他脑神经运动神经核受累症状,通常在第Ⅴ对脑神经以下的神经核,眼外肌一般不受累。

最近,分子生物学研究证实至少有部分SMA患者可伴有关节屈曲。Bingham等在2名死于呼吸衰竭和关节屈曲的婴儿中,发现有SMN基因缺失,而另外2名无关节挛缩的婴儿无SMN基因缺失。这些发现提示伴有关节弯曲和肌无力或肌张力低下的患儿都应进行SMN基因突变的检测。

四、实验室检查

1.基因诊断

自从SMN基因发现以来,SMA的诊断流程发生了改变,可通过血DNA分析检测SMN基因突变,从而诊断疾病。一旦发现SMN基因突变,则不需要再作其他检查,即可确诊为SMA。应用PCR限制性内切酶方法,进行SMN基因外显子7、8的缺失检测,可快速诊断儿童型SMA。此外PCR-SSCP分析以及单体型连锁分析法也是诊断SMA的有效方法,三者联合使用可相互验证,互为补充,提高产前基因诊断的准确率。有学者应用PCR和PCR内切酶法检测SMA患者基因缺失情况,结果显示SMA-Ⅰ型和Ⅱ型可通过SMN基因第7、8外显子的检测进行确诊,方法简便可靠。

Ⅲ型患者SMN基因缺失率低,通过检测SMN基因7、8外显子进行基因诊断时需谨慎。NAIP基因在SMA发病中的作用尚不清楚,有待进一步研究。

如果无SMN基因缺失,需作下列一些传统的检查方法以明确诊断。检查方法有血清肌酸磷酸激酶(CK)测定;电生理检查包括神经传导速度(NCV)和肌电图(EMG)的检测及肌肉活体组织检查。

2.血清CPK

SMA-Ⅰ型正常,Ⅱ型偶见增高。Ⅲ型常增高,甚至可达正常值10倍以上,同工酶变化以MM为主,随着肌损害的发展而增加,至晚期肌肉萎缩时,CK才开始下降,这与肌营养不良不同,后者于婴幼儿期即达到高峰,以后渐降。

3.电生理检查(NCV和EMG)

电生理检查可反映SMA的严重程度和进展程度,但各型EMG改变相似,包括纤颤电位、复合运动单位动作电位(MVAPS)波幅时限增加,以及干扰相减少。纤颤电位及正锐波在各型SMA均可出现,但SMA-Ⅰ型更明显。随意运动时,各型SMA均见干扰相减少,尤其是Ⅰ型SMA仅呈单相。在较晚期Ⅲ型SMA可见类似于肌源性损害的低波幅多相电位。

电生理检查NCV示运动传导速度可减慢,在Ⅰ型减慢,而其他类型正常;感觉传导速度正常。检测婴儿运动 NCV 有一定难度，这是因为婴儿的肢体较小且刺激点和记录电极的距离较短，检测结果常常是正常传导速度，或有时比预期的传导速度还快。

4.肌肉活体组织检查

肌肉活体组织检查对确诊 SMA 具有重要意义，其病理表现特征是具有失神经和神经再支配现象。各型 SMA 有不同的肌肉病理特点，病程早期有同型肌群化，晚期可有肌纤维坏死。

五、治疗

目前尚无有效治疗，治疗措施主要是预防或治疗 SMA 的各种并发症。并发症包括肺炎、营养不良、骨骼畸形、行动障碍和精神社会性问题。

由于肋间肌和膈肌的肌无力，引起通气不足以及咳嗽微弱；长期卧床可造成坠积；误吸也可造成肺炎。预防肺炎的有效措施有辅助咳嗽、胸部叩击治疗及间歇正压通气。即使在没有急性呼吸道感染的情况下，患者也需保持良好的肺部通气状态，预防发生进行性肺不张。一旦有效肺活量（FVC）下降，即使肢体或躯干的肌力无明显改变，发生肺炎的危险性也会增高。除急性感染患者，氧疗一般不适用，因为限制性肺病患者在出现低氧血症前就已有 CO_2 潴留，氧疗可能会引起呼吸功能抑制，呼吸暂停，最终导致死亡。血气和 FVC 是有效的监测手段，当患者出现 CO_2 潴留，可应用非侵入性通气、正压或负压通气。

患者常由于吮吸乏力、气道不畅或容易疲劳导致营养不良和生长障碍。患儿由于负氮平衡会导致肌无力和疲劳加重，尤其是婴儿。这种现象的机制目前尚未阐明。部分患者发生慢性营养不良，表现为易于疲劳和储备下降；部分患者由于营养摄入不足导致有机酸尿症；故需要有专业的营养师对其进行喂养指导、调整喂养方案、喂养姿势以及食物结构，以最大限度地增加热量摄入。部分不能经口摄入足够热量的患者，需要予以鼻饲喂养。

另外由于行动障碍，有些患者会发生便秘，但通过增加液体和纤维摄入，可减轻便秘。

脊柱侧弯是 SMA 最为严重的骨骼畸形，不能行走的患者会更早地发展为脊柱畸形，大部分的畸形位于胸腰部。脊柱矫正法常不能预防或延缓脊柱侧弯，但可以帮助患者坐起。无论有无脊柱矫正，患者的肺功能均应予以监测。脊柱手术的时间至关重要，因为必须让患儿充分生长，并等待时机直至弯曲已十分严重，同时只有肺功能相对正常时才有望进行手术。为了防止脊柱融合术后力量或功能的丧失，以及防止呼吸道的并发症，在术前术后需有积极的物理治疗。脊柱融合术后，脊柱侧弯的程度将明显改善，同时肺活量、坐、平衡以及舒适感也明显改善。

畸形足是婴儿型 SMA 的一个表现，但较为少见，一般不需要外科矫正。其他更常见的畸形有由于行动障碍导致的屈曲挛缩，迅速累及髋、膝和踝部，适当的锻炼可以预防挛缩的发生。需要长期坚持，每日锻炼，这点许多家庭和患儿往往不能做到。同样，夹板和支架不能预防畸形的发生。

另外，有学者对 6 例 SMA 病例进行促甲状腺激素释放激素（TRH）治疗，剂量为每次0.1mg/kg，通过经皮静脉导管给药。结果显示患儿腓神经传导速度比对照组明显增快，且患儿家长也反映患儿某些功能明显改善。因此 TRH 不失为一种有用的治疗手段,但需要进一步研究证实。

随着 SMN 和 NAIP 基因的确认及深入研究,基因治疗或体外基因活化治疗将是非常有希望的治疗手段。

六、预后

目前为止,SMA 无特异治疗,预后主要与疾病的类型有关,Ⅰ型患者一般生存期在 2 岁以内,Ⅱ型患者生存期在 5 岁以内,而Ⅲ型患者可存活至成人,部分患者不影响寿命。

第二节 进行性肌营养不良

进行性肌营养不良是一组遗传性骨骼肌变性疾病,临床表现为进行性肌无力和肌萎缩,最终完全丧失运动功能。肌营养不良主要分为 8 大类:假肥大型、Emery-DreiFuss 型、肢带型、面肩肱型、远端型、强直型、眼咽型和先天性肌营养不良。近年来随着分子生物学研究的不断深入,其中不少类型的基因已经定位,基因产物已经分离,进行基因诊断、基因携带者检出以及产前诊断已成为可能。尽管肌营养不良的研究有了很大的进展,但至今本病的主要治疗方法仍是支持和对症治疗,尚无提高患者肌力或者延缓肌无力进展的有效药物。

一、假肥大型肌营养不良

假肥大型肌营养不良包括 DMD 和 BMD 两型,是 X-染色体隐性遗传的等位基因病。患者绝大多数是男性,在男婴中的发病率约为 1/3500～1/30000 活男婴。

(一)发病机制

应用分子生物学方法已将 DMD 的基因定位于 X 染色体 Xp21.1～Xp21.3,致病基因为 dystrophin 基因,它是至今发现的最大的人类基因,约 2000kb 以上,含有 79 个外显子编码,1 个14kb 的转录区。研究表明 60%～70% 的 DMD 是由于基因缺失或重复突变所致。

基因缺失呈非随机性分布,主要发生在基因的中央区(80%),少数发生在 5′端(20%)。大的基因缺失常常开始于基因的 5′端,基因缺失造成开放的读码框的破坏,导致 DMD 表现。BMD 患者,缺失基因保持了翻译读码框,并能产生一个具有一半功能、长度缩短的蛋白质。"读码框"假说解释了 92% 的 DMD/BMD 患者不同的临床类型。

Dystrophin 是 dystrophin 糖蛋白复合物(DGC)的一部分,DGC 是膜相关蛋白的综合体,跨越肌纤维膜,连接细胞内的细胞骨架和细胞外的基质。Duchenne 肌营养不良患者,由于 dystrophin 的缺失导致 DGC 成分的减少,虽能正常合成但不能正确地装配和整合至肌纤维膜上。由此推测由于 DGC 的受损,引发一系列连锁反应,导致 DMD 的肌细胞坏死。Dystrophin 的缺乏使肌纤维膜下的细胞骨架和细胞外基质的联系受到破坏,造成肌纤维膜不稳定,膜撕裂,肌细胞坏死。

（二）病理改变

各型有不同病理改变,在实验室检查中分别叙述。

（三）临床表现

1.骨骼肌

DMD患者儿童期发病,一般在4～6岁时走路易跌,奔跑困难,逐渐出现走路和上楼困难,下蹲站起困难。神经系统检查可见四肢肌力低下,肌肉萎缩,腱反射减弱。由于骨盆带肌肉无力而呈典型的鸭步,肩带肌肉萎缩无力形成翼状肩或游离肩,腹肌和髂腰肌的萎缩无力形成特征性的Gowers征。绝大多数患儿有腓肠肌假性肥大,少部分可见舌肌或三角肌假性肥大。

2.心脏

大多数DMD患者无心血管症状,只有在疾病晚期和反复感染的应激情况下才出现心力衰竭和心律失常,很少有明显的充血性心力衰竭。

3.胃肠道

胃肠道的平滑肌也可受累。急性胃扩张可导致死亡,死于此症的患者尸检显示胃的纵行肌外层有退行性改变。部分患者可有严重便秘。

4.神经系统

DMD和BMD患者可有中枢神经系统功能障碍,尤其是智能迟缓,患者平均IQ在正常值的1个标准差以下。智能迟缓的神经病理机制目前尚未明确,是否由于dystrophin蛋白在肌肉和中枢神经系统都有表达有关、尚未肯定。有研究报道患者癫痫的发病率增高,尤其是BMD型。DMD患者易出现情感/行为问题、认知功能下降及学习困难。

5.其他

Larson等提出能行走的DMD患者的腰椎骨密度轻度降低,而不能行走的则明显降低。资料显示44%的患儿可出现骨折,44%尚能行走的患儿骨折后,就不能再行走。

疾病的自然程可以鉴别DMD和BMD。BMD的临床与DMD相似,但发病年龄稍晚,进展缓慢,病情较轻,预后较好,存活时间较长。

（四）诊断

1.典型的临床表现和特殊的遗传方式

是诊断的基础,但实验室检查是确定本病诊断的依据。

2.实验室检查

(1)血清生化检查肌酸磷酸激酶(CK):明显升高,达15000～20000IU/L,甚至更高。血清CK升高可出现于出生时,疾病后期略有降低。

(2)肌电图:为肌源性改变,病变肌肉呈低电位,波形持续时间缩短,而多相波增高。

(3)肌肉活体组织检查:特征性的病理改变有散在的退行性变和坏死肌纤维。随着时间的延长,出现肌内膜结缔组织增加以及肌纤维的丧失,脂肪组织的替代。

(4)基因诊断:DMD基因定位于Xp21.1或21.3,基因编码的蛋白质为dystrophin。对DMD的基因检测技术包括DNA印记法杂交、限制性片段长度多态性的连锁分析及缺失热点外显子的聚合酶链反应(PCR),进行DMD的基因诊断,但DMD基因庞大,自发突变率高,因此对于点突变型DMD的诊断尚缺乏系统的研究。

（五）治疗

1.药物治疗

常用的药物有:维生素 E、肌苷、三磷酸腺苷以及中药等。利用肾上腺皮质激素和联苯双酯等可降低血清酶水平。有人用别嘌呤醇治疗本病,患者的临床症状有所好转,血清 CK 下降。有人提出早期给予乳酸钠,可增强患者的肌力。此外,用钙拮抗药维拉帕米治疗也有一定效果。但上述治疗只能延缓病情的发展,并不能根本治愈疾病。

2.支持治疗

为保持肌肉功能及预防挛缩,进行适度运动甚为重要,不宜久卧床上。对症治疗包括肌肉、关节被动运动和按摩,注意并防止并发症。

3.外科治疗

DMD 患者常发展为进行性脊柱侧弯,常需行脊柱后融合术。

4.基因治疗

DMD 基因治疗从质粒直接注射到应用不同类型的载体组装的 DMD 基因转染,在动物实验中取得了成功,在动物骨骼肌中 dystrophin 进行表达。加拿大学者开展了对 DMD 患者骨骼肌内注射同种异体正常肌前体细胞的研究,并确认了供体来源的 dystrophin 表达。在寻找合适载体方面也进行了广泛研究,目前仍然在寻找最合适的载体,提高表达效率,克服免疫排斥反应,离临床应用尚有很大距离。

（六）预后

DMD 预后不良,随着疾病的进展,出现关节挛缩,功能受限(尤其是踝、髋关节),脊柱侧弯较多见,一般在 12 岁左右发展为需依靠轮椅生活。大多于 20 岁左右因并发呼吸衰竭或心力衰竭而死亡。BMD 则预后良好,病程较长,通常可活至中年。

二、面肩肱型肌营养不良

面肩肱型肌营养不良(FSHD)是常染色体显性遗传病,发病率约为 1:20000。

（一）发病机制

Wijmenga 等首先证实,FSHD 基因定位于 4 号染色体上,进一步的研究还表明定位于 4q35。1992 年,研究发现经 EcoR1 酶切后的片段中,用特异性探针(p13E-11)可检测到一个比正常人群短的 DNA 片段。这个短片段全长小于 35kb,而正常人群全长为 35～300kb。约 85%～95%临床诊断为 FSHD 患者(无论是家族性还是散发性),都证实有短片段存在。许多研究表明,4q35 区的缺失越大(形成的短片段越小),临床表现越严重。一般而言,散发性患者往往比家族性患者发病更早,短片段更短。虽然 4q35 短片段与 FSHD 的关系已明确,但精确的基因定位或这种缺陷影响的基因还未明确,缺失与疾病的确切关系至今未明。位置变异效应假说认为,此区域的串联重复序列缺失可能影响邻近基因(包括 FSHD 基因)的表达。一些 FSHD 患者在缺失位点邻近区域有重组现象,支持了以上假说。因此目前研究已转向确立 4 号染色体上邻近 FSHD 区域的基因及其特性。另外,一些 FSHD 的家族患者与 4 号染色体无关,这说明其具有遗传异质性。

（二）临床表现

本病患者肌无力主要累及面肌及肩胛肌群。婴儿期至成年期的任何年龄阶段都可出现临床症状，常在 20～40 岁左右，婴儿期患者是这类疾病中最严重的一型。该病进展缓慢，许多患者在相当长的时间内可保持相对稳定。

面肌主要累及眼轮匝肌和口轮匝肌，常为非对称性，患者出现奇怪的扭曲笑容，口角处出现凹陷，无法撅嘴，面部表情抑郁、平淡。当要求患者吹口哨时，嘴唇常特征性地呈横向或水平位。患者不能完全闭紧眼睛，眼睑很容易睁开。受累的肩胛带肌肉包括背阔肌、斜方肌、菱形肌以及前锯肌。静止时，患者表现为斜肩姿势、肩膀前转和肩胛骨上升。前臂上移或外展时，肩胛骨常常向前外向转动。患者常常表现活动障碍，尤其是那些需应用肩胛肌肉的活动，如爬树、挥动高尔夫球棒以及投掷垒球等。约有 1/3 的患者无症状，仅能依据体格检查进行诊断。

腹壁肌肉在疾病早期即可受累，但往往到疾病晚期才引起注意。典型的表现是腹壁下部肌肉严重受累，引起腹部突出。90％的患者可出现 Beevor 征（患者在仰卧时屈曲颈部，脐部可向上，偶尔也会向下移动），它可作为可疑患者的一个早期表现，因为其他肌肉性疾病很少出现这种表现。大腿远端前群肌常常受累最早、最严重。典型的主诉包括行走时足部拖地，或明显的足下垂，导致频繁的摔倒或者行走不稳。少数情况下，患者可出现较严重的骨盆肢带肌无力，从而影响髋部屈肌和外展肌，造成早期相对较重的步态不稳。患者延髓肌、咽肌、眼外肌和呼吸肌一般不受累，吞咽功能不受影响。

患者通常没有明显肌肉外受累表现，但大量研究证实高频性耳聋以及视网膜血管异常在 FSHD 人群中的发病率正逐渐上升，但常无临床意义。许多研究发现 FSHD 患者有发生房性心律紊乱的倾向。

（三）实验室检查

1.血清 CK

约 75％患者血清 CK 升高，但常常为中度升高。

2.肌电图

大多数患者临床受累的肌肉出现明显的多相低振幅短时相的动作单位电位。

3.肌肉活体组织检查

肌肉活体组织检查对于疑似 FSHD，尤其是家族史不确切的患者至关重要。常显示不同程度的改变，包括纤维直径的不同，出现角形纤维，典型的特征有中央核纤维、坏死纤维、再生纤维和肥大纤维，单核炎症细胞浸润，明显的脂肪浸润和结缔组织增殖等。

4.基因诊断

基因检测不失为一种有用的诊断手段。FSHD 的基因定位于 4q35，4q35 基因缺失具有较高的敏感性和特异性，通过检测可疑患者 4q35 短片段，基本可以作出诊断。尤其是那些散发型患者或临床表现不典型的患者。

（四）治疗

目前尚无特殊的治疗，支持治疗是主要治疗手段。由于受累的肌肉不同，患者容易出现肩部、背部、腹部及腿部疼痛，通过保守治疗包括非甾体类抗炎药、适当的运动锻炼以及理疗可以缓解一些不适主诉。定做的塑料踝-足矫正器，可以减轻足下垂，并可明显稳定步态。伴有明显腹部或者下背部疼痛或者两者兼有的患者,可以使用定做的腰背紧身胸衣或腹带,为无力的腹部肌肉群提供支撑。

目前尚无药物可改善 FSHD 患者的肌力或延缓疾病的进展。曾有学者使用泼尼松治疗 8 例 FSHD 患者,但结果显示并无多大益处。

(五)预后

肌无力发展呈下降型,首先累及面部肌肉,然后下移至肩胛肌及肱肌,最后影响骨盆肢带肌,对患者的寿命无明显影响。

三、肢带型肌营养不良

最初的肢带型肌营养不良(LGMD)的分型由 Walton 及 Nattrass 于 1954 年确定。随着分子生物学的进展,LGMD 有了新的分类,主要分为两类:LGMD1 为常染色体显性遗传,LGMD2 为常染色体隐性遗传。

(一)临床表现

所有类型患者都表现为肢带肌无力,而面肌、眼外肌及咽肌不受累。肌无力的程度个体差异很大。腓肠肌肥大是常染色体隐性遗传型的 LGMD 常见的表现。据报道 Calpain-3 缺乏患者(LGMD2A)有腓肠肌挛缩,造成足趾行走。在某些家系中,受累者可有近端肌群或远端肌群受累的表现。

患者智能往往正常。LGMD1B 可合并心肌病,62.5% 患者在 50 岁左右出现心脏传导系统紊乱,并造成心动过缓及晕厥,需要安装心脏起搏器,也可发生猝死。

(二)实验室检查

1.血清 CK

血清 CK 可增高,常染色体隐性遗传型 LGMD 患者比显性遗传型增高更明显,但由于有重叠现象,因此不可能依靠 CK 水平作出诊断。

2.肌电图及肌肉活体组织检查

肌电图示肌源性损伤,肌肉活体组织检查为非特异性肌源性改变。

3.其他检查

如通过组织染色,以抗体检测肌聚糖复合物的成分,但缺乏特异性。

4.基因诊断

LGMDs 或为常染色体显性遗传(LGMD1A、1B 和 1C),或为常染色体隐性遗传(LGMD2A~H)。对 α-肌聚糖缺陷型研究较为深入,已确认了近 40 种不同的 α-肌聚糖基因突变,大多数定位于细胞外区域,特别是在 3 号外显子,发现了 12 种不同的基因突变,Arg77Cys 最为多见。在 β-肌聚糖缺陷型中,大多数被确认的基因突变发生于细胞外的外显子 3 和 4。γ-肌聚糖缺陷型中确定的基因突变则较少,而 δ-肌聚糖缺陷型只有 2 种基因突变,也位于细胞外。

(三)治疗

各种维持功能的治疗措施均对 LGMD 患者有利,伸展训练可减轻挛缩,支架及脊柱侧弯手术均可适用,指征同 DMD 患者。行走困难者可以使用轮椅,在有些伴有危及生命的心肌病患者中,需安装心脏起搏器,甚至心脏移植以挽救生命。

基因治疗 LGMD 的方法很多,与 dystrophin 缺陷相比,本病基因治疗有潜在的优势,例如在肌聚糖病中,基因较小且较易转入载体,重组腺病毒载体(rAAV)系统由于其能在非分裂细胞中有效地、长期地表达,因此具有很大的优势。同时,rAAV 对宿主免疫系统无显著刺激。

(四)预后

患者寿命不受影响。

四、先天性肌营养不良

目前有 3 种类型的基因缺陷已确立,它们是 Laminin-α_2 链缺乏、α_7 缺乏和 Fukuyama 肌营养不良。近年对 Lanumn-α_2 链缺乏型 CMD、Fukuyama CMD、Walker-Warburg 综合征以及肌-眼-脑病研究较多。

1.Lanunin-α_2 链缺乏型 CMD

此型是常染色体隐性遗传病。其基因定位于 6q22-23,称为 LAMA2 基因,在某些患者中已证实有该基因的特殊突变(点突变及小缺失)。

本病常于出生后或生后数周出现症状,表现为肌张力低下,运动发育迟缓,关节挛缩,少数患者可出现先天性髋脱位。可有面肌无力,而其他脑神经支配的肌群可以不受累。有些患者可有轻度的外周神经病变,表现为轻度感觉丧失,或者反射减弱。几乎一半患者出现严重的功能障碍,终身不能独立行走。

本病的另一个特征是脑白质髓鞘形成不足。有些患者除了有脑白质改变外,尚有皮质发育不良和小多脑回等病变。大多数患者无智能受损,只有少数患者出现癫痫或智能迟缓。

患者血清 CK 变化很大,病程早期 CK 水平趋于升高,可达正常值的 6～7 倍;病程晚期,血清 CK 逐渐下降,趋于正常。肌肉活体组织检查显示非特异性表现,为肌肉纤维数量改变、坏死,肌内膜、结缔组织和脂肪组织增生,通过免疫染色确定可对 Laminin-α_2 链缺乏作特异性诊断。头颅 MRI 可见髓鞘形成不足。

2.Fukuyama 先天性肌营养不良(FCMD)

该病主要存在于日本,发病率为 7/10 万～12/10 万。FCMD 为常染色体隐性遗传,研究证实其基因定位于 9q31-33。引起 FCMD 的特异基因 Fukutin,为一个插入的逆转换成分。DNA 序列分析 $3'$-端非翻译区,长度为 3kb 衔接的重复序列。该基因 2 个独立的点突变已证实与 FCMD 的发病有关。

FCMD 的主要临床特征是严重中枢神经系统缺陷,眼部异常和肌肉病变。患者常于出生 6 个月出现症状,一般所能达到的最大运动功能是坐位移行,大多数 FCMD 患者无法独自行走,20 岁左右死亡。所有患者均有严重的智能迟缓,IQ 在 30～50 分,常发生惊厥。FCMD 的眼部病变相对轻微,包括中到高度近视,视网膜色素上皮斑点化及不同程度视神经萎缩。

患者血清 CK 增高;肌肉活体组织检查显示非特异性表现;头颅 MRI 显示大脑、小脑小多脑回改变,同时可有脑积水和髓鞘发育不全。

3.Walker-Warburg 综合征

本征为一组肌肉、眼和脑联合发育缺陷的疾病,至今基因缺陷尚未明确。

患者自出生后不久即表现肌无力及肌张力低下,呼吸困难。眼部畸形多样,角膜、虹膜、视网膜及视神经均可受累。严重智力迟缓及癫痫。患者终身不能行走,多于生后数月内死亡。血清 CK 增高;肌肉病理学检查非特异性肌纤维变性坏死,肌纤维膜和肌束膜增生;头部 MRI 显示脑回发育不良,脑室扩大,白质密度降低,小脑发育不良。

4.Santavuori 肌营养不良(肌-眼-脑病)

本病属常染色体隐性遗传病,多见于芬兰人。临床表现为肌张力低下,运动发育迟缓,但最终能站立和行走,约于 5 岁左右出现关节挛缩。严重智能发育迟缓。高度近视,视网膜发育不良,视力进行性减退。多于 6~16 岁死亡。血清 CK 增高;肌肉病理学检查示肌原性改变;脑组织形态学改变为小多脑回和脑回增厚。

第三节　重症肌无力

重症肌无力是由于神经肌肉接头间传递功能的慢性障碍所致。发病机制是由于自身免疫反应引起神经肌肉接头处的乙酰胆碱受体减少,导致神经肌肉接头处的兴奋传递障碍,引起骨骼肌无力。临床特征是受累的横纹肌运动后容易疲劳,休息或用抗胆碱酯酶类药物后症状减轻或消失。主要累及眼外肌、表情肌及与咀嚼、吞咽、呼吸有关的肌肉,颈部、躯干及四肢肌肉也可受累。心肌和平滑肌多不受累。

一、流行病学

国外流行病学调查显示 MG 年发病率为 7.4/10 万。本病可见于任何年龄,既往认为有两个高峰年龄,第一个高峰年龄为 20~40 岁,女性多见;第二个高峰年龄在 40~60 岁,以男性多见,多合并胸腺瘤。但近些年我国文献报道,患者发病年龄同期以儿童期多见,占 MG 56.4%,且发病年龄提前,多在 1~5 岁发病。我国尚无流行病学研究报道,但从国内多个成组病例资料显示,儿童 MG 小年龄患病比例较高。女性患者所生新生儿,其中约 10% 经过胎盘转运获得烟碱型乙酰胆碱受体抗体,可暂时出现肌无力症状。少数有家族史。

二、病因与发病机制

20 世纪 70 年代由于烟碱型乙酰胆碱受体能够从电鱼放电器官中得到并纯化,可成功地产生实验性 MG 的模型,以及同位素标记的蛇毒 α-神经毒素放射免疫分析的应用,MG 的发病机制研究已经取得突破性的进展:MG 其发病机制与遗传因素、致病性自身抗体、细胞因子、补体参与及胸腺肌细胞等复杂因素有关。

(一)重症肌无力是横纹肌突触后膜 nAChR 自身免疫性疾病

神经肌肉接头是通过接受乙酰胆碱(ACh)及烟碱等兴奋性递质传递与肌膜受体结合,导致离子通道开放,Na$^+$内流,肌膜去极化,产生终板电位,肌丝滑行,因而引起肌肉收缩。已知 nChR 是造成 MG 自体免疫应答高度特异性的抗原。nAChR 位于神经肌肉接头部的突触后膜中。实验证明 MC 患者胸腺上皮细胞内含肌原纤维,与骨骼肌存在共同抗原。该抗原致敏 T 细胞,产生抗 nAChR 的抗体。该抗体对骨骼肌 nAChR 产生交差免疫应答,使受体被阻滞;并加速 AChR 的降解,通过激活补体,使肌膜受到损害。电镜检查显示突触后膜 IgG 和 C3 沉积。用辣根酶标记蛇毒神经毒素电镜检测运动终板超微结构显示:MG 病理损害的特征是骨骼肌突触后膜皱襞表面面积减少,nAChR 活性降低,因此出现肌无力症状。

(二)重症肌无力是 T 细胞依赖的自身免疫疾病

体液免疫大量研究资料阐明 nAChR 作为 MG 的靶子遭到损害,是由 nAChRab 介导的;而 nAChRab 对 nAChR 免疫应答是 T 细胞依赖性的。T 细胞在 MG 自身免疫应答中起着关键作用。nAChRab 的产生必须有 nAChR 特异性 CD4$^+$ T 细胞的参与。nAChR 特异 CD4$^+$ T 细胞先通过其受体(TCR)对 nAChR 特异性位点的识别,然后由 T 辅助细胞(Th)将 nAChR 主要免疫原区特异性抗体提供给 B 细胞,促使 B 细胞分泌高致病性的 nAChRab。Th 细胞通过分泌细胞因子来实现对 nAChRab 分泌的调节。

(三)遗传基因和病毒感染

众所周知,重症肌无力是自身免疫应答异常,但启动自身免疫的病因尚未完全弄清。目前认为 MG 发病与人类白血病抗原(HLA)有关,其相关性与人种及地域有关,且存在性别差异。HLA-Ⅱ类抗原(包括 D 区的 DP、DQ 及 DR 等基因产物)在发生自体免疫过程中起重要作用。DQ 比 DR 等位基因对自体免疫疾病更具敏感性。采用 PCR-RFLP 技术检测发现我国非胸腺瘤 MG 与 H/A-DQA1 * 0301 基因显著相关。此外还发现与 DQB1 * 0303 及 DPD1 * 1910 基因相关显著,说明 MC 发病与多基因遗传有关。

MG 的发病除了与遗传基因有关外,还包括外在环境影响,如本病常因病毒感染而诱发或使病情加重。

胸腺为免疫中枢。不论是胸腺淋巴细胞(特别是 T 细胞),还是上皮细胞(特别是肌样细胞,含有 nAChR 特异性抗原),遭到免疫攻击,打破免疫耐受性,引起针对 nAChR 的自身免疫应答,因此使 MG 发病。

三、临床表现

临床上本病有不同的类型。

(一)新生儿一过性重症肌无力

仅见于母亲患 MG 所生的新生儿。患儿出生后数小时~3 天内出现肌无力,表现哭声低弱,吞咽及呼吸困难,患儿血中 nAChR-Ab 可增高,一般半个月后病情可缓解;重症者也可以死于呼吸衰竭。

(二)先天性肌无力综合征

出生后以对称、持续存在、不完全眼外肌无力为特点,血清中无 nAChR-Ab。本病与常染色体遗传有关,同胞中可有此病,但其母亲未患 MG。病程一般较长,少数患儿可自行缓解。

（三）少年时重症肌无力

为后天获得性肌无力，可以查到血清中 nAChR-Ab。国外病例大多在 10 岁以后发病，以全身型为主，而国内资料与香港及日本报道发病多在幼儿时期（2～3 岁），眼肌型为主。此为儿童 MG 最常见的类型，现重点叙述如下。

1.临床特点

本病起病隐袭，也有急起爆发者。肌无力通常晨轻晚重，亦可多变，后期可处于不全瘫痪状态。眼外肌最常受累，常为早期症状，亦可局限于眼肌。睁眼无力、上眼睑下垂以及眼球运动受限，出现斜视和复视，甚或眼球固定不动。眼内肌一般不受影响，瞳孔反射多正常。称为眼肌型重症无力。

面肌、舌肌、咀嚼肌及咽喉肌亦易受累。闭眼不全，额纹及鼻唇沟变浅。咀嚼无力，吞咽困难，舌运动不自如，无肌束颤动。软腭肌无力，发音呈鼻音。谈话片刻后音调低沉或声嘶。称为延髓型（或球型）重症肌无力。

颈肌、躯干及四肢肌也可患病，尤其以肢体近端无力明显，表现抬头困难，用手托头。胸闷气短，洗脸及穿衣乏累，行走困难，不能久行。有的只表现两下肢无力。腱反射存在，无感觉障碍。称全身型重症肌无力。

本病主要累及骨骼肌，也可有心肌损害，但多无明显主诉，而文献报道 MG 患者尸检 25%～50%有心肌损害。重症肌无力伴有其他疾病，如胸腺瘤，其次为甲状腺功能亢进，并少数伴类风湿关节炎、多发性肌炎、红斑狼疮以及自身溶血性贫血等。

2.MC 分型

为标明 MG 肌无力分布部位、程度及病程，一般还采用 Ossernen 改良法分为以下类型：

Ⅰ型（眼肌型）：病变仅眼外肌受累，临床多见，更多见于儿童。

Ⅱ型（全身型）：ⅡA 型表现眼、面和肢体肌无力；ⅡB 型全身无力并有咽喉肌无力，又称球麻痹型。

Ⅲ型（爆发型）：突发全身无力，极易发生肌无力危象。

Ⅳ型（迁缓型）：病程反复 2 年以上，常由Ⅰ型或Ⅱ型发展而来。

Ⅴ型（肌萎缩型）：少数患者有肌萎缩。

本病病程迁延，其间可缓解、复发或恶化。感冒、腹泻、激动、疲劳、月经、分娩或手术等常使病情加重，甚至出现危象，危及生命。

3.MG 危象

是指肌无力突然加重，特别是呼吸肌（包括膈肌及肋间肌）及咽喉肌严重无力，导致呼吸困难。多在重型基础上诱发，感染是危象发生的最常见的诱发因素，伴有胸腺瘤者易发生危象。危象可分为三种①肌无力危象：为疾病本身肌无力加重所致，此时胆碱酯酶抑制剂往往剂量不足，加大药量或静脉注射腾喜龙后肌力好转。常由感冒诱发，也可发生于应用神经-肌肉阻滞作用的药剂（如链霉素）、大剂量皮质类固醇、胸腺放射治疗或手术后。②胆碱能危象：是由于胆碱酯酶抑制剂过量，使 ACh 免于水解，在突触积聚过多，表现胆碱能毒性反应：肌无力加重，肌束颤动（烟碱样反应，终板膜过度除极化）；瞳孔缩小（于自然光线下直径小于 2mm），出汗，唾液增多（毒素碱样反应）；头痛，精神紧张（中枢神经反应）。注射腾喜龙无力症状不见好转，反而加重。③反拗性危象:对胆碱酯酶抑制剂暂时失效,加大药量无济于事。儿科无此危象的报告。

四、诊断

(一)确定是否重症肌无力

主要根据病史,典型的临床表现即受累骨骼肌活动后疲劳无力,明显具有时间上与程度上的波动性。受累肌群可分成眼外肌、颜面肌、咽喉肌、颈肌、躯干肌和肢体肌等,经休息或用胆碱酯酶抑制剂可以缓解;且无神经系统其他体征。此外可进行下列之一检查阳性而确诊。

1.疲劳实验阳性

受累肌群连续运动后症状明显加重即为肌疲劳现象。对肌无力程度较轻、检查配合的年长儿童可选择疲劳试验。成人 MC 患者强调定量疲劳实验,即选择不同的受累肌群,让其持续用力收缩,测量出现病态疲劳现象所需的时间及疲劳程度,并且制定有专项的评定量表。但儿童 MG 以年幼儿童发病为主,检查依从性差,尚缺少年龄相关的儿童专项定量疲劳实验量表。

2.药物实验阳性

甲基硫酸新斯的明实验:0.03~0.04mg/kg,肌内注射,比较注射前后半小时各受累肌群的肌力的变化,肌力明显改善者有助于 MC 的诊断;腾喜龙试验:腾喜龙 0.2mg/kg,以注射用水稀释至 1mL,静脉注射,症状迅速缓解则为阳性,持续 10 分钟左右又恢复原状。对疲劳实验改善不明显者、肌无力程度较重病例以及疲劳实验不合作的年幼儿童选择药物试验。

3.肌电图

神经低频重复电刺激示复合肌肉动作电位波幅衰减 10% 以上为阳性;单纤维肌电图检查显示颤抖增宽,是目前敏感性及准确性最高的电生理检测手段。前者阴性不能排除 MG,后者在国内,特别是儿童尚未广泛开展。

4.血清 AChRab 的检测

AChRab 检测是 MG 诊断重要的参考依据,若阳性者有助于诊断,阴性者不能排除 MG。眼肌型及儿童 MG 病例 AChRab 多阴性。

(二)明确是否合并胸腺瘤

成人病例约 75% 胸腺增生,15% MG 合并胸腺瘤;某院资料 4% 胸腺瘤,42% 胸腺增生。肿瘤常位于前上纵隔,除表现肌无力,一般无占位病变的症状和体征,易漏诊。胸腺瘤多见于 40 岁以后男性患者,肌无力症状较重,对胆碱酯酶抑制剂疗效不佳,易发生危象。侧位或正位 X 光胸片偶可发现异常,纵隔 CT 扫描可直接显示肿瘤部位、大小、形状以及与邻近器官的关系。免疫学检查:CAEab(又称胸腺瘤相关抗体)对 MG 患者提示胸腺瘤具有重要价值。MG 合并胸腺瘤 CAEab 阳性率高达 80%~90%。诊断尚需结合临床和 CT 纵隔扫描,综合分析。

(三)明确有无其他并存症

MG 作为自身免疫疾病中一种"姐妹病",可伴有以下夹杂症:如甲状腺功能亢进,类风湿关节炎,系统性红斑狼疮,溶血性贫血,多发性肌炎或多发性硬化等。有相关疾病的病史、症状和体征,可以查出相应的免疫生化检验异常。

（四）鉴别诊断

MG 急性肌无力应与其他急性瘫痪疾病鉴别：包括①周期性瘫痪。常在夜间发病，醒来时发现四肢无力，发病时血钾低，心电图出现 U 波，每次发病持续数日，补钾治疗有效。②急性炎症性脱髓鞘多发神经根病。病初有发热或腹泻，除肢体瘫痪外，尚有神经根牵拉痛，脑脊液有蛋白-细胞分离现象。③脊髓炎。有发热及脊髓损害的三大症状和体征（包括上运动神经元型瘫痪、横截型感觉障碍及排尿障碍）。

慢性肌无力需要和以下疾病鉴别：包括①动眼神经麻痹。麻痹侧除上睑下垂外，还可见瞳孔散大，眼球向上、下及内收运动受限，见于神经炎或颅内动脉瘤。②多发性肌炎。四肢近端肌无力，肌痛，肌酶升高，肌活体组织检查有炎症细胞浸润。③肌营养不良。缓慢进行性肢体无力，肌萎缩，儿童患者翼状肩胛，腓肠肌假肥大，血肌酶升高，有家族史。④线粒体肌病。骨骼肌极度不能耐受疲劳，症状复杂多样，血乳酸升高，肌活体组织检查可见不整红边纤维，电镜示异常线粒体。⑤糖原累积病。其中尤其以 Ⅱ 型患者，酸性麦芽糖酶缺乏引起肢带肌无力，可出现呼吸肌麻痹，易误诊，肌活体组织检查 PAS 染色可见糖原积累，有家族史。⑥癌性肌无力，主要多见于年老患者小细胞肺癌，肢体无力，活动后缓解，高频反复电刺激神经肌电图示肌电位递增。⑦运动神经元病。早期仅表现舌及肢体肌无力，体征不明显，鉴别不易，若出现肌萎缩、肌纤维颤动或锥体束征则鉴别不难。

五、治疗

1.抗胆碱酯酶药

剂量以能控制症状而不产生严重不良反应为度，疗程也随患者而不同。

(1)新斯的明：婴儿每次 1～5mg，口服；儿童每次 5～10mg，每日 2～3 次。

(2)溴化吡啶斯的明：作用较久，不良反应较少。婴幼儿开始每次 10～20mg，儿童开始每次 15～30mg，每日 2～3 次，以后可根据病情需要增减。

2.免疫抑制剂

用抗胆碱酯酶药无效，或症状较重者可用 ACTH 或泼尼松治疗，或与抗胆碱酯酶药同用。泼尼松宜从小剂量起始，渐增至能缓解症状时维持治疗，应注意治疗初期时症状进展，必要时也可合用环磷酰胺或硫唑嘌呤，此时激素用量可适当减少。

3.其他药物

麻黄素、氯化钾、钙剂等能增加新斯的明药效，可选择联合应用。

4.手术或放射治疗

胸腺瘤或胸腺增生者可考虑手术或放射治疗。

5.危象处理

依酚氯铵作用快，药效消失也快，故在区别肌无力危象与药物过量的胆碱能危象有困难时也可应用，但应有辅助呼吸准备。如症状加重则为胆碱能危象，需立即注射阿托品。如为肌无力危象，可用新斯的明注射，配合麻黄素、氯化钾应用。

6.禁忌药物

突触受体竞争剂、肌膜抑制及呼吸抑制剂均应避免,如新霉素、卡那霉素、庆大霉素、链霉素、奎宁、奎尼丁、异丙嗪、巴比妥、地西泮等。

第四节　格林-巴利综合征

格林-巴利综合征(GBS)又称急性感染性多发性神经根炎也称急性炎症性脱髓鞘性多神经根病,本病首先由 Landry 在 1859 年报道,1916 年由 Guillain 和 Barre 又报道了 2 例,并指出脑脊液中蛋白细胞分离现象是本病的特征。目前认为 GBS 是由体液和细胞免疫共同介导的急性自身免疫性疾病,可发生于任何年龄,临床特点为急性弛缓性对称性肢体瘫痪,腱反射消失,不同程度的周围性感觉障碍,病情严重者出现延髓病变和呼吸肌麻痹。脑脊液改变为蛋白-细胞分离现象。治疗主要包括一般治疗和免疫治疗。

GBS 终年发病,可发生于任何年龄,男女均可受累,其发病率约为每年 0.6/10 万～4/10万。

一、病原

病因不清,但研究显示空肠弯曲杆菌(4%～66%)、巨细胞病毒(5%～15%)、EB 病毒(2%～10%)以及肺炎支原体(1%～5%),这些前驱感染与临床各亚型无特异的相关性。此外,文献报道还与单纯疱疹和带状疱疹病毒,流感 A 和 B、流行性腮腺炎、麻疹、柯萨奇、甲型和乙型肝炎病毒,天花和人类免疫缺陷病毒等感染有关。

二、发病机制

GBS 的发病机制目前仍不十分清楚,主要有以下几种:

1.感染

CBS 患者多数有前驱感染,但严重轴索变性多见于空肠弯曲杆菌感染后,而严重感觉受损多见于巨细胞病毒感染后。目前空肠弯曲杆菌及 GBS 的相关性引起广泛关注,空肠弯曲杆菌(CJ)是引起急性胃肠炎的主要病原,也是最常见的 GBS 的前驱感染源。通过对不同 CJ 血清型:O：1、O：2、O：4、O：10、O：19、O：23、O：36 和 O：41 的脂多糖的核心寡糖(Os)的化学分析,结果显示其结构与人体神经节苷脂 GM1、GD1a、GDa、GD3 和 GM2 相似。

微生物的某些结构与宿主的某些结构具有共同表位,感染后针对病原微生物的保护性免疫反应在神经组织引起交叉反应,破坏神经结构功能或引起功能改变,这是所谓的"分子模拟"学说。此外,微生物还可以作为多克隆激活剂刺激 B 细胞增殖,产生抗体;直接参与细胞因子释放,协同免疫反应;通过所谓"微生物超抗原"激活 T 细胞的寡克隆反应;破坏免疫活性细胞,干扰免疫调节机制,造成自身免疫反应。

CBS 的发病除了与感染源的特性有关,还与患者的免疫状况有关。

2.抗神经节苷脂抗体

许多研究表明,GBS 各亚型中可出现相对特异的抗神经节苷脂抗体,其中最典型的是 Miller-Fisher 综合征(MFS)。90％的 MFS 患者具有抗 GQ1b 和 GT1a 神经节苷脂抗体(IgG);在所有 GBS 亚型中都发现存在抗 GM1 抗体(IgC 型),但是与脱髓鞘型 GBS 相比,急性运动性轴索型神经病(AMAN)和急性运动-感觉性轴索型神经病(AMSAN)患者中抗 GM1 抗体更常见。

抗神经节苷脂抗体是否直接参与发病机制至今尚无定论。许多实验显示抗 GM1 抗体可以导致离子通道功能异常,AMAN 的一个早期表现就是郎飞结上的补体被激活。可能的作用机制是抗神经节苷脂抗体直接作用于郎飞结或结旁的受体,通过激活补体,导致离子通道的改变。

3.细胞免疫

T 细胞可能参与大部分或全部亚型的 GBS 发病机制。T 细胞对任何一种髓鞘蛋白 P_2、P_0 和 PMP_{22} 都有反应,并足以引发实验性自身免疫性神经炎。急性期患者的体液循环中发现有激活的 T 细胞,它能上调基质金属蛋白激酶,经血-神经屏障,与同族的抗原结合识别。对 T 细胞的这些特异性反应的研究目前仍处于初步阶段。

4.其他

有报道疫苗接种(多为流感疫苗、肝炎疫苗以及麻疹疫苗)、遗传及微量元素代谢异常(锌、铜、铁等)参与了 GBS 的发病机制。

三、病理学

最近的研究表明 GBS 包括许多不同的亚型,主要有急性炎症性脱髓鞘型多发性神经根病(AIDP)、急性运动性轴索型神经病(AMAN)、急性运动-感觉性轴索型神经病(AMSAN)和 Miller-Fisher 综合征(MFS),其中 90％以上 CBS 患者为 AIDP 型。各亚型的临床及病理特征各异,但最主要的病理改变为周围神经中单核细胞浸润和节段性脱髓鞘。

1.急性炎症性脱髓鞘型多发性神经根病(AIDP)

病理改变主要为炎症性脱髓鞘改变伴局灶和弥漫性淋巴细胞浸润及大量富含脂质的巨噬细胞,运动和感觉纤维均受累。该病主要累及神经根(尤其是运动神经根)以及邻近的神经丛。髓鞘神经纤维早期可见的损害是髓鞘外层的空泡样变,但是受累纤维外层以及施万细胞表面的补体激活现象更早出现。因此有学者推测,抗体通过与施万细胞膜表面的表位结合,而激活补体,随着补体的激活,触发了一系列改变,髓鞘空泡样变、崩解以及被巨噬细胞吞噬。

2.急性运动性轴索型神经病(AMAN)

病理改变轻微,且无炎症表现。神经纤维的主要改变是运动轴索变性,累及背侧及腹侧神经根和外周神经。免疫病理及电镜研究显示 AMAN 的最初免疫损害出现在郎飞结上。

3.急性运动

感觉性轴索型神经病(AMSAN)病理改变过程是补体激活,巨噬细胞与神经结接触,轴索周围间隙被打开,巨噬细胞游走其中;紧接着发生轴索皱缩,部分患者可发生轴索变性。郎飞结和感觉神经都有广泛损害。这些病理改变过程与 AMAN 相似。

4.Miller Fisher 综合征(MFS)

有关其病理改变报道较少,一般认为其病理改变与 AIDP 相似。

四、临床表现

1.急性炎症性脱髓鞘型多发性神经根病(AIDP)

90％以上 GBS 为此型患者,可累及各年龄患者。该型症状出现较快,常在数天内发病,也可呈暴发性。最常见的表现是进行性、上升性、弛缓性瘫痪,伴轻至中度感觉障碍,或者伴有脑神经麻痹(呈下降型),严重患者可发展为延髓麻痹,并导致严重并发症;最易受累的为第Ⅶ、Ⅸ、Ⅹ对脑神经,其次为Ⅱ、Ⅴ、Ⅻ对脑神经。严重者 24～48 小时内发生呼吸肌麻痹,需立即机械通气。

感觉障碍包括麻木感、蚁行感、针刺感,以及烧灼感。通常无排尿或排便障碍。本病的自主神经系统损害常见,可有交感和副交感神经功能不全的症状,患者常有手足少汗或多汗、窦性心动过速,以及血压不稳定,可有一过性大、小便潴留或失禁。

下列指标提示临床呼吸衰竭:疾病进展较快,延髓功能障碍,双侧面肌无力,自主神经功能异常。与呼吸衰竭有关的肺功能指标为:肺活量$<20mL/kg$,最大吸气压$<30cmH_2O$,最大呼气压$<40cmH_2O$,或肺活量、最大吸气压及最大呼气压下降超过 30％。

2.急性运动轴索型神经病(AMAN)

临床表现为急性瘫痪,不伴感觉障碍,恢复较慢,患者在恢复期早期常出现腱反射亢进。

3.急性运动-感觉型轴索型神经病(AMSAN)

该型多见于成人,是一严重的轴索破坏性亚型。表现为运动和感觉功能同时受损,其恢复更慢。感觉障碍包括麻木感、蚁行感、针刺感以及烧灼感。

4.Miller-Fisher 综合征(MFS)

临床特征为不同程度的眼外肌麻痹、共济失调及腱反射消失。MFS 是 GBS 的一个变异型,为动眼神经原发受损,在某些患者可有脑干或者小脑直接受损。一般 MFS 患者很少累及肢体肌力、自主神经功能以及除动眼神经外的脑神经。MFS 尚可有周围性和中枢性听力系统及周围性平衡系统受损,表现为听力下降,平衡功能失调。当患者出现延髓麻痹及自主神经功能异常,可能提示预后不佳。极少数患者可复发,即一次患病后,经过相当长的无症状期,再次出现 MFS,其临床表现与第一次相似,有学者认为复发可能与 HLA-DR$_2$ 有关。

小儿 GBS 特点:①前驱症状除腹泻外以不明发热多见;②肢体瘫上下肢多不对称;③脑神经麻痹少见;④感觉障碍少见;⑤早期肌萎缩少于成人;⑥病情变化快,但预后较成人佳;⑦脑脊液蛋白-细胞分离较成人不典型。

空肠弯曲杆菌(CJ)感染后的 GBS 主要表现为:①更严重的病情;②更大程度的轴索变性;③更不良的预后;④儿童发病率高;⑤更大比例的特定 HLA 型;⑥与抗神经节苷脂抗体更紧密的联系和发病的季节性。

五、诊断

(一)临床症状

1996 年 NomuraK 等总结了 GBS 的 7 大特征,其中前 5 条为临床特征:

(1)患者在神经系统症状出现前 1～3 周往往有前驱感染,最常见的是咽痛、鼻塞、发热或空肠弯曲杆菌感染引起的胃肠炎。

(2)呈对称性瘫痪。一般先有双下肢无力,逐渐加重和向上发展。

(3)腱反射消失。

(4)症状及体征在数天至 2 周内迅速进展,接着进入稳定期,最后逐渐恢复至正常,约需数月之久。

(5)大多数患者可恢复功能。通常在进展停止后 2～4 周,也有经过几个月后才开始恢复。

(6)脑脊液中蛋白增高,白细胞数不高,呈蛋白-细胞分离现象。

(7)运动神经传导速度减慢,以及 F 波消失。

(二)实验室检查

1.脑脊液检查

蛋白-细胞分离现象是本病特征之一。患者发病数天后蛋白含量开始上升,蛋白含量最高峰约在发病后 4～6 周,多数患者细胞数正常。患者脑脊液中可发现寡克隆区带。

2.电生理学检查

(1)AIDP:脱髓鞘性改变,神经传导速度明显减慢,F 波消失,有作者认为 H 反射消失是早期诊断 GBS 的较敏感的指标。上肢感觉神经动作电位(SNAP)振幅减弱或者消失,异常 F 波也是早期 GBS 的异常指标。

(2)AMAN:神经传导速度正常或轻微异常,复合运动动作电位(CMAP)振幅下降,提示为轴索受损,但无脱髓鞘改变。

(3)AMSAN:轴索受损同 AMAN。

(4)MFS:脱髓鞘改变同 AIDP。

3.抗体检测

GBS 患者血清中可出现多种抗神经节苷脂 GM1、GMa、GD1a、GD1b 及 GQ1b 的抗体,一般采用 ELISA 法检测。许多学者就是否这些抗体与 GBS 亚型存在相关性做了研究。除了抗 GQ1b 抗体确定与 MFS 密切相关外,其他 GBS 临床亚型及相对应的特异性的抗体尚未完全确定。

抗体及其可能相关的 GBS 亚型:

(1)抗 GM1 抗体:约 30% AIDP 患者出现此抗体,非特异性。

(2)抗 GD11a 抗体:在中国 AMAN 患者中,此抗体具特异性,但其敏感性为 60%～70%。

(3)抗 GQ11b 抗体:90% 的 MFS 患者出现此抗体。

(4)抗 GalNAc-GD1a 抗体:此抗体与前驱空肠弯曲杆菌感染相关,研究表明伴有此抗体的 GBS 患者可出现快速进展,非常严重的肌无力(以远端肌群为主)。但很少有感觉消失、感觉异常以及脑神经受累。

(5)抗 G1a 及抗 GM1b 抗体:GBS 患者出现这种抗体需警惕延髓麻痹的发生。

(三)诊断标准

Asbury 修订的新的诊断标准提出 GBS 的必要条件如下:

1.诊断必须的特征

(1)超过一个以上的肢体进行性运动性力弱。

(2)腱反射丧失,但如果其他特征满足诊断,远端腱反射丧失而肱二头肌腱反射和膝反射减低也可诊断。

2.高度支持诊断的特征

(1)临床特征

①进展:症状和体征迅速出现,到 4 周时停止进展。

②相对对称。

③感觉症状和体征轻微。

④脑神经受累。

⑤通常在进展停止后的 2～4 周恢复,也有经过几个月后才开始恢复,大部分患者功能上恢复正常。

⑥自主神经功能紊乱:心律失常,体位性低血压,高血压。

⑦神经症状出现时没有发热。

⑧变异型:a.神经症状发生时发热。b.伴有疼痛的严重的感觉障碍。c.进展超过 4 周,有的患者可出现轻微的反复。d.进展停止但不恢复或遗留有永久的功能缺损。e.括约肌障碍,通常括约肌不受累,但在疾病的开始时有一过性膀胱括约肌障碍。f.中枢神经系统受累偶尔发生。包括不能用感觉障碍解释的严重的共济失调、构音障碍、伸性足跖反射和不明确的感觉平面,如果其他症状符合,不能否定 GBS 的诊断。

(2)高度支持诊断的脑脊液特征

①脑脊液蛋白含量在发病的第一周即可升高,以后的连续测定都有升高。

②脑脊液白细胞数为 $10\times10^6/L$ 或以下。

③变异型:发病后 1～10 周内无蛋白含量增高。白细胞为 $11\times10^6/L\sim50\times10^6/L$。

(3)高度支持诊断的电生理特征:大约 80% 的患者有神经传导减慢或阻滞的证据。传导速度通常低于正常的 60%,但为斑片样受累,并非所有神经都受累。远端潜伏期延长可达正常的 3 倍。F 波是反应神经干近端和神经根传导减慢的良好指标。大约 20% 的患者传导正常。有时发病后数周才出现传导的异常。

六、治疗

1.治疗原则

目前尚无特效治疗。主要为对症和支持治疗,渡过急性期。若有呼吸麻痹,作好严密监测和呼吸衰竭的抢救。

2.治疗方案

(1)护理：

①保证足够营养水分供给。勤翻身,预防压疮,维持肢体功能位;

②保持气道通畅;颅神经受累者给予鼻饲,防止误吸发生;

(2)呼吸肌麻痹的抢救处理:呼吸肌麻痹进展迅速者,应紧急行气管插管或气管切开术,给予呼吸机辅助通气治疗,有条件者定期监测血气。

(3)IVIG 治疗:瘫痪进展期,尤其是出现呼吸肌麻痹或后组颅神经麻痹者,给予大剂量 IVIG 治疗。按每日 200～400mg/kg,连用 5 天,或 1～2g/kg 一次冲击治疗,约 50%～70%的患者可望有效,使麻痹停止进展。

(4)血浆置换术:通过血浆置换机置换新鲜血浆,有条件者可考虑应用,约 50%病例有效。

(5)恢复期治疗:自病程 3～5 周起(一般以瘫痪不再进展为标志)开始进行各种瘫痪康复及功能训练。

参考文献

1.王卫平,孙锟,常立文.儿科学(第 9 版).北京:人民卫生出版社,2018.

2.罗小平,刘铜林.儿科疾病诊疗指南(第 3 版).北京:科学出版社,2020.

3.赵祥文.儿科急诊医学(第 4 版).北京:人民卫生出版社,2015.

4.宋涛.儿科急症诊疗精要.北京:化学工业出版社,2017.

5.吴小川.儿科临床思维(第 3 版).北京:科学出版社,2019.

6.刘春峰,魏克伦.儿科急危重症.北京:科学出版社,2019.

7.陈国洪.儿科神经系统发作性疾病的诊断与治疗.郑州:河南科学技术出版社,2019.

8.刘春峰.儿科诊疗手册(第 3 版).北京:科学出版社,2020.

9.朱翠平,李秋平,封志纯.儿科常见病诊疗指南.北京:人民卫生出版社,2019.

10.蔡威.儿科临床营养支持.上海:上海交通大学出版社,2019.

11.毛安定.儿科诊疗精粹(第 2 版).北京:人民卫生出版社,2015.

12.申昆玲,龚四堂.儿科常见疾病临床指南综合解读与实践·呼吸消化分册.北京:人民卫生出版社,2017.

13.李智平,翟晓文.儿科常见疾病药物治疗的药学监护.北京:人民卫生出版社,2020.

14.黄国英,黄陶承,王艺.社区儿科常见疾病诊治指南.上海:复旦大学出版社,2019.

15.谭国军.儿科常见疾病临床诊治要点.长春:吉林科学技术出版社,2019.

16.安文辉.小儿内科疾病临床诊疗思维.长春:吉林科学技术出版社,2019.

17.陈大鹏,母得志.儿童呼吸治疗学.北京:科学出版社,2019.

18.曹玲.儿童呼吸治疗.北京:人民卫生出版社,2019.

19.陈育智.儿童支气管哮喘的诊断及治疗.北京:人民卫生出版社,2020.

20.魏克伦.小儿呼吸系统常见病诊治手册.北京:科学出版社,2017.

21.祝益民.儿童急诊思维与重症早期识别.北京:人民卫生出版社,2020.

22.魏克伦,尚云晓,魏兵.小儿呼吸系统常见病诊治手册.北京:科学出版社,2020.

23.鲍一笑.小儿呼吸系统疾病学.北京:人民卫生出版社,2020.

24.陈荣华,赵正言,刘湘云.儿童保健学(第 5 版).南京:江苏科学技术出版社,2017.